实用麻醉治疗学

主编 姜丽华 姚尚龙 于布为

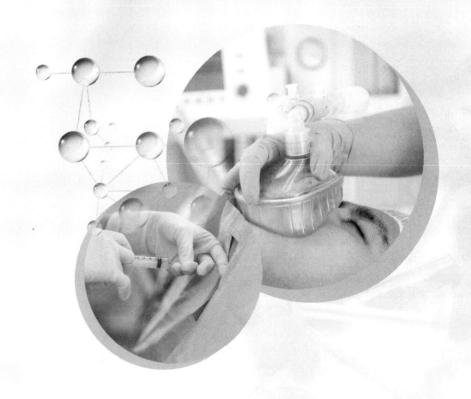

郑州大学出版社

图书在版编目(CIP)数据

实用麻醉治疗学 / 姜丽华,姚尚龙,于布为主编 . -- 郑州 :郑州大学出版社,2024.1

ISBN 978-7-5773-0139-6

Ⅰ. ①实… Ⅱ. ①姜…②姚…③于… Ⅲ. ①麻醉学 – 研究生 – 教材 Ⅳ. ①R614

中国国家版本馆 CIP 数据核字(2024)第 011523 号

实用麻醉治疗学
SHIYONG MAZUI ZHILIAOXUE

选题策划	李龙传		封面设计	曾耀东
责任编辑	张 楠		版式设计	苏永生
责任校对	吕笑娟 胡文斌		责任监制	李瑞卿

出版发行	郑州大学出版社		地 址	郑州市大学路 40 号(450052)
出 版 人	孙保营		网 址	http://www.zzup.cn
经 销	全国新华书店		发行电话	0371-66966070
印 刷	河南龙华印务有限公司			
开 本	787 mm×1 092 mm 1 / 16			
印 张	18.75		字 数	446 千字
版 次	2024 年 1 月第 1 版		印 次	2024 年 1 月第 1 次印刷
书 号	ISBN 978-7-5773-0139-6		定 价	89.00 元

编委名单

主　编　姜丽华　姚尚龙　于布为

副主编　王　涛　魏晓永　李　偲

　　　　　周尚尤　王玉霞

编　委　姜丽华　郑州大学第三附属医院

　　　　　姚尚龙　华中科技大学同济医学院附属协和医院

　　　　　于布为　上海交通大学医学院附属瑞金医院

　　　　　王　涛　郑州大学第三附属医院

　　　　　魏晓永　郑州大学第三附属医院

　　　　　李　偲　南方医科大学南方医院

　　　　　周尚尤　郑州大学第三附属医院

　　　　　王玉霞　郑州大学第三附属医院

　　　　　李启芳　上海市第四人民医院

　　　　　赵国利　解放军总医院第一医学中心

　　　　　吴艳玲　郑州大学第三附属医院

　　　　　董正华　郑州大学第三附属医院

　　　　　张　宇　郑州大学第三附属医院

　　　　　王丽娟　郑州大学第三附属医院

　　　　　符　强　郑州大学第三附属医院

　　　　　姬乐婷　郑州大学第三附属医院

　　　　　刘　博　郑州大学第三附属医院

赵军博　郑州大学第三附属医院

杨　波　郑州大学第三附属医院

高文龙　郑州大学第三附属医院

顾士敏　郑州大学第三附属医院

耿晓媛　郑州大学第三附属医院

王　举　郑州大学第三附属医院

杜佳颖　郑州大学第三附属医院

丁　千　郑州大学第三附属医院

自 序

　　中国现代麻醉学几乎是伴随着新中国的成立而逐渐发展起来的。直到1989年，当时的卫生部发文，明确了麻醉学科为临床医学（一级学科）下的与内外科并列的二级学科，即大家通俗称为的临床科室。而麻醉学科的工作内容，也就是下属的三级学科包括：临床麻醉、重症救治、疼痛治疗、麻醉治疗。而麻醉治疗是近年来大家关注较多的麻醉学科的新领域。目前国内已有多家医院在开展麻醉治疗方面的临床实践，但是都在探索之中，文献报道及参考书籍都很少。但社会对麻醉治疗，特别是一些特殊疾病和严重失眠症的麻醉治疗有很大的需求。为了较为系统全面地呈现麻醉治疗学的内容，让更多的人了解麻醉治疗的意义，2022年我们在郑州大学医学院临床医学系开设了麻醉治疗学的选修课。在编写教学大纲和课程时，发现没有特别合适的相关教材，因此，就产生了编写麻醉治疗学的想法，并在大家的共同努力下顺利编写完成。

　　本书内容主要讲解狭义的麻醉治疗学内容，即"通过运用麻醉学科的理论指导，应用麻醉学科独有的药品、器械、设备和技术，由麻醉科医师亲自操作的各项治疗手段，直接治疗患者原发的、其他专科难以治愈的难治性疾病"。通过全书十一章内容，简明扼要阐述了麻醉治疗概念、相关基础理论、治疗范围、治疗基本方法、对疾病的治疗效果等内容，并附有相关治疗案例。力求为学习麻醉治疗学的学生提供可参考教材，同时也为准备开展麻醉治疗的同行提供比较实用的学习参考书籍。

　　在本书的编写过程中，于布为教授、姚尚龙教授、熊利泽教授都给予了高瞻远瞩的指导，在资料收集、整理和校对过程中得到了各位编委和出版社老师们的大力帮助，在此一并致谢。

　　由于麻醉治疗正处于探索阶段，也可以说是日新月异的快速发展阶段，参考文献较少，给本书的编写带来了不少困难，也使本书的内容有一定的局限。希望通过广大麻醉同道的努力，在不久的将来开拓出更多麻醉治疗的新天地，也为本书的再版提供有力的帮助。

2024 年 1 月

目 录

绪论 ·· 1

　　一、麻醉治疗学的形成 ······························ 1

　　二、麻醉治疗的特征 ································ 3

　　三、麻醉治疗的临床发展方向 ························ 4

第一章　麻醉治疗的生理学基础 ························· 6

　第一节　麻醉治疗与微循环 ························· 6

　　一、人体微循环 ·································· 6

　　二、微循环障碍 ·································· 7

　　三、麻醉下的微循环 ······························ 7

　　四、围手术期微循环的影响因素 ···················· 8

　　五、微循环障碍的治疗 ···························· 9

　第二节　麻醉治疗与应激调控 ······················ 11

　　一、应激反应及应激调控 ·························· 11

　　二、围手术期对应激反应的干预措施 ·················· 12

　　三、麻醉因素对应激反应的影响 ···················· 13

　　四、围麻醉期应激反应的调控方法 ·················· 14

第二章　麻醉治疗的药理学基础 ························· 16

　第一节　全身麻醉药 ······························ 16

　　一、吸入麻醉药 ·································· 16

　　二、静脉麻醉药 ·································· 19

　第二节　局部麻醉药 ······························ 27

　　一、分类和构效关系 ······························ 27

　　二、作用机制 ···································· 27

　　三、药理作用 ···································· 28

　　四、酯类局麻药 ·································· 30

　　五、酰胺类局麻药 ································ 32

第三节 阿片类镇痛药及其拮抗药 ……………………………………… 35
　　一、阿片受体激动剂 …………………………………………………… 36
　　二、阿片受体激动-拮抗剂 …………………………………………… 40
　　三、阿片受体拮抗剂 …………………………………………………… 41
　　四、非阿片类中枢镇痛药 ……………………………………………… 41
第四节 非甾体类消炎镇痛药 …………………………………………… 42
　　一、作用机制 …………………………………………………………… 42
　　二、环氧合酶分型 ……………………………………………………… 42
　　三、药理作用 …………………………………………………………… 43
　　四、不良反应 …………………………………………………………… 45
　　五、经典非甾体抗炎药 ………………………………………………… 47
　　六、新型的非甾体抗炎药 ……………………………………………… 53
第五节 镇静催眠药 ……………………………………………………… 54
　　一、巴比妥类 …………………………………………………………… 55
　　二、苯二氮䓬类 ………………………………………………………… 56
　　三、新型非苯二氮䓬类 ………………………………………………… 59
　　四、其他镇静催眠药物 ………………………………………………… 61
第六节 抗抑郁药 ………………………………………………………… 62
　　一、抗抑郁药的分类 …………………………………………………… 63
　　二、常用的抗抑郁药 …………………………………………………… 64
第七节 抗胆碱药 ………………………………………………………… 69
　　一、抗胆碱药的作用机制 ……………………………………………… 69
　　二、M 胆碱受体阻断药 ………………………………………………… 70
　　三、N_N 胆碱受体阻断药 ……………………………………………… 74
第八节 其他麻醉治疗药物 ……………………………………………… 75
　　一、抗癫痫药 …………………………………………………………… 75
　　二、抗肌痉挛药 ………………………………………………………… 78
　　三、肾上腺素受体激动剂 ……………………………………………… 80

第三章 围手术期的麻醉治疗 …………………………………………… 82
第一节 术中液体治疗 …………………………………………………… 82
　　一、体液组成与分布 …………………………………………………… 82
　　二、术中液体监测及治疗方案 ………………………………………… 84
　　三、术中输血及辅助治疗 ……………………………………………… 87
　　四、重症患者和复杂手术的液体治疗 ………………………………… 92
第二节 术中循环管理 …………………………………………………… 94

一、患者自身基础状况对循环的影响 ······················· 94

二、麻醉药物对循环功能的影响 ························· 96

三、麻醉操作对循环功能的影响 ························· 98

四、手术和其他因素对循环功能的影响 ····················· 98

五、术中循环系统的监测 ···························· 99

六、术中循环系统稳定的维护 ························· 101

七、术中常见循环不稳定的治疗 ······················· 103

八、常见血管活性药的具体应用方法 ····················· 104

第三节 术后疼痛治疗 ····························· 107

一、术后疼痛对机体的影响 ·························· 107

二、疼痛评估 ······························· 108

三、术后疼痛的管理和监测 ·························· 109

四、镇痛原则和镇痛方法 ··························· 110

五、常用镇痛药物 ····························· 114

第四节 中医在围手术期麻醉治疗中的应用 ··················· 118

一、中医麻醉的发展历史 ··························· 118

二、围手术期中医药应用的常用技术 ····················· 118

三、术前中医药的应用 ···························· 122

四、术中中医药的应用 ···························· 124

五、术后中医药的应用 ···························· 128

六、围手术期中医药的应用展望 ······················· 130

第四章 肿瘤患者的麻醉治疗 ························· 132

第一节 恶性肿瘤的疼痛治疗 ························· 132

一、癌性疼痛 ······························· 132

二、癌性疼痛的治疗 ···························· 134

三、癌性爆发痛的治疗 ···························· 141

四、疼痛治疗对带瘤生存的影响 ······················· 142

第二节 肿瘤介入治疗的麻醉 ························· 142

一、肿瘤的血管性介入治疗技术 ······················· 143

二、肿瘤的非血管性介入治疗技术 ······················ 144

三、介入操作的麻醉 ···························· 146

四、常见并发症及其处理 ··························· 148

第五章 慢性疼痛的麻醉治疗 ························· 151

第一节 头部疼痛 ····························· 151

一、偏头痛 …………………………………………………………………… 151

二、紧张性头痛 ……………………………………………………………… 154

三、颈源性头痛 ……………………………………………………………… 156

第二节　颈部疼痛 ……………………………………………………………… 158

一、病因 ……………………………………………………………………… 158

二、临床表现与诊断 ………………………………………………………… 159

三、治疗 ……………………………………………………………………… 164

四、预防 ……………………………………………………………………… 165

第三节　肩关节周围疼痛 ……………………………………………………… 165

一、肩关节周围炎 …………………………………………………………… 165

二、肩袖损伤 ………………………………………………………………… 169

第四节　腰腿痛 ………………………………………………………………… 171

一、急性腰扭伤 ……………………………………………………………… 171

二、慢性腰部肌筋膜炎 ……………………………………………………… 173

三、第 3 腰椎横突综合征 …………………………………………………… 174

四、腰椎间盘突出症 ………………………………………………………… 175

五、膝关节骨性关节炎 ……………………………………………………… 178

六、强直性脊柱炎 …………………………………………………………… 181

七、梨状肌综合征 …………………………………………………………… 183

八、臀肌筋膜综合征 ………………………………………………………… 184

第五节　慢性盆腔痛和痛经 …………………………………………………… 185

一、慢性盆腔痛 ……………………………………………………………… 185

二、痛经 ……………………………………………………………………… 186

第六节　会阴痛 ………………………………………………………………… 189

一、病因和病理 ……………………………………………………………… 189

二、分类 ……………………………………………………………………… 190

三、诊断 ……………………………………………………………………… 190

四、治疗 ……………………………………………………………………… 191

第七节　足踝部痛 ……………………………………………………………… 193

一、跟痛症 …………………………………………………………………… 193

二、跟腱周围炎 ……………………………………………………………… 194

三、跗管综合征 ……………………………………………………………… 195

第六章　失眠的麻醉治疗 ………………………………………………………… 197

第一节　星状神经节阻滞治疗 ………………………………………………… 197

一、星状神经节阻滞 ………………………………………………………… 197

二、星状神经节阻滞治疗失眠 …………………………………… 203
第二节　失眠的认知行为疗法 …………………………………… 205
一、失眠认知行为治疗作用机制 …………………………………… 206
二、认知行为具体治疗 …………………………………… 207
三、失眠认知行为治疗的禁忌证 …………………………………… 209
四、失眠认知行为治疗的有效性和依从性 …………………………………… 209
五、失眠认知行为治疗的目标和预期结果 …………………………………… 211
六、认知行为疗法在成人慢性失眠中应用的效果评价 …………………………………… 211
七、失眠认知行为治疗的优缺点 …………………………………… 212
八、失眠认知行为治疗的应用情况 …………………………………… 213
第三节　失眠的药物治疗 …………………………………… 214
一、药物治疗失眠的给药方案 …………………………………… 214
二、多模式睡眠 …………………………………… 218
第四节　中医药治疗失眠 …………………………………… 218
一、中医对失眠的认识 …………………………………… 218
二、失眠的病因病机 …………………………………… 219
三、方药治疗失眠的辨证论治 …………………………………… 220
四、失眠的针灸治疗 …………………………………… 223
五、失眠的其他中医疗法 …………………………………… 225
六、特殊类别失眠的中医治疗 …………………………………… 227

第七章　带状疱疹的麻醉治疗 …………………………………… 234
第一节　带状疱疹的病因、症状及常规治疗 …………………………………… 234
一、病原体特点及致病机制 …………………………………… 234
二、流行病学与危险因素 …………………………………… 234
三、临床表现 …………………………………… 235
四、诊断及鉴别诊断 …………………………………… 236
五、治疗 …………………………………… 237
六、预防 …………………………………… 238
第二节　带状疱疹相关性疼痛 …………………………………… 239
一、发生机制 …………………………………… 239
二、临床分期 …………………………………… 240
三、评估及鉴别诊断 …………………………………… 240
第三节　带状疱疹后神经痛治疗方法 …………………………………… 241
一、药物治疗 …………………………………… 241
二、心理疗法 …………………………………… 243

三、物理疗法 ·· 244
四、介入治疗 ·· 244

第八章　戒毒治疗中的麻醉技术 ································ 246
　第一节　毒品危害的临床特点 ······························ 246
　　一、依赖综合征 ·· 246
　　二、戒断综合征 ·· 247
　　三、中毒反应 ·· 247
　　四、神经系统损害 ·· 247
　　五、其他继发变化 ·· 248
　第二节　戒毒治疗的三阶段 ································· 248
　　一、脱毒治疗阶段 ·· 248
　　二、康复治疗阶段 ·· 250
　　三、后续照管阶段 ·· 250
　第三节　戒毒过程中的麻醉治疗和管理 ······················ 250
　　一、术前准备 ·· 251
　　二、治疗过程 ·· 251

第九章　银屑病的麻醉治疗 ···································· 254
　第一节　银屑病的病因和分型 ······························ 254
　　一、银屑病的病因及诱发因素 ······························ 254
　　二、银屑病的病理生理 ···································· 256
　　三、银屑病的分型 ·· 256
　第二节　银屑病的基本治疗 ································· 258
　　一、一般治疗 ·· 258
　　二、物理治疗 ·· 258
　　三、药物治疗 ·· 259
　第三节　银屑病麻醉治疗技术 ······························ 261
　　一、抗胆碱能药物 ·· 262
　　二、银屑病麻醉治疗的方法 ································ 262

第十章　三氧治疗在麻醉治疗中的应用 ························ 265
　第一节　三氧治疗的原理 ···································· 265
　　一、杀菌作用 ·· 265
　　二、改善代谢 ·· 265
　　三、免疫杀伤和免疫诱导 ·································· 265

四、抗肿瘤 ··· 265

五、镇痛作用 ·· 266

第二节 三氧治疗的临床应用 ··· 266

一、三氧治疗在疼痛治疗中的应用 ································· 266

二、三氧治疗的方法 ··· 269

三、几种常见病的三氧治疗 ·· 271

第三节 三氧治疗的禁忌证和注意事项 ······························ 273

一、三氧治疗的禁忌证 ·· 273

二、三氧治疗的注意事项 ·· 273

第十一章 麻醉治疗在多种疾病中的应用进展 ·············· 274

一、癫痫 ··· 274

二、抑郁症 ··· 275

三、渐冻症 ··· 277

四、破伤风 ··· 278

五、狂犬病 ··· 279

六、孤独症 ··· 280

参考文献 ··· 282

绪　论

一、麻醉治疗学的形成

（一）中国现代麻醉学的发展

现代麻醉学自出现到现今不足 200 年时间,20 世纪 40 年代末至 50 年代初,中国的麻醉学已经成为一个专业独立的学科。尚德延、吴珏、谢荣、李杏芳、谭蕙英、王源昶等著名教授,带着当时最新的麻醉理念、知识、技术,从国外先后回国,在上海、北京、兰州等地的教学医院建立了麻醉科,充实麻醉设备,培养专业人才,开展临床麻醉工作,开创了新中国麻醉学事业。

现代麻醉学的专业涉及范围主要包括以下几个方面。

1. 临床麻醉

涉及麻醉前、麻醉中、麻醉后整个围手术期的一切处理。做好麻醉前准备工作,麻醉前充分了解病情,以及手术患者合并的其他系统疾病,结合手术具体方式,以及患者全身情况选择最适当的麻醉方案和药物。为了减少患者术前的精神紧张,保证麻醉和手术顺利进行,可适当给予镇静药、镇痛药、抗胆碱药等麻醉前用药。患者到手术室后,按照拟定的麻醉方案施行麻醉操作,包括麻醉诱导、气管插管、椎管内穿刺、神经阻滞、动静脉穿刺等。麻醉、手术过程中采用多种监测手段严密监测及观察患者各项生命体征的变化,及时进行正确调控。麻醉后将患者安全转运至麻醉恢复室或重症监护病房,继续进行监测治疗,直到患者恢复正常生理功能。

2. 重症监护

危重症患者或麻醉手术过程中发生严重并发症的患者,如发生循环、呼吸、神经、肝、肾、代谢等方面的功能严重紊乱,可以集中在重症监护单位,由受过专业训练的医护人员进行周密和精良的监测治疗,麻醉专业人员在其中发挥着重要的作用,参与各种危急救治、器官保护和呼吸治疗等。目前国内许多医院麻醉科已经恢复了麻醉 ICU工作。

3. 急救复苏

手术麻醉过程中患者会突然发生心搏、呼吸停止,在急诊室和病室等场合患者由于各种原因也可能发生循环、呼吸衰竭(如疾病、创伤、溺水、触电、交通事故等),需要立即进行心、肺复苏,这时都需要麻醉科医师参与抢救。

4. 疼痛治疗

对于各种急、慢性疼痛(如创伤后疼痛、腰腿痛、神经痛、肿瘤疼痛、中枢性疼痛等)进行治疗。

麻醉学作为一门研究麻醉镇痛、急救复苏及危重症医学的综合性学科,它既包含有基础医学各学科中的基础理论知识,又包含所有临床各专业相关知识。基于麻醉科的工作范围和特点,有些医院也将麻醉科改名为麻醉与围手术期医学科。

(二)麻醉学科核心技术

根据麻醉科多年临床实践,大家普遍认为麻醉学科核心技术主要包括:对患者生理功能调控技术,生命支持技术,组织器官保护技术。具体操作方面的核心技术包括:全身麻醉技术,椎管内阻滞及神经阻滞技术,气道管理技术,生命体征监测技术,围手术期血液保护技术。

麻醉医师不仅要熟悉人体及麻醉相关的解剖学、生理学和药理学等,还要有内、外、妇、儿各科的基本理论及影像、检验等学科知识。而对于药理学方面不仅要熟练掌握麻醉药,还要掌握有关心血管疾病等内科疾病的临床常用药物的药理学知识。除了对几乎全部医学知识的掌握,麻醉科医师还要具有精准熟练的麻醉核心技术操作能力。麻醉科医师在围手术期的麻醉治疗工作中擅长应用"整体观"处理各种临床麻醉中遇到的问题,把这种"整体观"用于疾病治疗,就可以最大限度避免"头痛医头、脚痛医脚"的不足之处,"整体观"也是麻醉治疗学的核心思想。

(三)麻醉治疗学的出现

麻醉治疗学是近年来出现的一门新兴学科,是指通过运用麻醉药物、方法、技术和理念来治疗慢性难治性疾病,以达到治愈或长期稳定的目的。麻醉治疗学源于麻醉学,麻醉与治疗密不可分。

古代印度、巴比伦用大麻、曼陀罗等镇痛,《神农百草经》记载莨菪子、大麻、乌头等镇痛,张仲景《金匮要略》记载有口吹气法复苏。而现代麻醉药用于分娩镇痛:1853年,英国维多利亚女王生产时曾用氯仿镇痛,加快了分娩镇痛技术在英国的发展。1880年,克里克维兹将笑气(N_2O)用于分娩镇痛,因效果明显而曾风靡一时。这些应该是较初期的麻醉治疗。所以,也可以说,麻醉起源于麻醉治疗。

1989年9月全军麻醉与复苏学术会议上,国内麻醉学专家于布为教授首次提出"麻醉治疗学"概念。1993年10月由《中华麻醉学杂志》编辑部主办的"麻醉学在临床治疗中的意义"学术研讨会,提出了麻醉学介入临床治疗的基本概念。1995年项红兵教授主编了《麻醉临床治疗学》,有了麻醉医师治疗疾病的探索。1997年9月中华医学会继续教育部举办了第一期"麻醉治疗学学习班"。1999年魏绪庚教授编写了《麻醉治疗学》,书中阐述了麻醉治疗学的朦胧概念。2000年于亚洲教授编写了《临床麻醉治疗学》,内容以慢性疼痛治疗为主。2018年在于布为教授的大力推进下,上海交通大学医学院附属瑞金医院卢湾分院率先成立了世界上第一个"麻醉治疗科",开展麻醉治疗业务。麻醉学专家安建雄教授团队一直致力于麻醉治疗探索,并于2022年在潍坊医学院设立了"三氧医学研究室"和"睡眠诊疗中心"。"麻醉治疗学"这一观点和概念的提出令很多长期从事一线工作的麻醉医师在做好本职工作之余,拓展了专业视野,树立了新的奋斗目标。

于布为教授的麻醉治疗学概念:麻醉治疗学是一门新的麻醉学亚专科,广义的麻醉治疗学包括心肺复苏、急危重症的抢救,以及麻醉过程中维护生命体征平稳和内环境正常;狭义的麻醉治疗学是指通过运用麻醉学科的理论指导,应用麻醉学科独有的药物、器械、设备和技术,由麻醉科医师亲自操作的各项治疗手段,直接治疗患者原发的、其他专科难以治愈的难治性疾病。"麻醉治疗学是麻醉科走向真正临床学科的关键。"于布为教授强调,这项工作是发挥麻醉技术治疗原发性顽固性疑难病症的一条创新之路。

二、麻醉治疗的特征

(一)思想理论特征

1. 整体观

整体就是统一性和完整性,整体观来源于中医学。中医学非常重视人体本身的统一性、完整性及其与自然界的相互关系,认为人体是一个有机的整体,构成人体的各个组成部分之间在结构上不可分割,在功能上相互协调、互为补充,在病理上则相互影响。而且人体与自然界也是密不可分的,自然界的变化随时影响着人体,人类在能动地适应自然和改造自然的过程中维持着正常的生命活动。这种机体自身整体性和内外环境统一性的思想即整体观念。整体观念是中国古代唯物论和辩证思想在中医学中的体现;它贯穿于中医学的生理、病理、诊法、辨证和治疗等各个方面。

麻醉科医师在从事临床麻醉工作中,需要全面考虑手术患者除了手术要治疗的疾病之外的系统性疾病和机体内环境状况,并且这些全身性情况由于手术进行的影响在不断变化。所以,"整体观"也是麻醉科医师习惯的思维方式。麻醉治疗就是麻醉医师把患者自述的病痛系统性全方位思考,找出原因,用麻醉学相关知识和方法解除病痛。

2. 个体化

社会个体化,概括地说是指在当代经济活动、社会生产和劳动、就业方式及社会生活进一步开放和快速变化的条件下,个人作为社会关系体系中的一个基本单元,作为社会行动过程中的实体单位,其独立性、独特性、主体性日益得到充分显示和表达的过程。

在医学行为中,个体化存在于疾病的诊断和治疗整个过程,特别是在肿瘤治疗、心理治疗、疼痛治疗等领域充分体现。所以就出现了个体化治疗的概念:个体化治疗是指在现代医学理论和理念指导下,在循证医学临床指南指引下,临床医师应用理性思维和经验思维互补对个体患者实行最佳诊治的临床实践。每位患者都是"独一无二"的,同样的慢性疼痛,疼痛性质、病程长短、心理感受都不相同,针对这些不同,制订适合患者本身的治疗方案,使治疗效果更确切。

总之,个体化治疗是针对每位患者疾病特点,进行个体化、精准化用药或制订个体化治疗方案。不仅可以提高疗效,同时可以降低并发症和不良反应,降低治疗费用。

3. 麻醉药物和麻醉方法的结合

安全灵活使用麻醉药,局部麻醉药(简称局麻药)采用局部痛点注射、神经阻滞、椎管内阻滞等方法;全身麻醉药采用口服、肌内注射、吸入、静脉注射,以及静脉泵注等。治疗中需要麻醉医师对药物药理和麻醉操作技术熟练掌握,并且对治疗中患者生命体征进行必要的监测,以及对并发症精准防治,凸显麻醉治疗特色。

(二) 治疗方法技术特征

1. 区域麻醉技术

区域麻醉是广义的局部麻醉范畴,包括神经阻滞、椎管内阻滞、局部局麻药浸润或注射等,可以解决的问题:①多种慢性疼痛,如三叉神经痛、椎间盘突出引起的疼痛、第3腰椎横突综合征、肩周炎等。②各种急性疼痛,如骨折后疼痛,可以在手术前行神经阻滞抑制疼痛,更有利于检查和体位改变。20世纪90年代,麻醉学专家刘凤岐教授、刘进教授等人用胸段硬膜外阻滞治疗顽固性心绞痛、扩张型心肌病,并取得了肯定的疗效。星状神经节阻滞可治疗多种全身性疾病,如顽固性失眠、多汗症、过敏性鼻炎、心脏神经症、月经前紧张症、更年期综合征等。

2. 全身麻醉技术

全身麻醉的概念是麻醉药物通过呼吸道吸入、静脉或肌内注射进入患者体内,作用于中枢神经系统,使患者意识暂时消失、对疼痛等外界刺激反应及机体应激反应暂时抑制。

全身麻醉在麻醉治疗中应用于治疗顽固性失眠、渐冻症、儿童孤独症、精神分裂症等。近期有临床试验发现,全身麻醉药甚至能够减轻阿尔茨海默病症状。全身麻醉也可以缓解紧急症状,如破伤风和狂犬病发病状态,可以使用全身麻醉药和肌肉松弛药减轻身体伤害,为有效的抗体治疗争取时间。

三、麻醉治疗的临床发展方向

(一) 围手术期的麻醉治疗更加精准

随着可视化技术、人工智能的快速发展,围手术期麻醉治疗更加精准化。近年来超声引导下的神经阻滞、椎管内穿刺、血管穿刺已经在围手术期麻醉操作中广泛应用,为麻醉医师提供了"第三只眼"。超声和影像设备引导下的各种微创麻醉治疗,使局部用药剂量明显减少,治疗效果明显提升,同时也减少了并发症的发生。所以,在麻醉治疗中引入可视化技术和人工技能等技术是必不可少的,也是未来的发展方向。

(二) 麻醉治疗的范围更加广泛

近年麻醉治疗在国内越来越多地开展,解决了不少疑难问题。根据麻醉治疗的原理,以及实验室研究的结果,人们在不断探索新的麻醉治疗领域,从早期的围手术期麻醉治疗,到慢性疼痛治疗,再到目前多种疾病治疗,如顽固性失眠、渐冻症、孤独症、银屑病、阿尔茨海默病等。随着麻醉医师的不断努力创新,麻醉治疗领域会越来越广泛。

(三) 多学科知识融合

麻醉治疗学从理论到实践始终贯穿着临床医学各科、基础医学知识,以及人文哲学等多学科知识。这里不得不提到整合医学。英国剑桥大学医学史专家罗伊·波特说:"人类从来没活现在这么长,从来没活现在这么健康,但医学受到质疑从来没有现在这么激烈。"为什么?是因为我们还想活得更长,活得更健康,但现在的医学体系或知识技术已经难以实现这个目的了,这迫切需要我们重新思考:人与赖以生存的自然的关系、医师与患者的关系、人的精神与疾病的关系,所有现存的医学体系之间的关系,等等。整体整合医学(Holistic Integrative Medicine,HIM),简称整合医学,旨在从人的整体出发,将医学各领域最先进的知识理论和临床各专科最有效的实践经验分别加以整合,并根据社会、环境、心理的现实进行修正、调整,使之成为更加符合、更加适合人体健康和疾病治疗的新的医学体系。整合医学是一种不仅看"病",更要看"患者"的方法论。其理论基础是从整体观、整合观和医学观出发,将人视为一个整体,并将人放在更大的整体中(包括自然、社会、心理等)考察,将医学研究发现的数据和证据还原成事实,将临床实践中获得的知识和共识转化成经验,将临床探索中发现的技术和艺术聚合成医术,在事实、经验和医术层面来回实践,从而形成整合医学。麻醉治疗学与整合医学之间的关系,相信从事麻醉治疗的专家们会越来越清晰。

第一章
麻醉治疗的生理学基础

第一节　麻醉治疗与微循环

本节主要讲述围手术期麻醉治疗与患者微循环改变。目前,随着手术期监测指标与管理手段的完善,患者围手术期的麻醉安全逐渐得到保障,但仍不能避免术后并发症的发生。麻醉状态下机体微循环可发生紊乱,其影响因素包括麻醉药物和麻醉方式、血管活性药物、容量管理、手术因素(如气腹、出血)等。微循环改变在术后并发症的发展及不良事件等方面均起着重要作用。如在脓毒症患者中,舌下微循环的治疗反应性与患者预后密切相关。又如在择期手术中,出现术后并发症的患者术前微循环血流速度往往较低。因此,如果在围手术期管理时能参考微循环指标并进行优化,则有利于降低患者术后脏器功能障碍的发生率。

一、人体微循环

微循环是指微动脉和微静脉之间的血液循环。微循环的基本功能是进行血液和组织液之间的物质交换。正常情况下,微循环的血流量与组织器官的代谢水平相适应,可保证各组织器官的血液灌流量并调节回心血量。如果微循环发生障碍,将会直接影响各器官的生理功能。

微循环的组成随器官而异。典型的微循环一般由微动脉、后微动脉、毛细血管前括约肌、真毛细血管、通血毛细血管(直接通路)、动静脉吻合支和微静脉等7个部分组成,微循环的血液可通过3条途径由微动脉流向微静脉。

迂回通路:血流从微动脉经后微动脉、前毛细血管括约肌、真毛细血管网,最后汇流至微静脉。由于真毛细血管交织成网,迂回曲折,穿行于细胞之间,血流缓慢,加之真毛细血管管壁薄,通透性又高,因此,此条通路是血液与组织进行物质交换的主要场所。故又称为营养通路。真毛细血管是交替开放的。安静时,骨骼肌中真毛细血管网大约只有20%处于开放状态,运动时,真毛细血管开放数量增加,提高血液和组织之间的物质交换,为组织提供更多的营养物质。

直捷通路:血流从微动脉经后微动脉、通血毛细血管至微静脉。这条通路较直,流速较快,加之通血毛细血管管壁较厚,又承受较大的血流压力,故经常处于开放状态。因此这条通路的作用不是在于物质交换,而是使一部分血液通过微循环快速返回心脏。

动静脉短路:血流经微动脉通过动静脉吻合支直接回到微静脉。动静脉吻合支的管壁厚,有完整的平滑肌层。多分布在皮肤、手掌、足底和耳郭,其口径变化与体温调节有关。当环境温度升高时,吻合支开放,上述组织的血流量增加,有利于散发热量;环境温度降低时,吻合支关闭,有利于保存体内的热量。

二、微循环障碍

微循环障碍指微循环水平的形态和功能的紊乱,在致病因素作用下,出现全身或局部性的微循环灌流与组织需要不相适应,灌流量明显降低,组织缺血、缺氧,代谢障碍,进一步则出现变性坏死、功能衰竭等一系列变化。微循环涵盖了生命活动的基本功能;微循环障碍会导致身体各个脏器出现异常。

研究表明,微循环障碍涉及过氧化物产生、黏附分子表达、血小板或白细胞与血管壁黏附、血液流变性异常、炎性因子的释放等多个环节,因此,祛除微循环障碍需要多环节、多靶点的干预。

正常情况下,微循环血流量与人体组织、器官代谢水平相适应,使人体内各器官生理功能得以正常运行。一旦人体的微循环发生障碍,其相应的组织系统或内脏器官就会受到影响,就容易导致人体的衰老、免疫功能的紊乱,以及疾病的发生。人体的毛细血管极细、极长,其中的血液流速极慢,每秒只能流动 0.41 mm。在这么长的血管中,经常有杂质混浊在血液中,如胆固醇、酒精、尼古丁、药物残渣、化学残留物等,它们不但使血管壁变厚,还可堵塞血管,造成血液运行不畅。因此,一旦微循环发生障碍产生淤滞,新陈代谢不能正常进行,轻则造成机体功能退化,重则导致疾病的发生。

三、麻醉下的微循环

(一)麻醉期间微循环的特点

麻醉诱导带来的血流动力学波动往往伴随着微循环的改变。研究发现,麻醉诱导可使机体微循环血管开放数量增加,血流速度加快,血管灌注比例下降,血流异质性增加,细胞氧耗速度下降,微循环灌注恢复时间延长。相比单纯的血流量降低,这种以血流异质性为特点的血流改变对组织氧合的影响更加明显,因为脏器对血流分布性灌注降低的耐受程度更低。其机制可能为机体血管张力急剧改变影响局部微循环调节,从而导致血流异质性的发生。

全身麻醉下微循环改变过程中,内皮糖萼往往发挥重要作用。内皮糖萼可改变内皮细胞通透性、增强细胞异型性以代偿血流异质性分布带来的灌注不足。当内皮糖萼覆盖物脱落时,此代偿能力受损,血流异质性难以得到改善,甚至出现内皮细胞受损导致的液体外渗性水肿。

不同麻醉方式对微循环的影响不同。脊髓麻醉可抑制阻滞区域的交感神经活动,引起血管舒张、皮肤血流增加。研究发现,阻滞平面以上区域的皮肤血流速度降低明显,平面以下区域的皮肤血流速度增加,利用这种血流速度的改变可以判断麻醉阻滞平面(自主神经功能改变平面),较温度改变更加准确。

(二)微循环观察

人体微循环观察部位有多处,如眼球结膜、手指和足趾甲襞、皮肤、舌、唇、牙龈、耳廓、宫颈、阴茎头等。甲襞是覆盖在指甲根部的皮肤皱褶,是观察微循环的良好部位,也是临床微循环检查的最常见部位。

现阶段,微循环研究的技术方法较多,有二氧化碳张力计、近红外光谱、激光多普勒血流仪、乳酸测定、旁流暗视野(sidestream dark field,SDF)技术等多种方法,并可实现人体的舌下、直肠、球结膜、肝脏、胰腺、肾脏、食管、胃等多部位的微循环测量。其中,SDF为微循环成像技术,其在舌下微循环监测中的临床应用具有无创性、床旁性、动态性、便携性等优点,已成为微循环主流研究技术。微循环的可视化使得学者便于进行微循环相关研究。根据微循环进行围手术期个体化管理将是围手术期麻醉管理的发展方向。

四、围手术期微循环的影响因素

围手术期机体微循环受多种因素的影响,包括麻醉药物、非麻醉药物、手术、容量管理等。了解不同因素对微循环的影响,并通过开放闭塞的毛细血管,可以避免微循环的血流异质性,改善组织灌注。

(一)麻醉药物与微循环

麻醉诱导带来的微循环紊乱主要通过麻醉药物对机体产生影响。其中,丙泊酚可通过抑制环磷酸腺苷的生成抑制心肌,并可通过一氧化氮(NO)的释放调节局部血管。丙泊酚除具有麻醉作用外,还有抑制血小板聚集、影响血液黏度、扩张微血管、影响脂代谢等作用,在众多方面对微循环产生影响,在美国麻醉医师协会(American Society of Anesthesiologists,ASA)分级Ⅰ级的患者中丙泊酚可使微循环血管密度降低9%,灌注血管比例降低16%。但丙泊酚对毛细血管渗透性无明显影响。丙泊酚通过刺激机体产生NO导致动脉普遍舒张,引起下游毛细血管血流分流,无血流通过和淤滞的毛细血管数量增加,静脉回流基本不变,且对血管渗透性无影响。右美托咪定在心脏手术中应用可改善机体微循环,这可能与炎症反应的降低有关。咪达唑仑相比丙泊酚,舌基部微循环血流速度及灌注血管比例增加,血流异质性降低。挥发性麻醉药物如地氟烷、七氟烷可剂量依赖性舒张血管,降低动脉压,对心脏指数影响不大,心率可呈剂量相关性升高。其中,地氟烷可增加空肠血流,对肝动脉血流影响不大。对心脏冠状动脉(冠脉)血流而言,吸入麻醉气体是否存在一过性“窃血”现象,目前仍缺少足够证据证明;但在心肌缺血性损伤中,吸入麻醉气体有一定缺血保护作用,其相关机制可能与吸入麻醉气体能降低机体促炎细胞因子的产生,降低缺血心肌羟基的释放与中性粒细胞的吸收有关。吸入麻醉与静脉麻醉相比,可产生更好的微循环灌注。与全凭静脉麻醉相比,静吸复合麻醉患者在手术结束时毛细血管总密度和灌注毛细血管密度增加显著;这可能与吸入麻醉扩张动脉、降低外周血管阻力的作用更加显著有关。

(二)非麻醉药物及手术与微循环

不同剂量的去甲肾上腺素(norepinephrine,NE;noradrencline,NA)可改善皮肤血流灌注,对舌下微循环并无明显影响。多巴酚丁胺可显著改善舌基部毛细血管灌注比例,但具有较大的个体差异,且该毛细血管灌注比例的变化与心脏指数或动脉压的变化无关。多巴酚丁胺对毛细血管密度无明显影响。乙酰胆碱的局部应用可完全恢复毛细血管灌注和毛细血管密度。氢化可的松可使感染性休克患者的微循环在 1 h 后得到显著改善，这可能与血管对儿茶酚胺的反应性得到修复有关。

红细胞的输注会降低组织氧交换距离、增加毛细血管灌注。贮存时间超过 6 周的红细胞可损伤内皮细胞，恶化微循环。血液稀释虽然会引起贫血，但在青年群体中，低水平的血红蛋白不会引起经皮氧分压的下降。血浆可通过修复内皮糖萼改善微循环紊乱。接受蛋白 C 治疗的脓毒症患者血管灌注可得到明显改善，其机制可能与糖萼的保存、白细胞黏合性降低、血管反应性增加有关，但也可能导致出血风险增加。心脏手术相比甲状腺手术等短小手术，麻醉诱导后患者的微循环紊乱持续时间更长。体外循环会因内皮细胞损伤及红细胞异型性增加而加剧机体微循环紊乱，但此影响往往是一过性的。

五、微循环障碍的治疗

(一)麻醉与微循环的调节

微循环根据组织、器官的功能和代谢的需要及时地改变自己的管径、血压、血流速度、血流量、血流态、血液分配，以及通透性等称之为微循环的调节。微循环的调节包括神经调节、体液调节、代谢性调节和自身调节。局部代谢需求调节是微循环的主要控制机制。毛细血管前后括约肌的功能改变是主要因素。组织代谢过程中产生的很多物质均具有舒血管作用，它们调节微循环的作用很强。包括低氧、二氧化碳增多、乳酸、钾离子、腺苷、腺苷酸、缓激肽、前列环素等。舒血管物质的浓度随组织代谢程度的变化而不断变化。组织内还有一类缩血管物质，包括儿茶酚胺、血栓素、白三烯、前列腺素、血小板活化因子等，其中儿茶酚胺最为重要。缩血管物质在血液和组织内的浓度比较稳定。舒血管物质的周期性改变调节微循环的血流变化。①微循环迂回道路内真毛细血管交替开闭是舒血管物质有规律的增减所致。在缩血管物质的作用下，毛细血管前括约肌收缩，其后的真毛细血管关闭无血液流过；组织因缺氧而产生舒血管物质且逐渐增多（如缺氧、二氧化碳和酸性产物等蓄积），使毛细血管前括约肌松弛，真毛细血管开放，血液携来氧气、营养物质，带走聚集的舒血管物质。②当血压下降，组织缺氧时，组织内舒血管物质增多，可使微动脉、后微动脉、毛细血管前括约肌和微静脉平滑肌扩张。因此，麻醉中可通过增加微循环的灌注压力、降低微循环的阻力，或者通过增加微循环的开放数目而增加微循环的灌注，从而增加组织器官的血供。反之，如果麻醉过程中微循环的灌注压力降低、阻力增加或微循环开放数目减少，就会减少微循环血供，从而可能导致组织器官发生缺血缺氧。麻醉中保证安全的最重要措施是保证重要器官的血供，因而微循环的血供直接影响麻醉的内在质量。

(二)液体治疗与微循环

目前改善微循环的众多方法中，液体治疗对微循环的改善效果获得较多认可。液体治疗可以维持血管内容量相对充足，从而改善组织灌注，满足氧代谢。液体治疗改善微循环的机制可能为通过增加心脏前负荷提高心输出量从而增加驱动压、降低血液黏度、影响内皮细胞与循环细胞的关系（血液流变学）或降低微循环血管张力。但是，直腿抬高试验带来的微循环改变与单纯容量扩张带来的微循环改变无明显差异，证明液体影响微循环的原因不能单纯用血液流变学、动脉压力的改变来解释。液体治疗会使休克早期的患者微循环得到改善,对晚期休克患者微循环影响不明显,这种效应与宏观循环指标的改变及复苏液体种类无关。

目前的液体治疗策略众多,其中较公认的为目标导向液体治疗。其基于 Frank-Starling 曲线,即通过满足心脏最佳前负荷达到机体最佳组织灌注,前提是心排血量与微循环的改变有良好的一致性,但目前的研究认为两者并无良好的相关性。血流动力学改变不同的患者微循环改变相似,在液体反应阳性的感染性休克患者中,两者不仅改变程度不同,改变方向亦不相同。当液体治疗能改善微循环时,患者的低血容量临床症状,如少尿、心动过速可得到明显改善;当液体治疗对微循环无影响时,患者的低血容量临床症状改善并不明显。液体治疗包括液体类型、输注速度及液体总量三大要素,各因素均有可能对机体的微循环产生影响。在早期目标导向液体复苏中,6% 羟乙基淀粉相比生理盐水对 24 h 后的舌下微循环灌注改善更加明显。麻醉状态下,羟乙基淀粉较乳酸钠林格注射液能更好地改善机体微循环。羟乙基淀粉改善微循环的机制可能与其降低血管内白细胞黏附、减少大分子物质的外漏有关。但是,目前现有的液体治疗策略并不能完全满足术中微循环的改变。理想状态为以微循环为导向,调整液体治疗三要素,改善围手术期微循环紊乱,以降低机体围手术期脏器功能障碍的发生率。

(三)以微循环为导向的液体治疗与微循环

以"微循环为导向"的液体治疗认为微循环灌注对液体反应性良好的低血容量患者有益;另一方面,微循环亦可作为液体复苏终点。国内学者曾以小血管灌注比例 90% 为失血性休克复苏指标,发现相比经验性液体治疗,前者 48 h 的感染相关性器官功能衰竭评价系统(sepsis-related organ failure assessment,SOFA)评分明显低于后者,患者可从中获益。可见,以微循环为导向行液体治疗,能在满足组织灌注的基础上避免液体负荷过多带来的肾衰竭等不良结局。

对于麻醉状态,有人提出急性超容量液体填充治疗理念,其强调因麻醉诱导后机体出现阻力血管、容量血管的扩张,微循环灌注不足,此时需进行相对高容量的液体填充以满足全身的组织灌注。该治疗理念的理论基础与微循环研究结果相一致。腹部腔镜手术的气腹可导致机体胃黏膜微循环灌注不足,在麻醉诱导期行急性超容量液体填充可改善气腹带来的胃黏膜微循环损伤,延缓黏膜缺血的发生。SDF 的床旁应用使微循环实时监测成为可能,可避免液体治疗过多或过少,减少临床并发症的发生。一方面,当微循环血流速度减慢时,给予液体填充可使微循环血流有所改善,此为液体治疗有效;反之,当患者出现临床低灌注症状但微循环血流正常时,不建议行液体治疗。另一方面,当液体治疗过多时,功能毛细血管密度会下降,输送氧的线粒体受损,此时应采取保守的输液策略,可给予血制品改善下降的功能毛细血管密度;若无改善,可适当采用血液透析等方法去除机体水分。因此,利用微循环实时监测可调整容量以维持最佳微循环状态,使组织氧交换最大化;但尚缺少大量的临床研究证实,相关机制也有待进一步探索。

微循环是保证机体各脏器生理功能正常的重要结构,微循环发生障碍时可导致组织缺血、缺氧,组织代谢障碍,多脏器功能衰竭。麻醉状态下机体微循环可发生紊乱,且受多种因素的影响,如麻醉药物、非麻醉药物、手术和液体治疗。其中,液体治疗改善机体微循环的作用已得到相关研究的证实。未来以微循环为导向的液体治疗将成为麻醉管理的一个重要组成部分。

第二节　麻醉治疗与应激调控

应激反应(stress response)是指患者在受到外伤或损害后发生的内分泌和代谢系统的变化,是一种包含了内分泌系统、免疫系统和血流动力学变化的非特异性防御反应。围手术期的应激反应以垂体激素分泌增多和交感神经兴奋性增强为特点。因此,短期、适度的应激反应可提高机体对应激源的敏感程度,使机体迅速产生保护性调整,防止进一步损伤;但长时间、过强的应激反应会有过多的垂体激素作用于靶器官,使得靶器官受到损伤,极可能诱发如过敏、支气管哮喘、过度换气、骨骼肌疾病等情况。因此,应用各种药物或者非药物方法来减轻有害的应激反应,对维持患者围麻醉期平稳状态具有重要意义。

一、应激反应及应激调控

应激反应主要表现的特性就是身体受到外界刺激后,发生了交感神经和下丘脑-垂体-肾上腺轴功能为主要特征的增强,以及非特异性的防御反应。导致应激的刺激可以是躯体的、心理的和社会文化的诸因素。但是这些刺激通常不能直接引起应激,在刺激与应激之间还存在着许多中介因素,诸如人体健康、个性特点、生活经验、应付能力、认知评价、信念,以及所得社会支持的质与量等,均可起重要的调节作用。应激时,内脏器官会发生一系列变化。大脑中枢接受外界刺激后,信息传至下丘脑,分泌促肾上腺素释放因子,然后又激发脑垂体分泌促肾上腺皮质激素,使身体处于充分动员的状态,心率、血压、体温、肌肉紧张度、代谢水平等都发生显著变化,从而增加机体活动力量,以应付紧急情况。

应激反应的产生是由创伤部位的刺激传入中枢引起的,神经冲动到达中枢后,引起下丘脑-垂体-肾上腺轴(HPA轴)兴奋,交感神经活性增强,导致儿茶酚胺浓度急剧升高,皮质醇激素、肾上腺素、NE分泌增加,随后血糖升高,脂肪分解,蛋白质消耗,机体形成了供给相对不足的高代谢状态。创伤引起应激反应的另一机制是伤害刺激后各种炎性介质大量释放,如组胺、前列腺激素、缓激肽、P物质等,并激活多种体液级联系统,引发手术状态下的高热反应、凝血和纤溶功能的异常、毛细血管渗出及免疫抑制状态等的变化,某些细胞因子还可以作用于下丘脑、垂体、肾上腺皮质,继而激活HPA轴,从而增强并延长应激反应。特别是由应激激素引起的血压、心率和心肌收缩力的变化。由于冠状动脉血流量显著减少的发生,患者的心肌氧供需平衡受到了影响,使得患者出现心律失常和心肌缺血。应激反应还与免疫功能密不可分,短暂、轻微的应激不影响或轻微增强免疫功能;中等强度应激可增强免疫应答;高强度应激则会显著抑制免疫功能、降低机体抵抗力、增加了围手术期并发症发生率且影响预后。应激反应还可以作用于免疫细胞,使其分泌内分泌激素和神经肽类而改变器官功能,并促使免疫细胞分泌细胞因子造成细胞损伤。

机体的生存基础为全身适应性反应,主要控制的是良性刺激的应激反应和瞬态应激反应。但是,严重而持久的、难以控制的异常身体和心理压力,会使患者疾病的症状不明显。在整个围手术期,手术和麻醉的刺激所产生的应激反应总是存在的。

二、围手术期对应激反应的干预措施

(一)营养支持

手术引起的生理反应包括几种特征性的代谢变化,最终导致糖原和骨骼肌分解增加,以动员葡萄糖储备,并产生全身性的胰岛素抵抗和分解代谢状态。

围手术期禁食时间延长和先前存在的营养不良(如癌症患者)可能会加剧这种负面影响,如不加以控制,会增加术后并发症和不良结局的风险。尽量缩短禁食时间,术前给予碳水化合物"负荷",术后尽早恢复肠内营养和充分的围手术期营养支持/补充均可减轻代谢变化,减少术后胰岛素抵抗和分解代谢,从而降低伤口愈合不良、感染和活动能力下降等并发症发生率,并促进功能恢复。这些措施,连同对患者营养状况的评估和对高危人群的识别,是加速康复外科(enhanced recovery after surgery,ERAS)的重要内容之一。欧洲临床营养和代谢学会(ESPEN)还制定了围手术期营养管理的综合指南。

(二)温度调节

低体温在麻醉下很常见,是身体暴露和身体体温调节能力丧失的结果。来自包括重症监护、军事研究、心搏骤停和体外循环监测期间在内的各种环境的证据表明,低温是应激的触发因素,主要作用机制是儿茶酚胺的释放和激活下丘脑-垂体-肾上腺轴。循环中儿茶酚胺、皮质醇和甲状腺激素等升高,会导致各种下游事件,包括代谢紊乱、免疫抑制和炎症介质的释放。这种现象的严重程度与低体温程度成正比,即使轻微低体温也会引起反应,反过来进一步加剧因手术损伤所引起的应激反应。术中低体温的临床后果包括药物代谢改变、凝血功能障碍、输血需求增加、寒战、恢复延迟、感染和心血管并发症概率的增加。围手术期采用维持正常体温的积极方法可改善应激程度,降低临床风险。目前,已有旨在实现这一目标的各种共识指南。

(三)血流动力学和氧供

成功的血流动力学管理应与手术应激反应保持平衡。应激反应越大,越加剧水钠潴留、炎症和毛细血管通透性,反过来可能导致血管内低血容量和组织水肿同时存在。其最终结果是,减少向终末器官组织的氧气输送,并在细胞水平上增加氧化应激并导致一系列事件,临床表现为术后并发症和死亡率的增加。液体管理变得极具挑战性,需要在液体过少和过多之间达成微妙平衡,这两种情况都会进一步加剧持续的应激和并发症。从一开始即应进行正确的液体管理,避免低血压、液体超负荷、电解质紊乱,并优化组织的氧输送,对防止过度应激和炎症至关重要。

寻找实现这一目标的最佳方法一直是众多研究的主题。迄今为止,尚无一种方案被证明是优越的。大多数关于外科大手术围手术期治疗的指南共识都提倡采用一种量身定制的方法,即在有创血压监测和某种形式的心排血量监测下合理使用平衡晶体液和血管升压药。在高风险手术中,以充分的心排血量和携氧能力来维持氧供也很重要。将血红蛋白维持在可能导致器官功能障碍的水平以上（通常为 7 ~ 9 g/dL），同时避免过于积极的输血，是使用限制性输血策略的关键。对大手术而言，通过术前筛查和识别贫血原因，通过静脉铁剂疗法纠正贫血以优化术前血红蛋白正愈发普遍。

（四）手术方法

手术造成的组织损伤程度是应激反应程度的主要决定因素。大量证据表明，与同等开放手术相比，腹腔镜手术在应激反应的各个方面都有所降低。腹腔镜胆囊切除术和开腹胆囊切除术应激反应标志物相较而言，患者开腹手术后血儿茶酚胺、皮质醇、白介素-6（IL-6）、葡萄糖、C 反应蛋白（CRP）均显著升高。对胆囊切除术患者，腹腔镜手术可更好地保留免疫功能（细胞因子水平、T 细胞比率和功能）。同样的，比较开腹、腹腔镜和机器人结直肠手术后应激反应标记物的研究发现，开腹手术组的应激反应标记物较高，腹腔镜和机器人手术组的应激反应标记物相当。另一接受大型泌尿外科腹腔镜手术患者的研究表明，该术式下应激反应标记物 IL-6、IL-10、粒细胞弹性蛋白酶水平较低。其他外科手术也有类似证据。应注意的是，并非所有证据都支持这种效应。腹腔镜手术和开放手术在某些应激反应上没有差异。一些研究发现，腹腔镜手术后应激反应可能更大。腹腔镜手术对氧化应激反应影响的系统评价发现，许多研究质量较低，在设计、方法、测量的氧化应激标志物、研究持续时间和手术类型方面存在很大异质性。在得出确切结论前，应进行进一步高质量研究。

就临床结果而言，尽管一些系统性回顾发现许多研究的证据质量低下，但腹腔镜手术与减轻术后疼痛、减少伤口感染以及缩短住院时间和更快恢复正常活动有关。总体而言，腹腔镜手术相对更有优势。腹腔镜手术具有益处，背后的机制无疑是多方面的，应激反应的减少可能是促成因素之一。

三、麻醉因素对应激反应的影响

（一）全凭静脉麻醉、吸入麻醉和区域麻醉

吸入麻醉可促进缺氧诱导因子（HIF）的表达。这些转录因子在缺氧时释放，促进血管生成和糖酵解，并形成吸入麻醉时缺血预处理现象的基础。HIF 也与促进肿瘤生长和转移有关，推测它们可能在癌症手术后的早期肿瘤复发中发挥作用。相比之下，实验室证据表明丙泊酚不会引起 HIF 表达，甚至可能抑制 HIF 的作用。然而，使用吸入麻醉或基于丙泊酚的全凭静脉麻醉可能对应激反应及临床结局产生不同影响的观点目前尚存争议。

就区域麻醉技术胸段硬膜外麻醉（TEA）而言，其可改善儿茶酚胺和皮质醇对手术的反应，减少术后分解代谢；但也有证据表明，TEA 对炎症细胞因子反应几乎没有影响。TEA 的临床益处包括镇痛效果好，在各种开放性上腹部和胸部手术的相关指南中被推荐。TEA 还可能与降低心脏、肺部和血栓栓塞并发症发生率有关。

（二）阿片类药物

尽管在围手术期镇痛中推动采用阿片类节俭策略以加速术后康复，但阿片类药物在世界范围内仍普遍用于严重疼痛的治疗。它们主要通过外周和中枢 μ-阿片受体的激动

作用发挥镇痛作用。阿片类药物可直接或间接调节应激反应,通过减少脊髓感觉通路中的伤害性传递,反过来减少交感神经系统的中枢激活,减少儿茶酚胺释放,缓和心血管对手术刺激的反应。此外,人们已在交感神经系统内鉴定出阿片受体,因此,阿片类药物可能通过直接降低交感神经系统的活动来发挥某些作用。

在接受胆囊切除术和心脏手术的患者中,大剂量芬太尼可防止儿茶酚胺的增加。除减弱对手术的交感神经反应外,阿片类药物还可能作用于下丘脑-垂体-肾上腺轴,以减少促肾上腺皮质激素(ACTH)和皮质醇释放。最后,阿片类药物因其对皮质醇水平的影响或通过对免疫细胞的直接作用,可导致术后免疫抑制。阿片类镇痛药与几种副作用有关,并对术后恢复产生负面影响,即呼吸抑制、镇静、便秘、恶心和呕吐。但是,疼痛控制不佳确实是手术应激的触发因素和持续因素。因此,当前大多数关于 ERAS 的指南都提倡采取一种有效的、阿片节俭的多模式镇痛策略,以适应外科手术、机构和患者个体化需求。

(三)类固醇

皮质醇可能是主要的"应激"激素,在手术应激反应中发挥关键作用。因此,围手术期使用外源性皮质类固醇将改变应激反应。除减轻炎症外,皮质类固醇疗法在全身产生广泛的影响,包括改变碳水化合物、脂质和蛋白质代谢,以及改变水和电解质平衡。皮质类固醇的使用具有多系统影响,包括心血管、肌肉、骨骼和胃肠道的内分泌和免疫系统。因此,其适用于涵盖整个临床医学的各种情况,包括围手术期治疗。其中,低剂量类固醇(通常为 $0.05 \sim 0.10$ mg/kg 的地塞米松)被广泛用于止吐、抗炎和镇痛,并已被证明可提高各种手术的恢复质量。

鉴于类固醇引起的免疫抑制和高血糖可能导致伤口感染、裂开,甚至使癌症早期复发的发生率增加,围手术期类固醇给药的安全性引发担忧。对围手术期使用高剂量(>0.1 mg/kg)类固醇可以改善恢复指标。大剂量类固醇可减少术后恶心、呕吐并减轻疼痛,患者恢复更快,组间并发症无差异。大剂量甲基强的松龙($15 \sim 30$ mg/kg)在各种外科手术的围手术期使用,其可减少肝切除术患者应激反应的标志物(IL-6、IL-8、CRP)。对于下颌手术,使用大剂量甲基强的松龙可减轻术后疼痛、肿胀和牙关紧闭。

(四)其他药物

围手术期使用 β 受体阻滞剂以减弱交感神经活动,从而减少手术中的神经内分泌反应,也有可能减少并发症并改善预后。扩血管药物和吸入麻醉药的应激反应控制有一定的局限性。

四、围麻醉期应激反应的调控方法

(一)药物调控

术前预防性使用镇痛类药物可防止外周和中枢神经系统敏化减少术后疼痛,能减少围麻醉期应激反应的发生,称为超前镇痛。阿片类药物如喷地佐辛、舒芬太尼、瑞芬太尼等,非甾体类镇痛药如帕瑞昔布钠和双氯芬酸都具有超前镇痛作用。但阿片类药物反复使用会产生依赖性和耐药性,而非甾体类大多都具有胃肠道刺激作用,大剂量使用会产生恶心、呕吐症状。另外，血管活性药如 α_2 受体激动剂可用来减轻术前焦虑，减少气管插管和手术所致心血管的应激反应；β 受体阻滞剂可以用来控制围手术期的高血压，但合并心血管疾病的患者对血管活性药物的使用需要严格地控制，且血管活性药物的使用也会影响围麻醉期的血流动力学。术后疼痛是围麻醉期应激反应的一个小高峰，术后疼痛不仅引起感觉不适，而且可能造成机体过度应激，影响机体内环境平衡，产生免疫抑制。临床上常采用自控静脉镇痛（PCIA），能有效减轻术后疼痛及术后应激反应，改善免疫功能，有助于患者的康复。

（二）麻醉方式的选择

椎管内麻醉可以阻滞心交感神经的传入，降低心脏前后负荷，改善心肌供血，因此，在一定程度上，可以降低心律失常的发生率。但是由于患者清醒状态下存在心理应激和迷走反射，所以椎管内阻滞对抗应激反应的作用并不明显。

（三）心理干预

多数患者术前存在着紧张情绪，会有心率增快，血压升高的表现，对待这些患者，在术前访视时，要跟患者建立信任关系，对患者进行放松训练，耐心倾听和讲解病情。研究表明，术前心理干预介入后，患者入手术室初期血压和心率较术前无明显变化，术中患者安静入睡，麻醉记录显示镇静药需求量减少。通过术前心理干预，能降低患者的应激程度和围手术期焦虑水平。术前、术后的心理介入能调控皮质醇浓度和免疫功能，减少情绪干扰和降低血压。

（四）音乐疗法

舒缓的音乐能缓解紧张情绪。全麻手术过程中，围手术期音乐疗法也能改变患者内分泌和免疫应激功能，尤其是音乐由患者自行选取时。和谐悦耳的音乐能够影响大脑右半球，减弱交感神经兴奋性，增强副交感神经的活动，使得垂体分泌内啡肽含量增加，减低疼痛感觉，并且减慢心率，使生命体征趋于平稳。

（五）针刺治疗

针灸在术后恶心呕吐、类风湿关节炎、骨关节炎、肠易激综合征、戒断综合征、失眠症、抑郁症、癫痫、肥胖、高血压、糖尿病等疾病的治疗上均有明显作用。已有大量报道证实针灸对围手术期的应激反应控制和术中器官保护也有重要作用。电针内关和曲池穴可以有效降低气管插管应激反应；针刺也能调整老年患者腹腔镜下胆囊切除时中的血流动力学稳定，可以有效减轻气腹造成的血压及心率的波动。针刺复合麻醉，不仅可以减少麻醉药的用量，还能在同等药量作用下减轻应激反应而保护脏器功能。

对接受大手术的患者，可以通过多种围手术期干预措施，减少其生理影响，即实现"无应激手术和麻醉"，以优化患者的手术恢复，恢复正常的新陈代谢，促进患者在术后尽快进食、睡眠和活动。推荐采用包括多模式干预的围手术期治疗路径，其总体目标是将麻醉和手术的应激反应降至最低；在现有技术和医疗资源的背景下，考虑围手术期个体化干预的益处和风险，为不同医疗机构和不同患者人群量身定制合适的临床麻醉路径，这是一种实用的围手术期管理策略。

第二章
麻醉治疗的药理学基础

第一节　全身麻醉药

全身麻醉药(general anaesthetics)简称全麻药,是一类能抑制中枢神经系统功能的药物,可逆性引起意识、感觉和反射消失,骨骼肌松弛,主要用于外科手术中麻醉。根据给药方式的不同,全麻药分为吸入麻醉药(inhalation anaesthetics)和静脉麻醉药(intravenous anaesthetics)。

一、吸入麻醉药

吸入麻醉药是一类挥发性液体或气体,通过特定的吸入麻醉装置经由呼吸道吸收进入人体肺泡动脉入血后,进而进入大脑组织,发挥由浅至深的麻醉作用,有着麻醉性能强、可控性高等特点,在全身麻醉中,以及麻醉的维持过程中占据着主导地位。药物有乙醚、氧化亚氮(N_2O)、七氟烷、地氟烷、安氟烷、异氟烷等。在临床麻醉中有 2 个优点:第一,能够通过呼吸的方式对血液中麻醉药浓度进行有效的调节,并且可以快速地从体内排出;第二,能够在对呼吸气末浓度的测定下,对药物在作用部位的浓度进行估量。

(一)作用机制

吸入麻醉药通过呼吸道进入人体后,其可控性的大小与血/气分配系数有关,麻醉药在血液内溶解度愈低,其在中枢神经系统内的分压愈易控制。因为麻醉药在肺泡气内的分压与血流较好的中枢神经系统组织内的麻醉药分压经常取得平衡状态。若此种麻醉药易于在血液中溶解,则血液系统与肺泡气相比占据较大的容量。因此,肺泡气中麻醉药分压的上升是缓慢的。吸入麻醉药的血/气分配系数较小的如氧化亚氮、异氟烷、恩氟烷、七氟烷和地氟烷,都是可控性较好的吸入麻醉药。其中异氟烷、恩氟烷、七氟烷和地氟烷等属于卤素类吸入麻醉药。

吸入麻醉药的麻醉强度与麻醉药的油/气分配系数有关。最低肺泡有效浓度(minimal alveolar concentration, MAC),指挥发性麻醉药和纯氧同时吸入时在肺泡内能达到使 50% 的患者对手术刺激不发生摇头、四肢运动等反应的浓度。油/气分配系数愈高,麻醉强度愈大,所需 MAC 也低。由于甲氧氟烷的油/气分配系数最高达 825,因此,其麻醉强度最大,MAC 仅 0.16。

关于麻醉药物的作用机制,学者们一致认为麻醉药物是通过中枢神经系统产生麻醉作用的,吸入麻醉药通过阻断离子转运而阻断神经信号传导,产生麻醉作用的主要部位是在突触或轴突膜上。临床上有两种相关学说:脂质学说和蛋白质学说。在20世纪初,研究人员发现,吸入麻醉药物有较高的脂溶性,溶剂程度与麻醉强度有着密切的关系,这就是脂质学说的雏形。由于脂质学说无法解释脂溶性药物的惊厥效应、脂溶性药物的麻醉作用等疑问,因此,这一学说受到了学界的质疑。当代神经科学研究领域的结果显示,中枢神经电生理学特征会影响人类的意识状态,全麻药物的临床作用机制与其中蛋白质的功能有着密切的关系,在这一背景下,研究人员于1994年提出了蛋白质学说,认为吸入的麻醉药会与中枢神经系统的膜蛋白产生作用,起到遗忘、催眠、肌肉松弛、制动的效应。吸入麻醉药物作用于中枢神经系统多个部位,通过脑功能成像技术,以及其他动物实验方法证实,脑内网状上行激动系统、丘脑、杏仁核、海马等参与认知、学习记忆、睡眠和注意力的部位也是吸入麻醉药物的中枢敏感区域。

吸入性麻醉药主要以原型经呼吸道排出体外,因此,肺泡通气量大、脑/血和血/气分配系数低的吸入性麻醉药较易排出,麻醉苏醒快。极少部分药物在体内代谢,其中有些代谢产物具有肝肾毒性,已有有关氟烷性肝炎及七氟烷肾毒性的大量报道,且吸入性麻醉药作用于染色体可能产生致畸和致突变作用也受到了广泛关注。

(二)常见类型及临床应用

·七氟烷·

七氟烷是比较接近理想的吸入麻醉药,在国内已广泛应用,是吸入麻醉药的一大里程碑,在儿童的全身麻醉中具有得天独厚的优势。其特点在于:药物本身不具有刺激性气味,且不会增加使用者呼吸道的分泌物;诱导速度快速且苏醒时间也快;对人体循环系统影响很小,不易引起患者心肌应激性、心律失常等不良反应;对于挥发装置的使用没有特别的要求。七氟烷在临床上广泛用于各种手术麻醉。

由于七氟烷脂溶性小、溶解度低的特点,对于肥胖患者同样具有快速苏醒的效果,不会影响苏醒时间,速度比异丙酚快。

七氟烷吸入麻醉诱导平稳,也适合门诊手术麻醉,能维持患者循环系统稳定,而且麻醉费用较低。近期有报道七氟烷低浓度、一定时间、反复多次吸入治疗儿童孤独症,取得较好疗效。

·地氟烷·

地氟烷脂溶性低,麻醉苏醒快。本品适用于成年人住院或门诊手术时的诱导和麻醉维持;对婴儿和儿童只可作麻醉维持,不可麻醉诱导,因其气味刺激性大,易诱发喉痉挛。与其他麻醉药合用时可能暂时性升高血糖和白细胞数;与剂量成比例地降低血压、增加右心充盈压和心率,以及抑制呼吸。地氟烷和其他辅助麻醉药如芬太尼和咪达唑仑合用后MAC值减小;与肌松药合用可以减少肌松药的药量。

· 异氟烷 ·

异氟烷是一种带乙醚样气味的无色澄明液体,遇到强光时有不被分解的性能,可用于全身或局部麻醉。有以下几个特点:化学性质比较稳定,不易燃爆;麻醉诱导速度较快,镇痛作用较佳;对肝肾功能影响小等。

临床上异氟烷应用较为广泛,几乎各类手术中都有用到,尤其在癫痫、重症肌无力、心脏病、颅内高压症、冠心病等疾病的麻醉手术治疗中效果显著。需要注意的是:诱导期吸气内浓度最好在 1.5% ~ 3.0%,维持期浓度最好在 1.0% ~ 1.5%;异氟烷在深度麻醉时不适用于心脏瓣膜狭窄病变和产科手术中,原因在于其对血管的扩张作用且很有可能导致产后大出血;在诱导时,异氟烷的浓度应当循序渐进地增加;若术中使用肌松药应适当减低异氟烷的用量。

· 氟烷 ·

氟烷又称三氟氯溴乙烷,是一种无色、有味且易流动的重质液体。氟烷的麻醉效能较强,气味芳香,可用于儿童麻醉诱导,但对心肌抑制作用较强;与肾上腺素并用可导致严重心律失常,甚至心室颤动。另外,氟烷对肝脏会造成一定的损害,特别是在 3 个月内重复使用或在低氧状态更易发生,目前已较少应用。

· 甲氧氟烷 ·

虽为麻醉效能最强的吸入麻醉药之一,但其沸点较高,挥发缓慢,油/气分配系数高,诱导慢及可控性较差,而且其代谢产物容易引起自身损害,目前临床已不使用。

· 氧化亚氮 ·

氧化亚氮(N_2O)又称笑气,是一种无色有甜味的气体,也是一种氧化剂,在室温下可以被用作麻醉药物。但氧化亚氮麻醉作用较弱,容易出现缺氧,必须与氧同用,按一定比例混合。氧浓度在 30% 以上可以作为其他挥发性吸入性麻醉药的基础辅助麻醉,起到第二气体效应作用。氧化亚氮是毒性最小的吸入麻醉药,对循环系统基本无抑制作用,不引起血压和心律的变化;对呼吸道无刺激作用,不增加分泌物和喉部反射;对肝、肾实质器官也无影响。但长时间高浓度吸入 N_2O 可能对红细胞生成系统有一定损害,主要在于 N_2O 与维生素 B_{12} 形成化学反应,而影响了红细胞生成时对维生素的作用。因此,凡吸入 N_2O 超过 6 h,吸入 N_2O 浓度超过 50%,均需于手术中补充维生素 B_{12} 以减少副作用。目前有个别医疗机构使用氧化亚氮吸入进行分娩镇痛,但其减轻宫缩痛的作用很有限,还要考虑其安全性。

· 乙醚 ·

乙醚是最早(1842 年)用于外科手术麻醉的吸入麻醉药,乙醚易于控制并具有良好的镇痛及肌肉松弛作用,但由于易燃、易爆、气味难闻、刺激呼吸道使腺体分泌增加、易发生意外事故等缺点,现已少用。

（三）不良效应

1.心血管系统

所有强效吸入麻醉药都会减弱心肌收缩力。通常由于儿茶酚胺的分泌增加而被掩盖。临床工作中,若患者合并心功能不全则这种负性作用表现明显。有些吸入麻醉药如氟烷增加心肌对儿茶酚胺的敏感性,易引起心律失常。

2.呼吸系统

所有较强效的吸入麻醉药都会引起与剂量相关的呼吸抑制。

3.肌松作用

吸入麻醉药具有肌松作用,且易于调节控制,合用时可减少肌松药的用量,可减少麻醉后呼吸抑制的发生率。恩氟烷增强肌松药作用的效果比氟烷、异氟烷好,氟烷对子宫平滑肌松弛作用较强,不宜用于剖宫产或刮宫术的患者,可能增加产后出血,但对于行子宫内倒转手术,氟烷有一定的优点。

4.对颅内压及脑电图的影响

所有吸入麻醉药都会使颅内压升高,特别是在快速提高麻醉药浓度时更为明显。因此,临床工作中应逐渐增加吸入麻醉药的浓度。异氟烷较少引起颅内压升高,恩氟烷较氟烷为好。强效吸入麻醉药均抑制脑电波(electroencephalogram,EEG),并随吸入麻醉药浓度的增加而增强。恩氟烷在浓度快速上升时可引起痉挛性 EEG 的变化。

二、静脉麻醉药

静脉麻醉药是经静脉途径给药,通过血液循环作用于中枢神经系统,达到中枢抑制,产生镇静、镇痛目的的药物。

按照其化学机构,可分为巴比妥类和非巴比妥类。

（一）巴比妥类静脉麻醉药

主要产生中枢神经系统抑制作用,小剂量镇静,中剂量催眠,大剂量抗惊厥或引起麻醉,过量则呈呼吸抑制状态。以硫喷妥钠为代表。

·硫喷妥钠·

硫喷妥钠(thiopental sodium)为淡黄色粉末,有潮解性,混有 6% 碳酸钠,易溶于水(1∶40),呈强碱性,能溶于酒精,不可与酸性药物相混。有蒜样臭味。

【体内过程】

硫喷妥钠为超短(速)效静脉麻醉药。脂溶性高,起效快,注射后一次臂-脑循环时间(约 10 s)便能发挥作用,30 s 脑内即达峰浓度,迅速产生中枢神经系统抑制作用。该药可迅速从脑内再分布到其他组织,5 min 后,脑内浓度即降至峰浓度的一半;20 min 时降至 10% 作用;30 min 时降至 4%,因此,单次注药后患者苏醒迅速。

硫喷妥钠进入血液循环后,80% 左右与血浆蛋白疏松结合而暂时失去活性。尿毒症、肝硬化等低蛋白血症患者由于血浆蛋白结合率低,因此,药效增强,对该药极其敏感。

硫喷妥钠脂血分配系数大,对脂肪的亲和力高,因此,脂肪是其重要的储存场所。当血浆内药物浓度降低时,药物从脂肪组织释放出来,患者苏醒后又将进入睡眠状态。因此,肥胖患者的硫喷妥钠用量应按照标准体重来计算,以免剂量过大导致苏醒延迟。

硫喷妥钠是巴比妥类的钠盐,pK_a 为 7.6,酸血症时解离程度减少,进入脑组织的药物增多,因此,酸血症时该药麻醉加深,碱血症时则相反。

硫喷妥钠主要在肝脏降解。单次注药后每小时在肝内降解的量为 10% ~ 24%,但 24 h 后仍有 30% 左右未被降解。降解后的无活性代谢物从肾排出。肥胖患者由于分布容积增加而导致其消除半衰期延长,儿童由于肝清除率快而致半衰期缩短。

硫喷妥钠易透过胎盘,静脉注射后约 1 min 脐静脉血药浓度即达峰值,但胎儿血药浓度显著低于母体。

【药理作用】

1. 中枢神经系统

硫喷妥钠作用迅速、短暂,静脉注射后 15 ~ 30 s 内患者意识消失,约 1 min 可达最大效应,15 ~ 20 min 出现初醒,以后继续睡眠 3 ~ 5 h。硫喷妥钠麻醉时脑电双频指数(BIS)保持在 55 以下,因此,患者很少发生术中知晓。硫喷妥钠没有镇痛和肌松作用,在亚麻醉浓度下患者对痛觉刺激的反应增强,表现为心率增快、肌张力增强、出汗、流泪和呼吸急促。硫喷妥钠使脑血管收缩,脑血流量减少,故而颅内压下降,对颅脑手术有利,且能降低脑氧代谢率和脑耗氧量,因此,有脑保护作用。硫喷妥钠能抑制躯体感觉诱发电位(SSEP)和听觉诱发电位(AEP),抑制程度与剂量有关。

2. 心血管系统

硫喷妥钠对循环系统有明显的抑制作用。其抑制延髓血管活动中枢、降低中枢性交感神经活性,使容量血管扩张,回心血量减少,导致血压下降;抑制心肌收缩力,使心脏指数降低。注射剂量过大过快,血压下降更明显,尤其在心功能不全、严重高血压、低血容量,以及使用受体阻滞剂的患者,血压可严重下降。硫喷妥钠不增强心肌应激性,一般不引起心律失常。

3. 呼吸系统

硫喷妥钠抑制延髓和脑桥呼吸中枢,对呼吸产生明显的抑制作用,程度和持续时间与剂量、注药速度、术前用药有密切关系。由于呼吸中枢对 CO_2 的敏感性降低,患者呼吸频率减慢、潮气量减少,甚至会发生呼吸暂停,尤其是与阿片类或其他中枢性抑制药合用时。在硫喷妥钠浅麻醉下实施气管插管,或置入喉罩时,易引发喉痉挛后支气管痉挛,可能与交感神经受抑制而致副交感神经作用相对呈优势有关。

4. 对肝肾功能影响

硫喷妥钠对肝功能无明显影响,但在肝功能不全时作用时间延长。硫喷妥钠可使患者血压下降,肾血流量和肾小球滤过率降低,尿量减少,但恢复较快。

5. 消化系统

硫喷妥钠使贲门括约肌松弛,易引起胃内容物反流而导致误吸。

6. 其他作用

硫喷妥钠可降低眼内压,对内眼手术有利。可使血清钾一过性降低;在深麻醉时抑制妊娠子宫收缩。

【临床作用】

1. 静脉麻醉

一般多用 2.0%~2.5% 溶液,缓慢注入。成人,4~8 mg/kg,30 s 起效,神志完全消失,但肌肉松弛不完全,也不能随意调节麻醉深度,多用于小手术。极量:1 次 1 g(即 5% 溶液 20 mL)。

2. 基础麻醉

多用于儿童、甲状腺功能亢进及精神紧张患者,每次灌肠 30 mg/kg(多用于儿童)或肌注,每次成人 0.5 g,儿童 15~20 mg/kg,2.5% 深部肌内注射。

3. 诱导麻醉

一般用 2.5% 溶液缓慢静脉注射(3~5 mg/kg)或 0.3 g(<0.5 g)。

4. 抗惊厥

每次静脉注射 0.05~0.10 g。

【不良反应】

(1)可引起血压下降、呼吸抑制、喉痉挛等并发症。少数可出现异常的类过敏反应。

(2)硫喷妥钠所致的心率增快可使心肌耗氧量增加,对心动过速及冠心病患者不宜使用。

(3)由于硫喷妥钠呈强碱性,若误入动脉内,可使动脉强烈收缩,周围组织坏死或化学性动脉炎,发生后应立即由原部位注入利多卡因、罂粟碱等血管扩张药解痉,解除动脉痉挛,改善血液循环。必要时行臂丛神经阻滞,肝素抗凝。

(4)对卟啉症患者,由于酶诱导作用增加体内卟啉的生成从而诱发急性发作。

(5)苏醒时常有寒战,可自行消失。

(二)非巴比妥类静脉麻醉药

· 丙泊酚 ·

丙泊酚(propofol)又名二异丙酚,属于烷基酚类化合物,室温下为油性,不溶于水,具有高度脂溶性,pH 值为 7.0。含有 1% 丙泊酚、10% 大豆油、1.2% 纯化卵磷脂及 2.25% 甘油,使用前需摇匀,不可与其他药物混合静脉注射。25 ℃ 以下储存,不宜冷冻。

【体内过程】

静脉注射后达峰效应的时间为 90 s,体内分布呈三室模型,在一定血药浓度范围内,95% 与血浆蛋白结合。主要在肝经羟化反应和与葡糖醛酸结合反应,降解为水溶性的化合物经肾排出,在尿中以原型排出不到 1%。其代谢产物无药理活性,因此,适合于连续静脉输注维持麻醉。目前认为丙泊酚主要是通过与 γ-氨基丁酸(GABA)A 受体的 β 亚基结合,增强 GABA 诱导的氯电流,从而产生镇静催眠作用。

【药理作用】

1. 中枢神经系统

起效迅速，无肌肉不自主运动、咳嗽、呃逆等，静脉注射 2.5 mg/kg，起效时间 30 ~ 60 s，维持 5 ~ 10 min，醒后无宿醉感。丙泊酚与脑电双频指数呈血药浓度依赖性相关，脑电双频指数(bispectral index, BIS)随着镇静的加深和意识消失逐渐下降，BIS 在 77 时，患者无回忆。丙泊酚具有镇静、催眠、遗忘和抗惊厥作用。丙泊酚可降低脑血流量、脑氧代谢率和颅内压；对颅内压较高的患者，因伴有脑血流量的减少，对患者不利；对急性脑缺血患者，因降低脑氧代谢率而具有脑保护作用。

2. 呼吸系统

诱导剂量的丙泊酚对呼吸有明显的抑制作用：呼吸频率减慢、潮气量减少，甚至呼吸暂停，持续 30 ~ 60 s。丙泊酚可抑制二氧化碳的通气反应，对支气管平滑肌无明显影响，可有效减弱乙酰胆碱介导的离体人肺叶支气管平滑肌的收缩反应。

3. 心血管系统

有明显的抑制作用，可使心排血量、心脏指数、每搏指数和总外周阻力降低，导致动脉血压下降明显。缓慢注射时降压效果不明显，但麻醉效果减弱。丙泊酚的降压作用是由于外周血管扩张和直接心脏抑制的双重作用，且呈剂量依赖性，老年人的心血管抑制更明显。

4. 其他

丙泊酚可降低眼内压；对肝肾功能及肾上腺皮质功能均无影响；丙泊酚可引起变态反应，有药物过敏史，大豆、鸡蛋清过敏者应慎用；丙泊酚持续输注，半衰期未见明显延长，因此，患者苏醒快；丙泊酚对血液、纤溶、体内凝血机制无影响，但可使血糖升高；静脉注射丙泊酚 10 mg 可治疗术后呕吐及胆汁性瘙痒。

【临床应用】

(1)麻醉诱导：1.0 ~ 2.5 mg/kg，儿童 2 ~ 4 mg/kg。

(2)静脉维持：4 ~ 12 mg/kg，儿童 9 ~ 15 mg/kg。

(3)ICU 镇静：血浆浓度应为 0.5 ~ 1.5 mg/L(μg/mL)。

(4)其他：严重失眠的麻醉治疗。

【不良反应及注意事项】

(1)丙泊酚有明显的呼吸和循环抑制作用；注射部位疼痛和局部静脉炎。

(2)持续输注综合征：肝脾肿大、代谢性酸中毒、高脂血症、心搏骤停等；最容易发生在上呼吸道感染、人工通气、长时间(>60 h)、大剂量镇静的儿童。

(3)丙泊酚应由受过训练的麻醉医师或加强监护病房医师给药，用药期间保持呼吸道畅通，备有人工通气和供氧设备，患者全身麻醉后必须保证完全苏醒后方能离院。

(4)癫痫患者使用丙泊酚后可能有惊厥危险；部分患者用药期间可能出现癫痫发作样表现。

（5）心肺功能差或循环血量减少及衰弱者应该谨慎用药；若与其他可能会引起心动过缓的药物合用时应考虑抗胆碱能药物。

（6）脂肪代谢紊乱或须慎用脂肪乳剂的患者使用时须谨慎。

·氯胺酮·

氯胺酮（ketamine）是苯环己哌啶的衍生物，临床常用的氯胺酮是消旋体，右旋氯胺酮的麻醉效价为左旋氯胺酮的 4 倍。本药为白色结晶，易溶于水，水溶液 pH 值为 3.5 ~ 5.5，pK_a 为 7.5。

氯胺酮脂溶性高，是硫喷妥钠的 5 ~ 10 倍，静脉注射后 1 min、肌内注射后 5 min，血药浓度即达峰值。血浆蛋白结合率低，能迅速分布到血运丰富的组织。易于透过血-脑脊液屏障，由于脑血流丰富，脑内药物浓度迅速增加，其峰浓度可达血药浓度的 4 ~ 5 倍，之后再分布到其他组织，因而苏醒迅速。

氯胺酮主要经肝微粒体酶转化为去甲氯胺酮，其麻醉效价为氯胺酮的 1/5 ~ 1/3，消除半衰期更长，因此，氯胺酮麻醉苏醒后仍有一定的镇痛作用。去甲氯胺酮进一步转化成羟基代谢物，最后与葡糖醛酸结合成无药理活性的水溶性代谢物，由肾排出。

氯胺酮是 N-甲基-D-天冬氨酸（NMDA）受体的非竞争性阻断药，阻断 NMDA 受体是氯胺酮产生全身麻醉作用的主要机制。其选择性阻滞脊髓网状结构束对痛觉信号的传入，阻断疼痛向丘脑和皮质区传导，产生镇痛作用。研究报道氯胺酮能激动阿片受体产生镇痛作用。

【药理作用】

1. 中枢神经系统

氯胺酮是唯一具有确切镇痛作用的静脉麻醉药。由于脂溶性高，易于透过血-脑脊液屏障，静脉注射后 30 s 内即发挥作用，且时效和剂量相关，静脉注射 0.5 mg/kg 只能使半数患者神志消失，2 mg/kg 时麻醉维持时间为 5 ~ 10 min，再增大剂量不但不能使时效延长反而使副作用增多。停药后 15 ~ 30 min 定向力恢复，完全苏醒需要 0.5 ~ 1.0 h。

氯胺酮给药后呈木僵状态：意识逐渐消失但眼睛睁开凝视、眼球震颤、肌张力增加、有时出现不自主肌肉运动，眼睑、角膜和喉反射不受抑制，少数患者出现牙关紧闭和四肢不自主活动，被称为"分离麻醉"（dissociative anesthesis）。

氯胺酮镇痛作用良好，但对内脏的镇痛效果差，腹腔手术时牵拉内脏仍有反应。脑电图表现为 α 波活动减弱，出现 θ 波和 δ 波，有时在丘脑和边缘系统出现癫痫样波形，但不向大脑皮质扩散。

氯胺酮能增加脑血流量和脑耗氧量，颅内压随脑血流量的增加而增高；过度通气降低 $PaCO_2$ 能减弱其升高颅内压作用。由于氯胺酮兴奋边缘系统，可导致苏醒期患者出现精神运动性反应。

2. 心血管系统

氯胺酮兴奋交感神经中枢，使内源性儿茶酚胺释放增加，又对心肌有直接抑制作用，因此，交感神经系统活性正常患者，主要表现为心率增快、血压升高、心排血量增加。而危重患者和交感神经活性减弱的患者,主要表现为心血管系统抑制作用、心肌收缩力减弱、心排血量降低、血压下降。

氯胺酮抑制 NE 的再摄取,巴比妥类、苯二氮䓬和氟哌利多等药物能拮抗此作用。

3.呼吸系统

临床剂量的氯胺酮静脉注射对患者的呼吸系统影响轻微。若注射剂量过大或过快,尤其与麻醉性镇痛药复合应用时则引起严重的呼吸抑制,甚至呼吸暂停,对婴儿和老年人的呼吸抑制作用更为明显。

氯胺酮松弛支气管平滑肌,麻醉时肺顺应性增加,呼吸道阻力降低,并能使支气管痉挛缓解,适用于支气管哮喘患者,这种作用可能与其有拟交感神经作用有关。

氯胺酮麻醉后唾液和支气管分泌物增加,儿童尤为明显,易诱发喉痉挛,因此,麻醉前需要抗胆碱能药物。咳嗽、呃逆在儿童较成人常见;对喉反射抑制不明显,保护性喉反射功能减弱,有误吸的可能。

4.其他

氯胺酮可使眼内压增高,可能由眼外肌张力失去平衡所致。氯胺酮增加妊娠子宫的收缩力强度和频率。此药不影响肝、肾功能。

【临床应用】

(1)各种体表短小手术、烧伤、清创、植皮与更换敷料等。

(2)麻醉诱导,尤其是儿童,以及血流动力学不稳定的患者。

(3)辅助麻醉和儿童全身麻醉维持。

(4)需要肌肉松弛的手术,应加用肌松药;应配合其他药物减少内脏牵拉反应;低血容量患者应用时须补充血容量。

(5)成人全麻诱导 0.5~2.0 mg/kg,全麻维持 0.5~1.0 mg/kg;儿童基础麻醉 4~8 mg/kg,肌内注射。极量为 4 mg/kg,静脉注射或 13 mg/(kg·次),肌内注射。静脉注射要缓慢,以免心动过速等不良反应的发生。

(6)用于抑郁症的治疗,小剂量、间断用药。

【不良反应】

1.精神运动反应

苏醒期出现精神激动和梦幻现象,如谵妄、噩梦、躁动、肢体乱动等,成人发生率大于儿童。个别患者出现复视、视物变形,甚至一过性失明,合用苯二氮䓬类药物可减轻此类症状。

2.心血管系统

一般引起血压升高、心率增快;对失代偿或心功能不全患者会引起血压下降、心动过缓,甚至心脏停搏。

3.其他

偶有呃逆、恶心、呕吐、误吸等发生;连续应用会产生耐药性和依赖性。禁用于严重高血压、肺心病、肺动脉高压、颅内压增高、心功能不全、甲状腺功能亢进、精神病、青光眼等患者。

·依托咪酯·

依托咪酯(etomidate)为白色结晶粉末,有两种异构体,只有右旋异构体有镇静、催眠作用。在酸性 pH 条件下为水溶性,在生理性 pH 条件下则成为脂溶性。临床应用 pH 为 6.9。

【体内过程】

依托咪酯静脉注射后很快进入脑和其他血流丰富的器官,约 1 min 脑内浓度达峰值,3 min 时产生最大效应,然后迅速从脑内向其他组织转移。催眠作用与脑内药物浓度呈线性相关。脑内药物浓度下降后患者迅速苏醒。消除半衰期为 2.9 ~ 5.3 h。该药进入血液循环后,约有 76% 与血浆中清蛋白结合,如清蛋白减少,游离部分增多,药效将增强。低蛋白血症患者用量需减少。依托咪酯主要在肝脏经酯酶水解,代谢产物 85% 随尿排出,13% 随胆汁排泄。

【药理作用】

1. 中枢神经系统

依托咪酯静脉注射后起效迅速,在一次臂-脑循环时间内迅速产生催眠作用,临床剂量范围内(0.1 ~ 0.4 mg/kg)经 7 ~ 14 min 自然苏醒。可降低颅内压并维持脑电图爆发抑制状态,但并不影响平均动脉压。应用依托咪酯 0.2 ~ 0.3 mg/kg 可使脑耗氧量呈剂量依赖性降低,而脑灌注压维持正常,对缺氧性脑损害有保护作用。

2. 心血管系统

依托咪酯的突出优点是对心功能无明显影响,静脉注射 0.3 mg/kg 使心率减慢,动脉压轻度下降,总外周阻力稍降低,心排血量增加。对冠状动脉有轻度扩张作用,不增加心肌耗氧量,易保持血流动力学稳定,尤其适用于冠心病和其他心脏储备功能差的患者。

3. 呼吸系统

部分患者会有呃逆、呛咳等,麻醉前给予阿片类或苯二氮䓬类减轻该症状。剂量过大、注射速度过快可引起呼吸抑制,甚至呼吸暂停。

4. 消化系统

依托咪酯不影响肝、肾功能,不释放组胺,能快速降低眼压,对内眼手术有利。

5. 肾上腺皮质系统

有一定的抑制作用,短时间或单次注射无明显影响;大剂量时可降低体内肾上腺皮质内甾体合成;一次性剂量可使肾上腺皮质对紧张刺激的反应明显减慢 4 ~ 6 h。

【临床应用】

(1)全麻诱导 0.15 ~ 0.30 mg/kg,少用于静脉维持;<15 岁儿童和老年人 0.15 ~ 0.20 mg/kg;肝硬化和曾用精神抑制药者须减少剂量;注意其会轻度增强非去极化肌松药作用。

(2)静脉维持麻醉很少使用,目前有增多趋势。

(3)禁用于癫痫患者及肝肾功能严重不全患者;免疫抑制、脓毒血症及进行器官移植患者禁用或慎用。

（4）用于库欣综合征的治疗。

【不良反应】

（1）阻碍肾上腺皮质产生可的松和其他皮质激素，引起暂时的肾上腺功能不全而呈现水盐失衡、低血压，甚至休克。术后或危重患者应用此药可能需要补充皮质激素。

（2）可使肌肉发生痉挛，肌颤发生率约 6% ，不自主肌肉活动发生率可达 32% 。

（3）注射部位疼痛可达 20% （10%～50%），但若在肘部较大静脉内注射则发生率较低。

·羟丁酸钠·

羟丁酸钠（sodium hydroxybutyrate，γ-OH）为白色微细结晶，易溶于水，水溶液稳定。临床常用 25% 溶液，pH 8.5～9.5。无明显镇痛作用，睡眠时间长，可控性差，临床上已少用。

静脉注射后 2 min 血药浓度达峰值，透过血-脑脊液屏障慢并且需转化为 γ-丁酸内酯才能产生效应，因此静脉注射后出现最强效应的时间约需 15 min。最初 60 min 血药浓度下降较快，随后下降缓慢。消除半衰期（85.0±28.8）min，总清除率（159.6±59.0）mL/（kg·h）。

羟丁酸钠几乎全部在体内代谢，降解成水和 CO_2 经肾和肺排出。

羟丁酸钠可引起近似生理性睡眠，脑电图也类似生理性睡眠波形，其催眠效应与血药浓度直接相关。一般剂量抑制大脑皮质，大剂量抑制脑干及中脑，一般不抑制网状激活系统。羟丁酸钠不影响脑血流量，不增加颅内压。

无明显镇痛、肌松作用，但可增强其他镇痛药、麻醉药的作用，减轻麻醉药的毒性。

羟丁酸钠注射后兴奋心血管系统：血压升高、脉搏有力等，同时增加心肌对缺氧的耐受力。外周血管扩张，毛细血管充盈良好。心电图可显示 T 波低平、倒置或出现 U 波。

不抑制呼吸中枢对 CO_2 变化的反应性，一般剂量可使潮气量增加，呼吸频率减慢，大剂量快速注射后能产生呼吸抑制。使咽喉反射迟钝、抑制、下颌松弛；唾液、呼吸道分泌物增多。

对肝、肾无毒性作用；可使钾离子内移，造成一过性低血钾。

主要用于麻醉诱导和维持，儿童麻醉效果较好。成人 60～80 mg/kg，儿童 80～100 mg/kg，新生儿 40～60 mg/kg，早产儿减半，手术时间长者每隔 1～2 h 追加半量。用于基础麻醉时成人 50～60 mg/kg，儿童 60～80 mg/kg。

羟丁酸钠单用或注射过快可出现运动性兴奋、谵妄、肌肉抽搐等，甚至呼吸停止。能抑制氮的分解代谢，促进钾离子进入细胞而引起血钾过低，故需同时给予钾盐，低钾血症患者未纠正前慎用。严重高血压、完全性房室传导阻滞、癫痫患者禁用，支气管哮喘患者不宜使用。

第二节 局部麻醉药

局部麻醉药(local anesthetics)简称局麻药,是一类能可逆的阻断神经冲动的发生和传导,使神经支配的部位出现暂时、可逆性感觉(甚至运动功能)丧失的药物,且在局麻作用消失后,神经功能可完全恢复,同时对各类组织无损伤性影响。

局麻药被吸收入血或被直接注入血管时,也可影响中枢神经系统、心血管系统及其他器官的功能,其影响程度和性质取决于单位时间内进入血药循环系统内的局麻药的剂量。

一、分类和构效关系

局麻药的结构主要由三部分组成:芳香基团、中间链和氨基团。中间链可为酯链或酰胺链。

根据中间链的结构,可将局麻药分为两类:中间链为酯类,则为酯类局麻药,属于此类的药物有普鲁卡因、氯普鲁卡因、丁卡因等;中间链为酰胺类则为酰胺类局麻药,属于此类的药物有利多卡因、布比卡因、罗哌卡因等。

根据局麻药的作用时效进行分类,可分为三类:短效局麻药有普鲁卡因、氯普鲁卡因;中效局麻药有利多卡因、甲哌卡因、丙胺卡因;长效局麻药有丁卡因、布比卡因、罗哌卡因和依替卡因。

局麻药的分子结构决定其理化性质和药理性质。脂溶性的大小与局麻药的作用强度有关,脂溶性高的其麻醉作用强大。蛋白结合率与局麻药的作用时效相关,通常蛋白结合率越高,药物作用时间越长。总的来说,酰胺类局麻药起效快、弥散广、阻滞明显、时效长、临床应用较酯类局麻药广泛。

二、作用机制

神经细胞膜上 Na^+ 内流产生动作电位,通常认为局麻药通过阻止 Na^+ 内流发挥局部麻醉作用。关于局麻药如何阻止 Na^+ 内流学说较多,有膜膨胀学说,以及目前公认的受体学说:局麻药直接作用于细胞膜电压门控钠通道,从而抑制 Na^+ 内流,阻断动作电位的产生。进一步研究发现,局麻药主要可逆地封闭钠通道的内口,而非膜表面的外口,且与钠通道上一个或更多的特殊位点(受体)结合。局麻药阻滞 Na^+ 内流的作用具有使用依赖性即频率依赖性——神经组织受到的刺激频率越高,开放的通道数目越多,受阻滞就越明显,局麻作用也越强。因此,局麻药的作用与神经状态有关,局麻药对静息状态下的神经作用较弱,增加电刺激频率则使局麻药作用增强。

局麻药分子在体液中存在两种形式:未解离的碱基和解离的阳离子,两者在神经阻滞传导功能的过程中都是必要的。碱基具有脂溶性,能穿透神经鞘膜或神经膜而进入细胞内接近钠通道内口的特殊位点。碱基浓度越高,穿透膜的能力越强。细胞内的 pH 较膜外低,在细胞内,部分碱基变成解离的阳离子。只有阳离子才能与带负电的受体相结合,使钠通道关闭,阻滞 Na⁺内流,从而阻滞神经传导功能。

三、药理作用

(一)局部麻醉作用

局麻药对所有神经(外周或中枢、传入或传出、突起或胞体、末梢或突触)冲动的产生和传导都有阻滞作用。

在治疗量(低浓度)时,能选择性阻断感觉神经的冲动和传导,使感觉和痛觉均消失,产生麻醉作用。

大剂量(高剂量)的局麻药对各类神经纤维均有阻断作用,如交感神经、副交感神经、运动神经及中枢神经系统;此外对心血管、胃肠道平滑肌、骨骼肌均有麻醉作用,此为所不需要的作用。

局麻药提高神经纤维的兴奋阈(或电刺激阈),降低兴奋性及动作电位幅度,延长不应期,直至动作电位、兴奋性、传导性、痛觉和感觉全部丧失而产生麻醉作用。

局麻药对不同种类的神经纤维有不同的选择性和敏感性:粗的神经纤维或有髓鞘包裹的神经纤维,对局麻药的敏感性低,所需的剂量大;细的神经纤维或无髓鞘包裹的神经纤维,对局麻药的敏感性高,所需的剂量小。因为细的神经纤维表面积小,药物易于饱和,产生作用快;有髓鞘包裹的神经纤维,药物渗透慢,所需的剂量大。

交感、副交感神经对局麻药敏感性高,运动神经敏感性低。

在混合神经中,根据神经纤维粗细的作用顺序是:痛觉→冷觉→温觉→触觉→压觉→运动神经。

(二)吸收作用

局麻药经局部血管吸收入血后可产生全身作用,其中最重要的是对中枢神经系统和心血管系统的影响。局麻药剂量或浓度越高,或将药物误入血管内,当血中药物达到一定浓度时可能会诱发严重的局麻药的毒性反应。

1. 局麻药对中枢神经系统的影响

中枢神经对局麻药比外周神经敏感,局麻药对中枢神经的作用是先兴奋后抑制。表现为眩晕、惊恐不安、多言、震颤、神志错乱、惊厥等兴奋症状。中枢过度兴奋后转为抑制,出现昏迷,呼吸衰竭而死亡。这是因为局麻药对中枢抑制性神经元的抑制作用比兴奋性神经元强,药物首先对大脑皮质抑制性神经元产生抑制作用,使得皮质下中枢脱抑制而出现兴奋。可用地西泮等苯二氮䓬类药物静脉注射,加强大脑皮质边缘系统 GABA 能神经的抑制作用,可防止惊厥发生。

2. 局麻药对心血管系统的影响

抑制心脏,稳定心肌细胞膜,抑制心肌细胞 Na⁺内流,降低心肌兴奋性,使心肌收缩力减弱,传导减慢,不应期延长。局麻药扩张小动脉,患者血压下降。局麻药直接注入血管内可引起心室颤动而死亡。局麻药有不同程度抗心律失常作用。

(三)影响局麻药药理作用的因素

1. 剂量

剂量的大小可影响局麻药的显效快慢、阻滞深度和持续时间。增加药物浓度和容量都可增加药物剂量,但临床常采用增加浓度的方法以达到适当的阻滞深度。然而,剂量的增加往往可导致毒性反应的发生,应避免片面追求麻醉效果而忽略过量引起的不良反应。

2. 加入血管收缩药

局麻药中加入适量肾上腺素(1:20万,5 U/g),其收缩血管作用可减慢局麻药的吸收,降低血内局麻药的浓度,延长局麻药的作用时间,减少全身不良反应的发生。

3. pH

体液 pH 偏高,非解离型药物多,局麻作用增强;体液 pH 偏低,非解离型药物少,局麻作用减弱。

4. 局麻药混合应用

利用不同药物的优缺点相互补偿,一般以起效快的短效局麻药与起效慢的长效局麻药合用,以期获得较好的临床效果。

5. 快速耐药性

快速耐药性指反复注射局麻药之后,出现神经阻滞效能减弱,时效缩短,连续硬膜外阻滞时甚至有缩小阻滞阶段范围的趋向。尤其当上次局麻药消退的第一体征出现后15 min 才追加局麻药,更易出现快速耐药性。反复注药次数越多,越易出现快速耐药性。及时追加局麻药、混合使用局麻药可有效延缓快速耐药性的发生。

(四)体内过程

1. 吸收

于不同部位注射局麻药后,血药浓度递减顺序依次为:肋间>骶管>硬膜外>臂丛>蛛网膜下腔>皮下浸润。局麻药的吸收速率与该部位血流灌注充足与否直接相关。药液中加入血管收缩药可降低吸收速率。

2. 分布

局麻药的分布取决于各药的理化性质、各组织器官的血流量等因素。时效短的局麻药在体内呈二室模型,时效长、脂溶性高的局麻药属于三室模型。

3. 生物转化与排泄

酯类局麻药主要通过假性胆碱酯酶水解,也有小部分以原型排出。酰胺类局麻药主要通过肝微粒体酶、酰胺酶分解,代谢产物主要经肾脏排出体外。

(五)不良反应

可分为两类:一类为全身性不良反应,如毒性反应、变态反应、高敏反应,以及特异质反应等;另一类为接触性不良反应,如神经毒性、组织毒性和细胞毒性等。

1. 毒性反应

单位时间内误用了超剂量或将过量的局麻药注入血管,可表现为不同程度的全身毒性反应,临床主要表现为中枢神经系统和心血管系统毒性。中枢神经系统多表现为先兴奋后抑制,初期为舌或嘴唇麻木、头痛耳鸣、烦躁不安,进一步发展为眼球震颤、语无伦次、全身抽搐,最后转入昏迷、呼吸停止。需要注意的是当大量局麻药短时间内快速进入血管内时,中枢神经系统直接表现为抑制状态而不出现兴奋状态。由于肌肉不协调的痉挛而造成呼吸困难,同时也因心血管被抑制造成脑血流减少和低氧血症,间接影响了脑功能。中毒初期血压上升,心率增快,之后心率减慢,血压下降、传导阻滞,甚至心搏停止。

局麻药毒性反应的预防,关键在于防止或尽量减少局麻药吸收入血和提高机体的耐受:①使用安全剂量;②局麻药中加入血管收缩药,延缓吸收;③注药时注意回收,避免血管内意外给药;④警惕毒性反应先兆,如突然入睡、多语、肌肉抽搐等;⑤麻醉前尽量纠正患者的病理状态,如高热、低血容量、心力衰竭、酸中毒等,术中避免缺氧和二氧化碳蓄积。

一旦发现局麻药中毒,应:①立即停药,保持患者呼吸道通畅,给氧,轻度一般为一过性,一般无需特殊处理即能很快恢复;②若患者极其紧张,甚至烦躁,可静脉注射地西泮 $0.1 \sim 0.3$ mg/kg;③如有惊厥发生,除吸氧或人工呼吸外,应及时控制惊厥的发作,可给氧后即给以地西泮、短效肌松药、气管内插管、人工呼吸。

2. 高敏反应

给予小剂量(最大剂量的 $1/3 \sim 1/2$)的局麻药后患者出现突然晕厥,呼吸抑制,甚至循环衰竭等毒性反应的先兆。高敏反应一般归因于个体差异,但同一患者,处于不同的病理生理状况及受周围环境的影响亦可出现。

3. 特异质反应

特异质反应指极少量局麻药即可引起的严重的毒性反应,可能与遗传因素有关。应避免使用同类局麻药。

4. 变态反应

变态反应又称过敏反应,属于抗原-抗体反应。轻者见皮肤斑疹或血管性水肿,重者呼吸道黏膜水肿、支气管痉挛、呼吸困难,甚至肺水肿及循环衰竭,危及生命。酯类局麻药较多见。

5. 神经毒性

神经毒性正常情况下少见。若合并神经系统疾病、脊髓外伤或炎症时,易诱发或加重神经损害。

四、酯类局麻药

·普鲁卡因·

普鲁卡因(procaine,奴佛卡因,novocaine),为短效局麻药。

【特点】

(1)亲脂性低,黏膜穿透力弱,不能用于表面麻醉。

（2）常用于浸润麻醉、传导麻醉、腰麻和硬膜外麻醉。药液中常加肾上腺素，只能维持 30 ~ 45 min。

（3）本品毒性小，安全范围大。因为普鲁卡因进入血循环后，很快被血浆假性乙酰胆碱酯酶（AChE）水解成氨苯甲酸（PABA）和二乙氨基乙醇。

（4）避免与磺胺药物合并应用，因代谢物 PABA 能对抗磺胺药物的抗菌作用。

（5）避免与琥珀胆碱合用，会增加琥珀胆碱的毒性。因两药物经血浆 AChE 代谢，具有竞争血浆 AChE 作用。

（6）过敏反应，过敏时发生休克，用药前需做皮试。

注射液浓度多为 0.25% ~ 0.50%，用量视病情需要而定，但每小时不可超过 1.5 g。

【临床应用】

普鲁卡因不仅是局麻药物，而且在临床各科许多疾病治疗中也有广泛的应用。

（1）治疗百日咳：普鲁卡因静脉封闭疗法可阻断或减少支气管黏膜刺激的传入冲动，阻断强烈刺激向延髓至大脑皮质传导，可减少痉挛性咳嗽，同时对支气管平滑肌有解痉作用，有利于分泌物排出，从而减少阵咳，防止窒息。

普鲁卡因有松弛平滑肌的作用，能使支气管扩张，减轻黏膜水肿，减少分泌物并使分泌物稀释易排出，从而改善通气功能。

（2）治疗带状疱疹：带状疱疹病毒潜伏于感觉神经节的神经元内，当机体免疫功能低下时，病毒被激活，并沿周围神经纤维向该区皮肤转移发生疱疹。普鲁卡因可阻断病变部位恶性刺激的向心传导，促进病变部位的新陈代谢。

（3）治疗过敏性紫癜：过敏性紫癜是一种以广泛的小血管炎症为病理基础的毛细血管变态反应性疾病，普鲁卡因稀释成 0.05% 左右低浓度缓慢静脉滴注可起到"静脉封闭"、抑制血管无菌性炎症的作用，使血管炎症损伤部位的症状得到缓解。

（4）治疗皮肤瘙痒症：普鲁卡因可阻滞神经传导，使患者瘙痒减轻或消失；抑制血小板凝聚，改善局部血液循环；调节细胞代谢，阻止局部皮肤的异常增生。

（5）治疗神经性皮炎：神经性皮炎是一种神经功能障碍性皮肤病，以剧烈瘙痒及皮肤局限性苔藓样变为特征，普鲁卡因封闭治疗能阻断恶性刺激，保护神经系统，使其恢复正常功能。

（6）治疗宫颈性难产：宫颈注射治疗宫颈性难产有显著疗效，简便易行，增加了阴道分娩率，降低了剖宫产率。

（7）催产作用：普鲁卡因（麻醉作用）与阿托品（松弛宫颈环肌作用）联合使用于产程中作宫颈注射，可达到催产、明显缩短产程及镇痛的作用。

（8）消化科治疗胰腺炎：普鲁卡因是一种非选择性钙通道阻滞剂，可抑制微循环内皮细胞超极化，保护细胞膜的稳定性，也可增加前列环素和细胞内黏附分子-1 的释放以保护微循环；同时增加腹腔内淋巴液回流，减轻炎症造成的水肿，从而达到改善内脏气管微循环的目的。

（9）呼吸科治疗咯血：普鲁卡因静脉滴注能够扩张外周血管，减少回心血量。肺结核咯血患者滴注后，通过扩张肺部毛细血管使肺循环阻力下降，从而降低肺动脉压，减少肺的血流量，达到止血目的。

普鲁卡因也可通过穴位注射对穴位产生一种持续良性刺激,在 24 h 内保持一定的"针感",产生适度的"血管收缩状态"以达到止血的目的。

·氯普鲁卡因·

氯普鲁卡因(chloroprocaine)作用与普鲁卡因相似。全身毒性低于其他所有的局麻药,因为它很快被血浆胆碱酯酶纤解,缩短了它的血浆半衰期。用于表面麻醉无效,常用于局部浸润麻醉、神经阻滞麻醉、骶管麻醉和硬膜外麻醉。

局部麻醉用 0.5%~1% 溶液;浸润麻醉和神经阻滞麻醉用 1% 或 2% 溶液;骶管和硬膜外麻醉用 2% 或 3% 溶液。

·丁卡因·

丁卡因(tetracaine)又名地卡因,为长效局麻药。作用快、强、持久,用药后 1~3 min 起作用,麻醉强度为普鲁卡因的 10 倍,可维持 2~3 h。黏膜穿透力强,常用于表面麻醉,也可用于神经阻滞麻醉、硬膜外麻醉和蛛网膜下腔阻滞,一般不用于浸润麻醉。本品毒性大,安全范围小,毒性为普鲁卡因的 10~12 倍。因药物穿透力强,易吸收,而且代谢慢,易发生毒性反应。主要由血浆假性胆碱酯酶水解,代谢由肾脏排出体外。心、肾功能不全,重症肌无力等患者禁用;禁用于浸润局麻、静脉滴注和静脉注射。

用法用量如下。

(1)硬膜外阻滞:常用浓度为 0.15%~0.3% 溶液,与盐酸利多卡因合用,最高浓度为 0.3%,一次常用量为 40~50 mg,极量为 80 mg。

(2)蛛网膜下腔阻滞:常用其混合液(1% 盐酸丁卡因 1 mL、10% 葡萄糖注射液 1 mL、3% 盐酸麻黄素 1 mL 混合使用),一次常用量为 10 mg,15 mg 为限量,20 mg 为极量。

(3)神经传导阻滞:常用浓度 0.1%~0.2%,一次常用量为 40~50 mg,极量为 100 mg。

(4)黏膜表面麻醉:常用浓度 1%,眼科用 1% 等渗溶液,耳鼻喉科用 1%~2% 溶液,限量为 40 mg。

五、酰胺类局麻药

·利多卡因·

利多卡因(lidocaine)为中效局麻药。与普鲁卡因比,作用快、强、持久,黏膜穿透力较强,局麻时间、效应及毒性与药物浓度有关。广泛用于表面麻醉、浸润麻醉、神经阻滞及硬膜外麻醉等。由于弥散广,脊神经阻滞范围不易控制,一般少用或不用于脊髓麻醉。本品毒性较小,安全范围较大,对组织无刺激,无局部血管扩张作用。无过敏反应,对普鲁卡因过敏者可选用此药。具有抗心律失常作用。主要在肝内转化和降解,代谢产物经肾脏排出体外。

【用法用量】

(1)成人:①骶管阻滞用于分娩镇痛,用量以 200 mg(1.0%)为限;用于外科止痛可酌增至 200~250 mg(1.0%~1.5%)。②硬脊膜外阻滞,胸腰段,250~300 mg(1.5%~2.0%)。③浸润局麻或静脉注射区域阻滞,50~200 mg(0.25%~0.5%)。④外周神经阻滞:臂丛(单侧),250~300 mg(1.5%);牙科,20~100 mg(2.0%);肋间神经(每支),30 mg(1.0%);宫颈旁浸润,左右侧各 100 mg(0.5%~1.0%);椎旁脊神经阻滞(每支),20~50 mg(1.0%);阴部神经,左右侧各 100 mg(0.5%~1.0%)。⑤交感神经节阻滞,颈星状神经节 50 mg(1.0%),腰 50~100 mg(1.0%)。

(2)儿童:常用量随个体而异,一次给药最高总量不得超过 4.0~4.5 mg/kg,常用 0.25%~0.50% 溶液,特殊情况才用 1.0% 溶液。

(3)外用给药剂型:近些年,盐酸利多卡因被制作成了各种外用给药的剂型广泛用于临床。用法及用量:①软膏剂 5%,牙科可涂于口腔内吹干的黏膜表面;2.5% 的软膏供皮肤外用,治疗瘙痒。②冻胶剂 2%,成人常用,涂抹于食管、咽喉、气管或尿道等导管的外壁;妇女做阴道检查时可用棉签蘸 5~7 mL 涂于局部;尿道扩张术或膀胱镜检查时用量可达 400 mg。24 h 处方以 600 mg 为限。③漱口液 2%,用于口腔病,成人每次用量为 15 mL,漱后吐出,每 3 h 1 次;用于咽痛,需要时可吞咽,处方 24 h 以 8 次的用量为限,即 2.4 g,儿童酌减。④外用液 4%,一般在做胃镜前直接或喷雾于咽喉或口腔黏膜表面,偶作鼻腔填塞,每次 24 h 处方不得超过 3.0 mg/kg,儿童慎用。⑤气雾剂或喷雾剂 2%~4%,可供作内窥镜用,每次 10~30 mL,处方限量 3.0 mg/kg。

【其他功效】

利多卡因是一种局麻药,也可用于室性心律失常的急症治疗。随着人们对利多卡因的深入研究,发现它在治疗其他疾病的方面也显示出较好的效果。

(1)治疗前庭神经炎:利多卡因能阻滞血管的交感神经的兴奋性,降低其对血管平滑肌的收缩作用,使副交感神经兴奋性相对增强,达到改善血液微循环的目的。它能改善内耳前庭神经周围血管供血,消除内淋巴回流障碍。方法:用利多卡因 50~100 mg 静脉注射,重者 200~400 mg 加入 5% 葡萄糖静脉滴注,每日 1 次,3 d 为 1 个疗程。

(2)预防气管拔管时的心血管反应:全麻患者的气管内插管,在手术即将结束时,需将麻醉剂剂量减至咽喉气管反射恢复时才能拔出。拔管时可出现类同于插管时的心血管反应,还可引起呛咳,对高血压、冠心病、高颅压患者极为不利。利多卡因可预防此反应,用法为利多卡因 1.5 mg/kg 静脉注射。其机制与中枢抑制或对心脏的抑制有关。

(3)治疗新生儿严重惊厥:对反复惊厥者用利多卡因首次负荷量 2 mg/kg,加至最初维持量每小时 6 mg/kg 静脉注射,3 d 内逐渐减量。

(4)用于胃镜插管检查:将 2% 利多卡因含入口内,5 min 缓慢咽下,10 min 后行插管检查。与 2% 丁卡因喷雾法相比,利多卡因具有省时、简便、痛苦小的优点,且利多卡因具有镇静作用,可消除患者的紧张情绪,减少胃液分泌及胃蠕动。

(5)治疗急性胃源性腹痛:急性胃源性腹痛多由急性消化不良及胃酸分泌增多、黏膜充血水肿以致产生。口服利多卡因可缓解此类疼痛,用法为 2% 利多卡因 15 mg 口服。

(6)治疗癫痫:利多卡因能通过血脑屏障,兴奋继以抑制中枢神经元活动,且能阻滞神经与肌肉接头处的传递,用于癫痫持续状态疗效较好。用利多卡因 0.1 g 稀释后静脉注射,发作即停止,复发者再用药仍有效。

（7）治疗哮喘：利多卡因是刺激性咳嗽强有力的抑制药，也可抑制支气管哮喘。方法：用利多卡因 5 mL(100 mg)雾化吸入，每天 1 次，呼吸、心率恢复正常，哮鸣音消失，动脉血气恢复时间都明显高于对照组。

（8）治疗呃逆：利多卡因治疗呃逆的机制可能与其对外周和中枢袖经传导的阻滞作用有关。用法：利多卡因 100 mg 加入墨菲滴管，然后用 500 mg 加入 10% 葡萄糖注射液内以 30~40 滴/min 的速度维持静脉滴注，呃逆控制后，维持 1~2 d。

（9）治疗肾绞痛：利多卡因有解痉、扩张输尿管及温和的镇痛作用，可缓解肾绞痛。用利多卡因 100 mg 稀释后静脉注射，然后再给予 200 mg 加入输液中静脉滴注。

（10）治疗术后膀胱无抑制性收缩：利多卡因能穿透黏膜阻滞周围神经的传导，制成胶浆于直肠给药，可阻滞逼尿肌神经传导而抑制逼尿肌的无抑制性收缩。用法：用维拉帕米 40 mg 直肠给药，5 min 后，再直肠灌注 2% 利多卡因 20 mL，其显效率(71%)高于单纯维拉帕米组(38%)。

（11）其他：利多卡因作为唯一批准在临床上静脉给药的局麻药，可以缓解神经性疼痛、痛觉过敏和复杂的区域疼痛综合征。制成 5% 利多卡因贴剂对治疗带状疱疹后神经痛（PHN）有效且耐受性良好，毒性或药物相互作用的风险最小，并且对于治疗其他慢性疼痛有一定疗效。

·布比卡因·

布比卡因(bupivacaine)又名丁吡卡因，长效局麻药。布比卡因的麻醉作用时间比利多卡因长 2~3 倍，比丁卡因长 25%。胎儿/母血浓度比率为 0.30~0.44，故产妇应用较为安全，对新生儿无抑制。适用于神经阻滞麻醉、硬膜外麻醉和脊髓麻醉。主要在肝脏代谢。毒性比利多卡因大 4 倍，心脏毒性尤为注意，其引起循环衰竭和惊厥比值较小，心脏毒性症状出现较早，往往循环衰竭与惊厥同时发生，一旦心脏停搏，复苏极为困难。

用法用量如下。

（1）臂丛神经阻滞：0.25% 溶液，20~30 mL 或 0.375%，20 mL(50~75 mg)。

（2）骶管阻滞：0.25%，15~30 mL(37.5~75.0 mg)，或 0.5%，15~20 mL(75~100 mg)。

（3）硬脊膜外间隙阻滞：0.25%~0.375%(10~20 mL)可以镇痛，0.5%(10~20 mL)可用于一般的腹部手术等。

（4）局部浸润：总用量一般以 175~200 mg(0.25%,70~80 mL)为限，24 h 内分次给药，一日极量 400 mg。

（5）交感神经节阻滞：总用量 125 mg(0.25%,20~50 mL)。

（6）蛛网膜下腔阻滞：常用量 5~15 mg，加 10% 葡萄糖注射液成高密度液或用脑脊液稀释成近似等密度液。

·罗哌卡因·

罗哌卡因(ropivacaine)，为长效局麻药。脂溶性及神经阻滞效能：利多卡因<罗哌卡因<布比卡因。对感觉纤维阻滞优于运动纤维，术后运动障碍迅速消失（运动、感觉神经

分离）。加用肾上腺素不能延长运动神经阻滞时效。0.5%～1.0% 用于神经阻滞、硬膜外阻滞。0.125%～0.25% 用于急性疼痛,如椎管内分娩镇痛及术后镇痛等,可避免运动神经阻滞。

第三节　阿片类镇痛药及其拮抗药

阿片类镇痛药(opiate)主要包括激动阿片受体的镇痛药(包括阿片生物碱类镇痛药、合成阿片类镇痛药)及具有镇痛作用的其他药。它们主要作用于中枢神经系统,选择性地消除或缓解痛觉,在镇痛时,意识清醒,其他感觉不受影响,同时消除因疼痛引起的情绪反应。本类药物多数反复应用易致成瘾性和耐受性,故又称为成瘾性镇痛药或麻醉性镇痛药(narcotic analgesics,narcotics)。

镇痛药分类如下。①阿片受体激动药:吗啡、可待因、哌替啶、芬太尼类、埃托啡、美沙酮。②部分激动药:喷他佐辛、丁丙诺啡。③非阿片类中枢镇痛药:曲马多、罗通定。

阿片受体主要分为 μ、κ、δ、σ 型,在脑内分布广泛而不均匀。在脊髓胶质区、中央导水管周围灰质、丘脑内侧、中缝核、边缘系统、蓝斑核、纹状体、下丘脑均有高密度的阿片受体。

1. 阿片受体分布

(1)与疼痛有关:脊髓胶质区、中央导水管周围灰质、丘脑内侧。

(2)与情绪及精神活动有关:边缘系统、蓝斑核。

(3)与缩瞳有关:中脑盖前核。

(4)与咳嗽反射、呼吸中枢、中枢交感张力血压有关:孤束核。

(5)与胃肠活动有关:脑干极后区、迷走神经背核。

2. 内源性阿片肽

作用与阿片生物碱相似的肽类,主要有脑啡肽、β-内啡肽、强啡肽、亮啡肽、内吗啡肽。在脑内分布与阿片受体一致,与阿片受体结合产生吗啡样作用,可被纳洛酮拮抗。各种内阿片肽对不同类型的阿片受体亲和力不同。①亮啡肽:δ 受体内源性配体。②强啡肽:κ 受体内源性配体。③内吗啡肽:μ 受体内源性配体。④σ 受体内源性配体未明确。⑤孤啡肽(OFQ):孤儿阿片受体内源性配体,OFQ 与经典阿片受体无高亲和力。

3. 阿片受体功能

在中枢和外周神经系统,内阿片肽可能作为神经递质、神经调质或神经激素。

①内阿片肽+阿片受体:内源性痛觉调制系统,调节心血管、胃肠、免疫、内分泌等功能。②μ 受体激动药:镇痛最强、脊髓以上镇痛、呼吸抑制、心率减慢、欣快感、依赖性。③κ 受体:与内脏化学刺激疼痛有关,镇静、缩瞳、轻度呼吸抑制。④δ 受体:调控受体活性,参与吗啡的镇痛。⑤σ 受体激动:与幻觉、烦躁有关。⑥OFQ:对痛觉调制有双重作用,在脑内引起痛觉过敏及异常疼痛;在脊髓内有镇痛作用;参与吗啡和电针耐受的形成;参与痛觉调制、学习记忆、运动调控。

4. 阿片类药物作用机制

通过与不同部位的阿片受体结合,模拟内阿片肽发挥作用。

(1)脑啡肽通过抑制脊髓感觉神经末梢释放 P 物质而干扰痛觉冲动传入中枢;疼痛时,外周感觉神经的阿片受体上调,内源性阿片肽可由免疫细胞释放,产生局部镇痛。

(2)阿片类药作用于阿片受体使细胞膜电位超极化而致神经末梢的递质[P 物质、乙酰胆碱(ACh)、NE、多巴胺(DA)等]释放减少从而阻断神经冲动的传递,继而产生各种效应。另外,阿片类作用于中枢神经系统(CNS)阿片受体,抑制 P 物质的释放,产生镇痛作用。

一、阿片受体激动剂

阿片受体激动剂指主要作用于 μ 受体的激动药,典型的代表是吗啡,临床麻醉应用最广泛的是芬太尼及其衍生物,麻醉性镇痛药也主要指此类。

·吗啡(morphine)·

【体内过程】

口服首过消除明显,皮下、肌内注射吸收较好,15 ~ 30 min 出现作用,45 ~ 90 min 达高峰,作用维持时间 4 ~ 6 h。脂溶性低,少量通过血脑屏障,但足以发挥药理作用。与血浆蛋白结合率低(约 35%)。主要在肝脏代谢,大部分经肾排出体外,$t_{1/2}$ 为 2.5 ~ 3.5 h。可通过胎盘,也可经乳汁分泌。

【药理作用】

1. 中枢神经系统

(1)镇痛:对各种躯体内脏疼痛均有效。对持续性钝痛的效果大于间断性锐痛;对组织损伤、炎性疼痛及肿瘤所致疼痛的效果大于神经性疼痛;椎管内给药产生阶段性镇痛,无意识消失,对视听觉无影响。该作用与激动丘脑内侧、脑室、导水管周围灰质及脊髓胶质区的阿片受体有关。

(2)镇静、致欣快感:有明显镇静作用,能消除紧张、焦虑和恐惧等情绪反应;可以提高患者对疼痛的耐受力;安静环境下易诱导入睡,但易被唤醒;部分患者可出现欣快感(此作用与患者所处的状态有关)。

(3)呼吸抑制:降低呼吸中枢对 CO_2 的敏感性;抑制脑桥呼吸调整中枢,剂量依赖性使呼吸频率减慢,潮气量减少;抑制呼吸时不伴随对血管运动中枢的抑制;呼吸抑制是吗啡中毒致死的主要原因(呼吸抑制为吗啡激动延脑呼吸中枢的 $μ_2$ 阿片受体所致);吗啡大剂量时可以收缩支气管。

(4)镇咳作用:作用强,对各种剧咳均有效,易成瘾。它抑制咳嗽中枢,该作用与延髓孤束核阿片受体有关。

(5)其他中枢作用:①缩瞳作用,激动中脑盖前核阿片受体,使动眼神经兴奋,引起瞳孔缩小;针尖样瞳孔是吗啡中毒的特征之一。②催吐作用:兴奋延脑催吐化学感受区引起恶心、呕吐。③抑制下丘脑释放促性腺激素释放激素(GnRH)、促肾上腺皮质激素释放因子(CRF),降低血浆促肾上腺皮质激素(ACTH)、黄体生成素(LH)、卵泡刺激素(FSH)等的浓度;并促进垂体后叶释放抗利尿激素;抑制脊髓多突触传导,但兴奋突触传导,因而脊髓反射,肌张力增强。

2.平滑肌

(1)止泻致便秘:吗啡可明显提高胃肠道平滑肌张力,抑制推进型蠕动;使回盲瓣及肛门括约肌张力提高,消化道分泌减少;并且由于中枢抑制作用使便意迟钝。

(2)胆囊:使奥狄括约肌收缩,胆囊内压力升高,引起胆绞痛(阿托品可拮抗)。

(3)膀胱:提高膀胱括约肌张力,引起排尿困难。

(4)支气管:增加支气管平滑肌张力,诱发或加重哮喘。

(5)子宫:对抗催产素对子宫的兴奋作用,延长产程。

3.心血管系统

(1)血管:扩张阻力血管和容量血管,引起体位性低血压。与释放组胺和作用于孤束核阿片受体使中枢交感神经张力降低有关。常用剂量对心率、心律、心肌收缩力无影响,大剂量可致心率减慢、体位性低血压。

(2)心脏:吗啡能模拟缺血预适应保护缺血心肌,减少梗死病灶和死亡心肌数目。

(3)脑血管:抑制呼吸引起 CO_2 潴留,可产生继发性脑血管扩张,引起颅内压增高。

【临床应用】

(1)镇痛:对各种疼痛均有效,但易成瘾。可用于其他镇痛无效的急性锐痛,如严重创伤、烧伤等;用于血压正常的心肌梗死引起的心绞痛;可用于内脏绞痛,需加用解痉药(阿托品);用于晚期癌症的三阶梯止痛;还可用于椎管内镇痛。

(2)心源性哮喘:左心衰竭引起急性肺水肿所致呼吸困难,可在使用强心苷、氨茶碱及吸氧的同时,静脉注射吗啡,伴休克、昏迷、痰液过多、严重肺部疾病者禁用,支气管哮喘患者禁用。其机制为扩张血管,降低外周阻力,减轻心脏负荷;同时有镇静作用,可以消除恐惧不安,减轻心脏负荷;另外可以降低呼吸中枢对 CO_2 的敏感性,缓解呼吸困难。

(3)止泻:用于各型腹泻易减轻症状,常用阿片酊、复方樟脑酊;对细菌性痢疾,应合用抗生素。

(4)麻醉前给药、复合麻醉用药:可以缓解疼痛和焦虑情绪;大剂量吗啡曾一度用于复合全麻以施行心脏手术。近年来已被芬太尼及其衍生物取代。

【不良反应】

(1)一般不良反应:是其主要作用的延伸,包括恶心、呕吐、眩晕;嗜睡,偶见烦躁不安;便秘;排尿困难,尿潴留;胆绞痛;呼吸抑制,颅内压升高;体位性低血压。

(2)耐受性、成瘾性:连续性应用吗啡可出现明显的耐受性(3~5 d),最终成瘾,一旦停药则出现戒断症状,包括兴奋、失眠、流泪、流涕、出汗、震颤、呕吐、腹泻,甚至虚脱、意识丧失等,甚至造成社会危害。一般停药6~10 h出现戒断症状,36~48 h最严重,5 d大部分症状消失。

耐受性和成瘾性与内源性阿片肽生成与释放减少有关(负反馈机制);戒断症状可能与蓝斑核去甲肾上腺素能神经元活动增强有关,可乐定可以拮抗。

(3)急性中毒:用量过大引起。中毒症状包括:昏迷、深度呼吸抑制、瞳孔极度缩小呈针尖样(两侧对称,严重缺氧时扩大);血压下降、发绀、尿少、体温下降。呼吸抑制是吗啡中毒致死的主要原因。抢救措施包括:纳洛酮(0.4~0.8 mg)可拮抗吗啡所致的呼吸抑制作用,如纳洛酮无效则吗啡中毒诊断可疑。对症治疗包括给氧、人工呼吸和补液。

【禁忌证】

(1)禁用于非监护下的新生儿、婴儿。

(2)禁用于孕妇、产妇、哺乳妇。对抗催产素对子宫的兴奋作用,延长产程。

(3)支气管哮喘及肺心病患者。呼吸抑制作用和组胺释放使支气管收缩。

(4)颅脑外伤、颅内压增高者禁用,因其可使脑血管扩张。

(5)肝功能不全者慎用。诊断未明的疼痛如急腹症不应盲目止痛。胆绞痛者不能单独使用。

· 哌替啶 ·

哌替啶(pethidine)又名杜冷丁(dolantin),为苯基哌啶的衍生物。

【体内过程】

肌内注射后10 min出现镇痛作用,45 min达高峰,维持2~4 h。可透过胎盘,少量经乳汁排出。主要在肝脏代谢,经肾脏排出。

【药理作用】

(1)中枢神经系统:与吗啡相似,作用于CNS的μ阿片受体,产生镇静及镇痛作用。镇痛效力为吗啡的1/10,持续时间仅2~4 h。少数患者有欣快感。成瘾性较吗啡慢而轻;呼吸抑制作用较弱;易致眩晕、恶心、呕吐;对咳嗽中枢抑制较轻;有较弱阿托品样作用,故无缩瞳作用。

(2)平滑肌:中度提高胃肠道平滑肌及括约肌张力,减少推进性蠕动,因持续时间短,不易引起便秘也无止泻作用。较少引起尿潴留。可引起胆道括约肌痉挛,但比吗啡弱。大剂量时可收缩支气管平滑肌,治疗量无效。不对抗催产素对子宫平滑肌的兴奋作用,故不延长产程。

(3)心血管系统:可以扩张血管,引起体位性低血压;抑制呼吸,导致CO_2蓄积,使脑血管扩张,颅内压升高。

【临床应用】

(1)镇痛:可用于各种剧痛;对内脏绞痛应合用解痉药阿托品等。因哌替啶能通过胎盘,且新生儿对哌替啶的呼吸抑制作用极敏感,故产妇临产前2~4 h内不宜使用。

(2)心源性哮喘:扩张血管降低外周阻力,减轻心脏负荷;消除恐惧不安情绪,减轻心脏负荷;降低呼吸中枢对CO_2的敏感性,缓解呼吸困难。

(3)麻醉前给药、静脉复合全麻及人工冬眠:哌替啶的镇静作用可消除患者术前的紧张、恐惧情绪,并减少麻醉药用量。哌替啶、氯丙嗪和异丙嗪组成冬眠合剂。

【不良反应】

(1)一般不良反应:眩晕、恶心、呕吐、体位性低血压、呼吸抑制、心悸;无便秘和尿潴留;不缩瞳,反而出现瞳孔散大、口干、心动过速等阿托品样表现。

(2)特殊不良反应:久用可成瘾和依赖,偶致震颤、肌肉痉挛、反射亢进及惊厥。中毒出现的兴奋症状纳洛酮使其加重,只能用地西泮或巴比妥类解除。禁忌证同吗啡。

芬太尼(fentanyl)及其衍生物——舒芬太尼(sufentanil)、阿芬太尼(alfentanil)、瑞芬太尼(remifentanil)都是合成的苯基哌啶类药物。

·芬太尼类·

【体内过程】

1. 芬太尼

(1)脂溶性高,易通过血脑屏障,然后进行再分布(尤其肌肉、脂肪组织)。

(2)注药20～90 min后,循环阈值出现"第二较低峰值",与药物从周边室转移到血浆有关——由胃壁、肺释放入循环中。

(3)单次注射作用时间短暂(再分布),但消除半衰期较长为4.2 h。

(4)肝内转化为主,代谢产物无活性,肾脏排泄。

2. 舒芬太尼

(1)与芬太尼相比,镇痛作用强:脂溶性是芬太尼的2倍,易透过血脑屏障,与阿片受体亲和力强,镇痛作用最强,为芬太尼的5～10倍。

(2)蛋白结合率高,但分布容积小,持续时间为芬太尼的2倍,可能是因代谢产物去甲舒芬太尼也有药理活性。

(3)主要在肝脏代谢,代谢产物从肾脏排泄。

3. 阿芬太尼

(1)超短效麻醉镇痛药,与芬太尼相比:脂溶性低,蛋白结合率高,镇痛强度为芬太尼的1/4,持续时间为芬太尼的1/3;静脉注射后1～2 min内出现最大效应,持续10 min左右。

(2)起效快的原因:pK_a 6.8低于生理pH,在pH为7.4时,85%呈非解离状态,易于透过血脑屏障,故起效迅速。

(3)在肝脏内代谢,代谢产物从肾脏排泄。

4. 瑞芬太尼

(1)纯 μ 受体激动剂,效价与芬太尼相似,为阿芬太尼的15～30倍。注射后起效迅速,药效消失快。

(2)瑞芬太尼可增强异氟烷的麻醉作用,降低其MAC值,其程度与年龄有关。

(3)瑞芬太尼对呼吸的抑制与阿芬太尼相似,但停药后恢复更快,停药后3～5 min即恢复自主呼吸。

(4)瑞芬太尼可被组织或血浆中非特异性酯酶迅速水解。清除率不依赖肝肾功能。静脉输注时量相关半衰期始终在4 min以内。

【药理作用】

(1)芬太尼及其衍生物呼吸抑制作用基本相似,使呼吸频率减慢,但持续时间各不相同。

（2）芬太尼镇痛强度为吗啡的 80 ~ 100 倍,静脉注射后 1 ~ 2 min 起效,维持约 10 min。

（3）各药对心血管抑制轻是其突出优点。对心肌收缩力和血压无明显影响。芬太尼、舒芬太尼引起的心动过缓,可用阿托品对抗;小剂量芬太尼、舒芬太尼可减弱气管插管引起的高血压反应,此作用与孤束核及第Ⅸ、Ⅹ对脑神经阿片受体结合,抑制来自咽喉部的刺激有关。

（4）可引起恶心、呕吐;无组胺释放作用。

【临床应用】

（1）对心血管影响小,几乎取代吗啡在心血管手术麻醉中的应用。

（2）芬太尼是当前临床麻醉中最常用的麻醉性镇痛药。

（3）瑞芬太尼是超短效镇痛药,长时间滴注消除半衰期不延长,被称为 21 世纪的阿片类药。

（4）复合全麻的组成部分。

（5）Ⅱ型神经安定镇痛术（NLA）:芬太尼+氟哌利多——氟芬合剂。

（6）用于心血管手术麻醉时安全性好。

（7）舒芬太尼镇痛最强,复合全麻效果更佳,心血管状态更稳定。

（8）阿芬太尼是短效药,很少蓄积,适于静脉滴注。

（9）瑞芬太尼体内消除迅速,更适于静脉滴注,但其缺点是术后无镇痛作用,需复合其他长效镇痛药。

【不良反应】

（1）芬太尼、舒芬太尼静脉注射可引起胸壁和腹壁肌肉僵硬,影响通气,可用肌松药或阿片受体拮抗药处理。

（2）反复注射会出现延迟性呼吸抑制。

（3）长期应用会形成依赖性。

二、阿片受体激动-拮抗剂

·喷他佐辛·

喷他佐辛（pentazocine）又名镇痛新,是阿片受体的部分激动药,可激动 κ、σ 受体,但拮抗 μ 受体。镇痛作用为吗啡的 1/3,呼吸抑制作用、对平滑肌兴奋作用较吗啡弱。心血管作用不同于吗啡,可提高 NE 水平从而加快心率、升高血压,不用于心绞痛。可减弱吗啡的镇痛作用。成瘾性很小,属非麻醉性镇痛药,能促进吗啡戒断症状的产生。用于慢性中度疼痛和麻醉前给药。

·丁丙诺啡·

丁丙诺啡（buprenorphine）镇痛作用大于哌替啶和吗啡。起效慢,持续时间长,成瘾性轻。用于中度至重度疼痛:包括各种术后疼痛、癌性疼痛、烧伤、肢体痛、心绞痛。也可用于戒毒。依赖性小,长期使用也能产生耐受与成瘾,戒断症状较轻。

·布托啡诺·

布托啡诺(butorphanol)作用类似于喷他佐辛,镇痛强度是吗啡 3 ~ 7 倍,是喷他佐辛 20 倍。用于中至重度疼痛及麻醉前给药。使心脏兴奋,因此不用于心肌梗死镇痛。

·纳布啡·

纳布啡(naborphine)镇痛作用稍弱于吗啡,依赖性小,不增加心脏负荷,可用于心肌梗死和心绞痛止痛。用于中至重度疼痛。

三、阿片受体拮抗剂

·纳洛酮·

纳洛酮(naloxone)与吗啡结构极相似,为阿片受体完全、竞争性阻断药,对 4 型阿片受体都有拮抗作用,强度依次为 μ>κ>δ。能拮抗吗啡、哌替啶、芬太尼、二氢埃托啡的作用,消除中毒症状,少量即可解除呼吸抑制、瞳孔缩小、胃肠道痉挛、颅内压升高等。拮抗麻醉性镇痛药的残余作用。对吗啡成瘾者可迅速诱发戒断症状。本身对正常人无药理活性及毒性。用于麻醉性镇痛药急性中毒,以及手术后阿片类引起的中枢抑制的拮抗。对脑梗死、急性乙醇中毒、镇静催眠药中毒有一定疗效。小剂量用于对阿片成瘾患者的诊断,是镇痛药研究的重要工具药。半衰期短,持续时间 2.5 ~ 3 h,需多次给药。

·纳曲酮·

纳曲酮(naltrexone)只有口服制剂,用于戒毒治疗,临床麻醉未用。

·纳美芬·

纳美芬(namefene)用于术后阿片类的呼吸抑制和阿片过量中毒解救。

四、非阿片类中枢镇痛药

·曲马多·

曲马多(tramadol)有较弱的 μ 受体激动作用;抑制 NE、5-HT 再摄取。其镇痛、镇咳作用比吗啡弱,无呼吸抑制、便秘等不良反应。不抑制吗啡戒断,也不为纳洛酮所催瘾。耐受性、依赖性轻。用于术后、创伤、晚期癌痛。不能作为吗啡类代用品用于脱毒。

·罗通定·

罗通定(tetrahydropalamtine)又名左旋四氢帕马丁,其消旋体即为延胡索乙素。镇痛弱于哌替啶,比解热镇痛药强,无呼吸抑制、平滑肌痉挛,无成瘾性。有镇静、催眠、镇咳作用。适于慢性持续性疼痛和内脏钝痛;对急性锐痛、晚期癌痛效果差。

·氟吡汀·

氟吡汀(flupirtine)作用机制是激活下行镇痛调控系统 NE 的功能,降低骨骼肌的紧张性。与阿片受体无亲和力,无呼吸抑制、镇咳等阿片样作用。镇痛居于强效和弱效镇痛药之间,对多种原因引起的疼痛均有效。

第四节　非甾体类消炎镇痛药

非甾体抗炎药(nonsteriodal anti-inflammatory drugs, NSAIDs)是一类具有解热镇痛,且多数兼具消炎、抗风湿、抗血小板聚集作用,主要用于炎症、发热和疼痛的对症治疗。在我国,是仅次于抗感染药物的第二大类药物。

NSAIDs 一般分成三类,即乙酰水杨酸盐类,包括阿司匹林;非乙酰基水杨酸类,包括水杨酸镁、氟苯水杨酸等;非水杨酸盐类,包括布洛芬、吲哚美辛等。有的根据药物半衰期长短进行分类。它们多数具有解热、镇痛、消炎、抗风湿等作用。

一、作用机制

NSAIDs 的共同作用机制,主要是通过抑制前列腺素合成环氧合酶(cyclooxygenase,COX)而减少或阻断前列腺素(PG)的合成实现其抗炎作用。PG 前身是结合在细胞膜磷脂中的花生四烯酸(arachidonic acid, AA)。

NSAIDs 通过抑制 COX 影响 AA 代谢,减少了 PG 合成,这是其抗炎、镇痛解热作用的主要机制。由于其同时抑制了正常生理需要的 PG,导致其特有的副作用。NSAIDs 作为重要的炎性介质,PG 在炎症过程中起诸多方面的作用,如扩张血管、增加毛细血管壁的通透性、增强组胺及缓激肽类的致痛和组织肿胀作用等。因此,抑制 PG 生成及其作用的发挥,可有效地抑制炎症。PG 的正常分泌对于维持细胞内环境的稳定以及细胞正常生理功能又是必需的。若 PG 分泌减少,可引起胃肠道内碳酸盐水平降低,上皮细胞表面磷脂颗粒减少及黏膜缺血,从而降低黏膜的防御能力。在肾脏,如肾单位 PG 减少可引起血管收缩、肾血流量及肾小球滤过率下降,致排钠减少而水钠潴留,并导致肾损伤或加重原有的肾脏病变。由于上述副作用的存在,而影响到 NSAIDs 的临床应用。

二、环氧合酶分型

COX 分为 COX-1 和 COX-2。

COX-1 广泛分布于 PG 合成细胞的内质网中,为正常细胞的组分蛋白。COX-1 催化生成的 PG 对维持胃肠道及其他组织内环境稳定具有重要作用。COX-1 在正常情况下保持稳定水平,但当受到某些激素或生长因子激发时,水平可提高 2~4 倍。

COX-2 是通过酶诱导方式表达的,故在静息细胞中很少甚至不出现。它主要表达在炎症细胞如组织损伤后的内皮细胞、巨噬细胞、滑液成纤维细胞、树状细胞、软骨细胞及成骨细胞中。在炎症组织中 COX-2 可被多种因子诱发表达,其水平急剧增长达 8～10 倍之多,促使炎症部位 PGE2、PGI2、PGE1 的合成增加,增强了炎症反应和组织损伤。

NSAIDs 对 COX-1 和 COX-2 的选择性:COX-1 和 COX-2 有相似的生物化学特点,但因不同的结构引起两种同工酶重要的药理学差异,NSAIDs 对 COX-1 和 COX-2 作用的选择性,可能是其发挥不同药理作用和引起不良反应的主要原因之一。NSAIDs 对炎症的有效治疗作用源于对 COX-2 的选择性抑制,而对 COX-1 的抑制可导致胃肠道、呼吸道、肾脏和中枢神经系统等的不良反应。研究表明,药物对 COX-2 抑制的选择性越强,诱发胃肠道副作用越小,呈良好的线性关系。阿司匹林和吲哚美辛之所以引起较严重的胃溃疡,其原因是对 COX-2 抑制作用较弱,而对 COX-1 抑制作用较强。

三、药理作用

(一)解热作用

NSAIDs 类药物解热效果好、可靠而迅速;其主要作用是增强机体的散热,而不抑制其产热过程。在治疗剂量下,只能使升高的体温降低,对正常体温不发挥效应。现已证实,感染源、细菌毒素和其他外源性致热原进入体内,经过与多形核粒细胞和单核细胞的相互作用产生内热源。内热源作用于视前区丘脑下部的前区(AH/POA),促使 PGE 的合成和释放而引起发热。这些内热源尚可激活单核细胞和组织巨核细胞释放细胞介质,主要为白介素-1(IL-1)和肿瘤坏死因子(TNF),导致下丘脑 Na^+/Ca^{2+} 比值升高,进而增强发热。目前认为 NSAIDs 的解热机制是抑制体内环氧合酶,阻断 PGE 的生物合成,通过汗腺分泌、皮肤血管扩张增加散热,使体温降至正常。NSAIDs 的作用强度与 PG 合成酶的抑制有显著的相关性。曾在体外比较了 NSAIDs 抑制 PG 合成的强度,其强度的顺序为:甲氯芬那酸(melclofenamic acid)>尼氟灭酸(niflumic acid)>吲哚美辛(消炎痛 indomethacin)>甲芬那酸(甲灭酸,mefenamic acid)>氟芬那酸(氟灭酸,flufenamic acid)>保泰松(phenylbutazone)>萘普生(naproxan)>布洛芬(ibuprofen)>阿司匹林(aspirin)。

(二)镇痛作用

由于对疼痛的感受和反应个体差异很大,因此,增加了临床治疗的复杂性。NSAIDs 有中等程度的镇痛效应,可用于一般性疼痛、炎症性疼痛、术后疼痛和癌性疼痛的治疗。

1. 一般性止痛

NSAIDs 可用于治疗头痛、牙痛、肌肉痛、关节痛、神经痛及月经痛,其镇痛部位既有外周性,也有中枢性镇痛作用。

2. 炎症性疼痛的治疗

炎症过程中的疼痛是由损伤组织释出的炎性介质和 K^+ 刺激感觉神经末梢,也可由 PG 对痛觉感受器的增敏,以及对炎性疼痛的放大效应。阿司匹林等 NSAIDs 对炎症引起的轻、中度疼痛有较强的镇痛作用,其机制除中枢性因素参与外,主要是抑制外周及炎性组织的 PG 合成,并削弱痛觉感受器的增敏和缓激肽、5-HT 的致痛效应。镇痛剂量的阿司匹林不产生镇静、情绪变化或其他感觉功能障碍,亦不影响疼痛刺激引起网状结构产生的觉醒反应。

3. 术后镇痛

术后疼痛是人体受到手术伤害刺激后的一种反应。疼痛本身还可产生一系列的病理生理改变,如引起自主神经系统的反应,使心率加快、呼吸急促、血压上升。精神方面的改变主要是烦躁不安、忧郁,进而影响到消化系统的功能和体力恢复;甚至出现心血管、肺及泌尿系统的并发症,影响到手术的后果。因此,对于手术后镇痛越来越引起人们重视。

NSAIDs 可用于术后镇痛,其作用远较麻醉性镇痛药为弱。过去认为其作用部位主要在丘脑,近年的研究表明主要在外周,但亦伴有中枢性镇痛。其镇痛作用可能是通过抑制 PG 而削弱组胺或缓激肽的致痛效应。这类药物对术后疼痛的缓解效果常不理想,可作为联合用药中的选用药。联合用药希望能达到协同或相加的镇痛效果,减少副作用,以及降低阿片类药物剂量升级率。

4. 癌痛治疗

据统计,癌痛约占所有疼痛患者总数的 3% ,80% 晚期癌症患者都伴有轻度到重度疼痛。世界上每天有 400 万以上的人口遭受癌痛的折磨,甚至每年有 25 万人口由于疼痛未能适当控制而死亡。疼痛严重损害患者的生活质量,对患者及其家属和社会都有很大的影响。

NSAIDs 是癌痛治疗的首选药物,尤其对骨转移癌患者中度至重度疼痛有较好的效应。NSAIDs 癌痛治疗的主要机制是抑制 PG 的合成。当组织受损时促使 PG 合成和释放,造成血管扩张、体液渗出和神经末梢过敏,从而产生和加重疼痛。NSAIDs 阻断 PG 的合成,因此,产生镇痛和抗炎作用。NSAIDs 虽没有耐药性和依赖性,但当剂量达到一定水平后再增加剂量镇痛效果并无明显增加,需加用麻醉性镇痛药,方能增强镇痛的疗效。

(三)消炎抗风湿作用

本类药物除了非那西丁、对乙酰氨基酚(扑热息痛)之外,均具有较强的消炎抗风湿作用,主要用于治疗风湿性关节炎和类风湿关节炎。其消炎抗风湿的机制有:①抑制缓激肽的生物合成。缓激肽既是致炎物质又是致痛物质,缓激肽生成受阻断,则炎症当可缓解或消退。②稳定溶酶体的作用。乙酰水杨酸等对溶酶体有稳定作用,使溶酶体内的酸性水解酶不能释放,减少致炎性介质所引起的不良效应。③抑制 PG 的合成。目前认为炎症早期溶酶体释放出磷酸酯酶,此酶能使细胞膜上的花生四烯酸代谢生成各种 PG,出现局部毛细血管通透性增加、肿胀、细胞浸润、疼痛等炎性反应。NSAIDs 抑制 PG 的合成,从而发挥抗炎作用。

(四)抑制血小板凝集效应

阿司匹林通过抑制 COX,使血小板内的 COX 分子活性中心的丝氨酸乙酰化,阻止 TXA2 的合成,同时还使血小板膜蛋白乙酰化,并抑制血小板膜酶,从而抑制血小板凝集。阿司匹林对血小板有着强大的抑制作用,是不可逆的。口服阿司匹林 0.3 ~ 0.6 g 后对

COX 的抑制作用可持续 24 h,出血时间延长 2 倍。即使血内未测出微量的阿司匹林,但其作用仍可持续 2~7 d,这种长效抑制作用是来自阿司匹林不可逆性乙酰化作用。但这并不意味着只需 2~3 d 服用一次阿司匹林,即可维持其抗血小板作用。因为循环中的血小板每日约更新 10%,且不受前一天服用的阿司匹林所影响,故仍需每日服用。

阿司匹林可对 TXA2 和 PGI2 的合成均有抑制作用,这种矛盾的作用不影响阿司匹林的抗血小板凝集作用:①阿司匹林对 TXA2 合成的抑制作用大于对 PGI2 的抑制,低浓度的阿司匹林主要是阻断 TXA2 的产生,如每日口服阿司匹林 0.18 g 就能使血小板合成的 COX 99% 被抑制,可见只有大剂量的阿司匹林才对 PGI2 的生成产生作用。②服用阿司匹林后,PGI2 的浓度恢复快,TXA2 恢复慢。此因血管内皮细胞能迅速重新合成 COX,而血小板缺乏细胞核而无再合成能力,只有等未经阿司匹林作用的新血小板产生才能合成 COX。③严重硬化的冠状动脉几乎没有能产生 PGI2 的细胞,故阿司匹林只能抑制 TXA2 的生成。这一作用在防止血栓形成中可能有重大的意义,因此,被广泛用于防治冠状动脉梗死和血管栓塞性疾病。

四、不良反应

(一)胃肠道损伤

NSAIDs 引起的胃肠道损伤是 NSAIDs 最常见的不良反应,包括腹胀、消化不良、恶心、呕吐、腹泻和消化道溃疡,严重者可致穿孔或出血,甚至死亡。

1.机制

①与弱酸有关:主要是破坏胃黏膜屏障。绝大多数 NSAIDs 是弱有机酸,故能直接损伤胃黏膜。此外,一些药物如阿司匹林和吲哚美辛还刺激胃酸分泌而损伤胃黏膜屏障。在正常胃液(pH 2.5)的酸性环境中,NSAIDs 多呈非离子状态。由于胃黏膜表面呈亲脂性,故非离子化的 NSAIDs 易于进入胃黏膜细胞,在细胞内环境(pH 7.0)又离解成离子状态,这种现象称为"离子捕集(lon trapping)",使这些药物浓聚于胃黏膜细胞中。当 NSAIDs 迅速扩散入胃黏膜细胞,细胞膜通透性的改变,使 K⁺、Na⁺ 离子进入胃液内,而 H⁺ 则逆向扩散入黏膜内,造成黏膜细胞损伤。②抑制前列腺素:20 世纪 60 年代中期发现胃肠道内有 PG,70 年代证实 PG 具有胃黏膜保护作用。它刺激碳酸氢盐分泌,抑制胃酸生成,增加黏膜层厚度,扩大胃肠和胃上皮细胞间的 pH 梯度,同时能促进胃黏膜血流,增加细胞表面磷脂而加强表面疏水性,促进上皮细胞的修复再生。由于 NSAIDs 能抑制环氧合酶和前列腺素合成酶,使 PG 减少,削弱胃黏膜保护作用,引起胃黏膜损伤。③白介素介导的胃黏膜损伤:在花生四烯酸代谢中,由于 NSAIDs 抑制了环氧合酶代谢途径,使脂氧合酶代谢途径增强,白介素(IL)合成增加。IL 可介导血管收缩。同时,在脂氧合酶代谢过程中产生大量氧自由基,直接损伤血管,造成胃黏膜缺血性损伤。至于白介素介导胃黏膜损伤的重要意义尚不清楚。

2.危险因素

①剂量:NSAIDs 剂量增大,上消化道出血和溃疡的发生率增加。②溃疡病史:有溃疡病史者将增加 NSAIDs 胃肠黏膜损伤的危险。文献报道,对有溃疡病史的 11 例患者应

用 NSAIDs 2 个月,其中有 6 例出现复发性溃疡;相比之下,115 例无溃疡病史的患者应用 NSAIDs 后,仅 11 例出现溃疡。③年龄:老年人应用 NSAIDs 易引起消化性溃疡,尤其女性,且明显增加因溃疡引起的死亡率。④吸烟:吸烟可降低人胃黏膜的 PG 浓度,相应削弱胃黏膜的自身保护。若再应用 NSAIDs 势必进一步降低胃黏膜的 PG,更易引起胃黏膜的损伤。

3. 防治

①高危患者不用或慎用;消化道溃疡未愈或用泼尼松者不宜应用;有溃疡病史或老年患者慎用。②选用反应较轻的药物,或包有肠溶衣的药片。③短期使用。④应用 H_2 受体拮抗剂(如雷米替丁等)对防治 NSAIDs 的急慢性胃黏膜损伤可能是有益的或能促进其愈合。⑤前列腺素 E_1、E_2 均能有效预防或减少 NSAIDs 引起的胃肠道损伤,起保护作用。

(二)对血液系统的影响

NSAIDs 可引起多种血液系统损害,包括各种血细胞减少和缺乏,其中以粒细胞减少和再生障碍性贫血较为常见,一般发生率不高。几乎所有 NSAIDs 药物都可抑制血小板凝集,降低血小板黏附力,使出血时间延长。

(三)对肝、肾的损害

多数 NSAIDs 可致肝损害,从轻度的转氨酶升高到严重的肝细胞坏死。服用 NSAIDs 致肝病的危险是未用 NSAIDs 者的 2.3 倍。大剂量长期使用对乙酰氨基酚可导致严重肝损伤,尤以肝坏死常见。这是由对乙酰氨基酚经肝细胞色素 P450 氧化酶代谢产生过量活性代谢产物 N-乙酰对苯醌亚胺所致。

NSAIDs 导致的肾损伤表现为急性肾衰竭、肾病综合征、肾乳头坏死、水肿、高血钾和(或)低血钠等。由于 NSAIDs 抑制肾合成 PG,使肾血流量减少、肾小球滤过率降低而导致肾功能异常。

(四)对血压及降压药作用的影响

多数 NSAIDs 对血压正常者有轻度升压作用,可能与其阻断花生四烯酸代谢的环氧合酶途径,导致 PG 生成减少有关。NSAIDs 对多数抗高血压药物的药效也有部分或完全的拮抗。抗高血压药与 NSAIDs 伍用,约 1% 患者发生明显的药物相互作用,对老年人或肾素活性低的高血压患者危险性更大。NSAIDs 可减弱噻嗪类、袢利尿剂、α 和 β 肾上腺素受体阻滞剂,以及血管紧张素转换酶(ACE)抑制剂的抗高血压作用。

(五)过敏反应

NSAIDs 的过敏反应可表现为皮疹、荨麻疹、瘙痒及光敏,也有中毒性表皮坏死松解及多型红斑。阿司匹林较易产生过敏反应,此反应又以哮喘急性发作为常见,严重者可致死。多数情况下,超敏反应在用药后 2 h 内发生,且多有既往过敏史,发生的原因与其抑制 PG 的合成有关。

(六)神经系统

NSAIDs 引起神经系统副效应的常见症状有头痛、头晕、耳鸣、耳聋、嗜睡、失眠、感觉异常、麻木等,可发生视神经炎和球后神经炎。还有些不常见症状如:多动、兴奋、肌阵挛、震颤、共济失调、幻觉等。NSAIDs 引起神经系统症状的发生率<5%,但吲哚美辛可高达 10%~15%。大剂量阿司匹林可引起水杨酸综合征(salicylism syndrome),表现为眩晕、耳鸣、呕吐、精神错乱及呼吸中枢兴奋,引起通气过度,甚至呼吸性碱中毒。

五、经典非甾体抗炎药

·阿司匹林·

【体内过程】

阿司匹林(aspirin)口服后可迅速自胃及小肠上部吸收,口服生物利用度为 68% ± 3%,约 2 h 达血药浓度的高峰。阿司匹林吸收后易被血浆和细胞中的酯酶水解成乙酸和仍有活性的水杨酸盐,后者与血浆蛋白结合率为 80%~90%。分布容积为(0.17 ± 0.03)L/kg,可分布到各组织和体液中。在肝脏酶的催化下大部分转化为葡糖醛酸的结合物和水杨尿酸,经肾脏排泄,其肾清除率为(9.3±1.1)mL/(min·kg),老年人肾清除率降低。阿司匹林血浆半衰期为 20 min,其水解产物水杨酸盐在一般剂量时,按一级动力学代谢,血浆半衰期为 3~5 h;大剂量时,部分按零级动力学代谢,血浆半衰期可延长 15~30 h。阿司匹林一次口服 0.6 g,其 c_{max} 可达 40 μg/mL,足以达到解热和镇痛作用;阿司匹林血浆有效抗炎浓度为 150~300 μg/mL,中毒浓度>200 μg/mL,因此,要防止蓄积中毒。

【药理作用】

阿司匹林为水杨酸类解热镇痛药中最常用的药物,其作用主要有解热、镇痛、抗炎抗风湿和抗血小板凝集。

(1)解热作用:阿司匹林具有较好的解热作用,可使发热患者的体温降到正常,但对正常体温却无影响,常用于感冒的解热。其解热机制可能是多方面的:①直接兴奋下丘脑前区的体温散热中枢,加强散热过程;②抑制白细胞释放内致热原和阻断致热原进入脑组织;③抑制下丘脑合成和释放 PG。PG 是极强的致热物质,人体在内致热原的作用下,下丘脑 PGE 的合成与释放增加,因而引起发热。阿司匹林通过抑制 COX 使 PG 合成减少,呈现散热过程。

(2)镇痛作用:通过抑制 PG 合成而产生镇痛效应,但只具有中度镇痛效应,无成瘾性和依赖性,临床广泛用于头痛、牙痛、神经痛、关节痛、肌肉痛、月经痛等中度钝痛,对外伤性剧痛及内脏平滑肌绞痛无效。其镇痛的作用部位主要在外周,也有中枢镇痛机制参与其中。

(3)抗炎抗风湿效应:阿司匹林具有较强的抗炎作用。其抗炎作用也是由于抑制 PG 合成,从而消除了 PG 对缓激肽、组胺、5-HT 等致炎介质的致敏作用。其抗风湿作用除解热、镇痛等因素外,主要用于抗炎,临床上作为急性风湿性和类风湿性关节炎的主要用药。

(4)抗血小板凝集作用:阿司匹林对血小板聚集有特异性抑制作用,临床上广泛用于防止术后血栓形成,预防动脉粥样硬化、短时脑缺血及心肌梗死等。

(5)其他用途:抑制肠道 PG 合成,可用于治疗腹泻;干扰 PG 类物质的形成而缓解偏头痛发作;缓解癌症的疼痛;对糖尿病所致的血栓性动脉硬化病、坏疽、冠脉硬化有某些疗效。临床上已用于冠心病的二级预防。还可用于治疗大骨节病、早期老年性白内障等。

【药物相互作用】

(1)与麻醉性镇痛药:阿司匹林与哌替啶、可待因等麻醉性镇痛药合用于内脏绞痛时,可减少麻醉性镇痛药的用量和不良反应。

(2)与巴比妥类:阿司匹林能竞争硫喷妥钠的血浆蛋白结合部位,使硫喷妥钠的血浓度升高,麻醉作用增强;可置换与血浆蛋白结合的苯巴比妥,使苯巴比妥的血浓度升高,效应增强。

(3)与抗凝血药:阿司匹林能阻滞肝脏利用维生素 K,抑制凝血酶原的合成;并能从血浆蛋白结合部位置换双香豆素类抗凝血药,增强其血液浓度,使其抗凝作用显著增强。同时还可降低血小板的黏附性,易致出血,故两药不宜同时应用。蝮蛇抗栓酶系通过促进纤维蛋白溶解而发挥疗效,不宜与阿司匹林等 NSAIDs 同时应用,以防溃疡加重和出血。

(4)与血管紧张素转换酶抑制剂:卡托普利、依那普利等血管紧张素转换酶抑制剂能降低缓激肽水平,增加 PG 水平,导致血管扩张。阿司匹林抑制 PG 合成,从而减弱卡托普利的降压作用。

(5)与 β 受体阻滞剂:阿司匹林抑制 PG 合成,而 β 受体阻滞剂可刺激 PG 合成,两药合用时可减弱普萘洛尔等 β 受体阻滞剂的降压效果。

(6)与糖皮质激素合用,使溃疡发生率增加;干扰祥利尿剂如呋塞米的利尿效果,这可能与抑制 PG 的合成有关。

【临床应用】

阿司匹林对缓解轻、中度疼痛如牙痛、神经痛、肌肉痛及痛经效果较好。用于感冒等发热疾病的退热。可用于风湿热,起解热、减轻疼痛的作用。本品抑制血小板凝集,能阻止血栓形成,可用于预防短时脑缺血、心肌梗死及瓣膜术后的血栓形成。

用法与用量:中等剂量 0.3~0.6 g,3 次/d,用于解热,作用迅速,疗效确实,镇痛也有效。大剂量 3~5 g/d,分次口服,其消炎、抗风湿作用显著。小剂量 300 mg/d 以下,抑制血小板聚集,预防血栓形成。儿童用于解热时,每日 30~60 mg/kg,分 4~6 次,饭后服;抗风湿时儿童每日 0.10~0.15 g/kg,分 3~4 次。0.3~0.6 g 用于镇痛有效,达 0.6~1.0 g 则时效延长,但其镇痛效能不与剂量呈线性相关,加大剂量只增加药物毒性。

【不良反应】

用于解热时仅对胃肠道有轻微刺激,偶有皮疹、哮喘、血管神经性水肿或黏膜充血等过敏反应。大剂量口服对胃黏膜有直接刺激作用,引起上腹部不适、恶心、胃出血或胃溃疡。用于抗风湿时可出现头痛、眩晕、恶心、呕吐、耳鸣及视、听力减退等。儿童用量过大可出现精神紊乱、呼吸加快、酸血症、皮疹及出血等,此时应立即停药并对症治疗。

·布洛芬·

布洛芬(ibuprofen,brufen)又名异丁苯丙酸、异丁洛芬。

【体内过程】

布洛芬口服吸收迅速,生物利用率达80%,服药后1~2 h血药浓度可达峰值。血浆半衰期约2 h(老年人为2.4 h),与血浆蛋白结合率可达99%左右,其分布容积为0.15 L/kg。主要经肝脏代谢,90%以上代谢物是以羟基化合物和羧基化合物形式从尿中排出,肾清除率为(0.75±0.20)mL/(min·kg)。

【药理作用】

布洛芬可抑制花生四烯酸代谢中的环氧合酶,减少PG合成,故有较强的抗炎、抗风湿及解热镇痛作用。动物实验证明本品的消炎、解热、镇痛作用均较阿司匹林、保泰松、对乙酰氨基酚为强。临床报道,其效果与阿司匹林和保泰松相似而优于对乙酰氨基酚,但对胃肠道刺激较阿司匹林轻,易耐受,不良反应小。对轻、中度术后疼痛、痛经等镇痛疗效优于阿司匹林。对血小板黏附和凝集反应亦有抑制作用,并延长出血时间。

【药物相互作用】

布洛芬可以降低苯妥英钠、磺脲类口服降糖药、磺胺类药的血浆蛋白结合率,使其作用增强。可与抗凝药如华法林、双香豆素等竞争血浆蛋白结合点,从而使抗凝药的游离型血药浓度增加,延长凝血酶原时间。

【不良反应】

本品不良反应较轻,主要为胃肠道刺激症状,如上腹部不适、恶心、呕吐、腹泻、腹痛,但其发生率低于阿司匹林和吲哚美辛,一般不影响继续用药。偶有发生消化道溃疡及出血、肝肾功能异常、粒细胞和血小板减少,以及皮疹等过敏反应。哮喘、孕妇、哺乳妇女禁用,溃疡病和出血倾向者慎用。

【临床应用】

主要用于缓解类风湿性关节炎、骨关节炎、强直性脊柱炎的症状。也可用于软组织损伤、腰背痛、痛经及口腔、眼部等手术后的镇痛;对炎性疼痛的效果比创伤性疼痛效果好。本品解热作用与阿司匹林相当,可用于高热和感冒等症的退热。也适用对阿司匹林疗效差或不能耐受的患者。对急性痛风有一定疗效。

用法与用量:用于解热、镇痛时成人每次剂量0.3~1.0 g,每隔3~4 h 1次;儿童10~20 mg/kg,每6 h 1次,每天总量不超过3.6 g。抗风湿时每日5~8 g,每次1.0 g,分次服;儿童患者100~125 mg/kg,每隔4~6 h服1次,连服1周,症状减轻时,逐渐减量,直到每日60 mg/kg。

·萘普生·

萘普生(naprosyn,naprosine)又名甲氧萘丙酸、消痛灵。

【体内过程】

萘普生口服吸收迅速而完全,2~4 h血药浓度达峰值。血浆半衰期为13~14 h。在治疗浓度下,与血浆蛋白结合率为99%。约60%主要以葡糖醛酸形式由肾脏排泄;28%以葡糖醛酸化的6-去甲代谢物的形式排泄,5%以原型从尿中排泄;3%的萘普生及其代谢物从粪便排出。

【药理作用】

萘普生是一种高效低毒的消炎、解热镇痛药。其镇痛、解热作用优于阿司匹林,作用时间也较长,为7~8 h。消炎作用强于阿司匹林、保泰松和吲哚美辛。对血小板的黏附和聚集反应也有一定的抑制作用。作用机制为抑制COX活性,阻断PG合成和炎性介质的释放。

【药物相互作用】

同布洛芬。

【不良反应】

萘普生可以长期服用,耐受性良好。少数患者用药后有消化不良、恶心、呕吐、腹部不适及胃部烧灼感等,比阿司匹林和吲哚美辛反应轻。偶有消化道溃疡及出血。萘普生与阿司匹林有交叉过敏反应,可出现皮肤瘙痒、过敏性皮疹、气急、呼吸困难等。偶见水肿、心悸、粒细胞减少、血小板减少、再生障碍性贫血和自身免疫溶血性贫血等。也有发生间质性肾炎、肾病综合征和可逆性肾功能衰竭的报道。因萘普生也可延长出血时间,接受抗凝治疗并有出血倾向的患者应慎用。

【临床应用】

主要用于风湿性、类风湿关节炎、骨关节炎、强直性脊柱炎、急性痛风等。对轻、中度疼痛有确切疗效,如痛经、偏头痛、牙痛、手术后疼痛等。

用法与用量:镇痛时,首次0.5 g,以后给0.25 g,1次/6~8 h;抗风湿治疗时,成人0.25 g/次,2次/d,儿童0.01 g/kg,分2~3次服;急性痛风时,首次0.75 g,以后0.25 g,1次/8 h。

· 吲哚美辛 ·

吲哚美辛(indomethacin,indometacin,indocid)又名吲哚辛、消炎痛。

【体内过程】

吲哚美辛口服吸收完全而迅速,生物利用度达98%,1~4 h后血药达峰值,饭后服药可延迟到达峰值时间。其有效血药浓度为0.3~3.0 μg/mL,中毒浓度75 μg/mL,血浆半衰期为2 h。与血浆蛋白结合率为90%,广泛分布于组织液中,仅小量进入脑脊液,分布容积为(0.26±0.07)L/kg。约50%经肝去甲基代谢,部分与葡糖醛酸结合或经脱酰化。肾清除率为(2.0±0.4)mL/(min·kg),50%于48 h内从尿中排出,部分从胆汁和粪中排泄,并有明显的肝肠循环,也可经乳汁排出。

【药理作用】

吲哚美辛具有明显的抗炎、解热、镇痛作用,是最强的前列腺素合成酶抑制剂之一,同时镇痛作用也最强。其抗炎作用较氢化可的松强2倍。作用机制与阿司匹林相似,除抑制 PG 合成外,还能抑制多形核白细胞的活动,减少其在炎症部位的浸润和溶酶体酶释放对组织的损伤;抑制钙的移动,阻止炎症刺激物引起细胞的炎症反应。下视丘体温调节中枢的前列腺素合成受抑制后,使体温中枢兴奋性下降,引起外周血管扩张,出汗,增加散热起退热作用。

【药物相互作用】

羧苯磺胺能抑制吲哚美辛从肾小管分泌,阻止其从胆汁排泄,提高吲哚美辛的血药浓度及延长半衰期。故两药合用时,应减少吲哚美辛用量。与阿司匹林有交叉过敏反应,吲哚美辛能抗呋塞米的排钠作用,与氨苯蝶啶合用可引起肾功能损害。

【不良反应】

吲哚美辛不良反应发生率高达 35～50%。常见的有食欲减退、上腹不适、恶心、呕吐、腹泻等症状,也能诱发或加重胃溃疡,甚至造成穿孔。中枢神经系统症状也多见,如头痛、头晕、失眠、视力模糊、幻觉、精神抑郁或错乱等。也可引起肝功能损害、粒细胞减少、再生障碍性贫血。过敏反应如皮疹、哮喘、血管性水肿、呼吸困难等。本药禁用于孕妇、儿童、精神失常、癫痫或帕金森病、溃疡病患者。

【临床应用】

吲哚美辛对炎性疼痛有良好的镇痛作用,50 mg 吲哚美辛相当于 600 mg 阿司匹林的镇痛效能。有显著的抗炎及解热作用,对强直性脊柱炎、骨关节炎、急性痛风性关节炎有较好的疗效,可用于治疗顽固性和恶性肿瘤发热。近年来还用于治疗慢性肾炎、肾小球肾炎和肾病综合征、早产儿动脉导管未闭及预防习惯性流产。

用法与用量:吲哚美辛 25 mg/次,2～3 次/d,餐中或餐后服,以后每周可递增 25 mg 至每日总量为 100～150 mg。一般不宜采用大剂量,以避免发生不良反应。癌肿退热 12.5～25 mg/次,3～4 次/d。新生儿先天性动脉导管未闭,可用胃管纳入,吲哚美辛 0.1～0.3 mg/kg,1 次/8 h,一般用 2～3 次,用药 20～30 h 可使动脉导管关闭。

· 吡洛昔康 ·

吡洛昔康(piroxicam)又名炎痛喜康、吡氧噻嗪。

【体内过程】

吡洛昔康口服易吸收,迅速而完全,2～4 h 血药浓度达峰值。血浆半衰期为 35～45 h,血浆蛋白结合率约 99%。分布容积 0.12～0.15 L/kg,清除率为 0.04 mL/(min·kg)。一次服药后,可多次出现血药峰值,提示本药有肝肠循环,作用迅速而持久,且不会在血中聚集。主要经肝脏代谢,以羟化物及葡糖醛酸结合物形式自尿排泄,部分经粪排泄,少于 5% 的药物以原型自尿粪排出。

【药理作用】

吡洛昔康为长效非甾体抗炎镇痛药。其特点是半衰期长,用药剂量小(每天仅 20 mg),作用迅速而持久,长期服用耐受性好,副效应小,疗效显著。其抗炎作用与抑制 PG 合成有关,还可通过抑制白细胞凝集及钙的移动起抗炎作用。

【药物相互作用】

苯巴比妥可加速吡洛昔康的代谢,使其浓度降低;吡洛昔康与普萘洛尔合用可减弱后者的降压作用和副作用;可减弱利尿药的利尿和降压作用;与甲氨蝶呤合用增强肾毒性,易致肾功能衰竭。

【不良反应】

一般其耐受性比阿司匹林和吲哚美辛好,不良反应发生率低。少数患者可出现头晕、水肿、胃部不适、恶心、呕吐、腹泻或便秘等,但停药后可消失。也可见消化性溃疡和出血。偶见鼻出血和粒细胞减少,长期使用注意复查血常规及肝肾功能。孕妇及肾功能不全者慎用。

【临床应用】

主要用于风湿性或类风湿关节炎,也适用于骨关节炎、强直性脊柱炎、急性痛风等。对腰肌劳损、肩周炎、术后及创伤性疼痛等也有一定疗效。治疗原发性痛经的疗效与萘普生相仿。吡洛昔康是一长效镇痛抗炎药。肌注 20 mg 具有良好的解热效果,肌注后 30 min 生效,2 h 平均降温可达 1.5 ℃,4 h 达 2 ℃,一次给药可维持疗效 4 h 以上。退热平稳,一般不引起体温骤降和过度出汗而发生虚脱现象。

用法与用量:吡洛昔康 20 mg/次,1 次/d,餐时服;用于痛风时 40 mg/次,1 次/d,使用 5~12 d。

·尼美舒利·

【体内过程】

尼美舒利(nimesulide)口服吸收迅速而完全。一次口服 100 mg,1~2 h 可达最大血药浓度,半衰期为 2~3 h;直肠给药 4 h 达血浆峰值,半衰期 5 h,有效治疗浓度持续 6~8 h。血浆蛋白结合率高,游离型药物仅占 0.7%~4.0%。药物吸收后主要分布在细胞外液,表观分布容积为 0.19~0.39 L/kg,血浆清除率 39.7~90.9 mL/(min·kg)。在肝脏被代谢为羟基衍生物,该代谢产物仍具有药理学活性,80% 通过尿液排泄,20% 通过粪便排泄。

【药理作用】

尼美舒利是新型 COX-2 选择性抑制剂,除可减少 PG 合成外,还具有抗氧化作用,从而发挥解热、镇痛和抗炎作用。尼美舒利生物利用度高,抗炎作用强,且毒性低,治疗指数高。对疼痛、炎症、发热的改善程度优于吡洛昔康、对乙酰氨基酚、甲芬那酸等,耐受性好于阿司匹林等。由于尼美舒利选择性抑制 COX-2,而对 COX-1 抑制不明显,不影响胃内保护性 PG 的合成,减少了 NSAIDs 常见的消化道溃疡和出血等不良反应;抑制激活的白细胞产生氧自由基,减轻了炎症时氧自由基导致的组织损害;抑制组胺释放,不促使白三烯的合成,因而不会像阿司匹林等引起过敏反应,致支气管痉挛,可安全用于哮喘患者。

【不良反应】

与其他 NSAIDs 相比,尼美舒利的不良反应发生率低。常见有轻微、短暂的胃灼热、恶心、胃痛等,一般无需中断治疗。极少情况下,服药后出现过敏性皮疹、出汗、脸部潮红、兴奋过度、红斑和失眠。对其他 NSAIDs 过敏者、肾功能不全及孕妇和儿童禁用。

【临床应用】

临床上用于镇痛消炎,也可用于风湿性关节炎的治疗。对术后疼痛,口服尼美舒利 10 mg 的止痛效应相当于肌注吗啡 5 mg 或 10 mg 的疗效;对短期急性疼痛的效果,可替代吗啡。与阿片类合用,可减少 25%~50% 阿片类的用量,从而减少后者的不良反应,加快胃肠功能恢复。

用法与用量:口服每次 10 mg,每日 1~4 次,严重疼痛的患者剂量可增至 20~30 mg,每日 3~4 次。中、重度疼痛首次可肌内注射 30~60 mg,以后每 6 h 用药 1 次,每次 20~30 mg,1 次最大量不超过 90 mg,每日总量不超过 150 mg。

六、新型的非甾体抗炎药

NSAIDs 是一类具有重要应用价值的抗炎镇痛药,虽然大多数患者能耐受 NSAIDs,但就总体而言,此类药物仍有较高的不良反应发生率,其中有胃肠道反应者可达 20%~50%。因此,寻求高效低毒的 NSAIDs 已成为药物学家努力的方向。经典的 NSAIDs 只能抑制环氧合酶(COX)代谢物的形成,随着人们对 NSAIDs 抗炎及不良反应机制,以及对 COX-1 和 COX-2 结构及功能的广泛深入研究,近年来又陆续研制开发出 COX-2 选择性抑制剂、对 COX 和 5-脂氧合酶(5-LOX)同时有抑制作用的新型 NSAIDs,明显降低了 NSAIDs 的不良反应发生率。

(一)环氧合酶-2 选择性抑制剂

·美洛昔康·

美洛昔康(meloxicam)为酸性烯醇碳氧酰胺的衍生物,与传统的 NSAIDs 不同,本品对 COX-2 的选择性较强,是吡洛昔康的 100 倍。与其他选择性差的 NSAIDs 相比,患者对本品更易于耐受和安全。主要用于类风湿关节炎和骨关节炎,疗效较好,不良反应少。口服美洛昔康吸收迅速、完全,生物利用度 89%,5~6 h 达血药高峰。血浆蛋白结合率>99.5%,半衰期 20 h。在肝脏代谢,50% 从尿中排出,一部分出现在粪中。治疗风湿性关节炎和骨关节炎,每日 15 mg;肝、肾功能障碍者,每日可酌减至 7.5 mg。

·萘丁美酮·

萘丁美酮(nabumetone)对 COX-2 具有选择性抑制作用,以非酸性前体药物的方式吸收,在肝内转化为活性代谢产物,不良反应少而轻。口服后在十二指肠迅速吸收,半衰期为 24 h,每日只需服药 1 次,代谢产物 80% 从尿中排泄,10% 从粪便排出。主要用于类风湿性关节炎及骨关节炎的治疗。每日口服 1 g,晚上服用,严重者每日可加服 1 次 0.5~1.0 g。

·SC-58635·

SC-58635 是一个 COX-2 优势抑制剂。动物实验证实,其抗炎活性与吲哚美辛等传统 NSAIDs 相当,但其不良反应发生率低。在临床上用于类风湿性关节炎和骨关节炎患者 2~4 周,病情明显改善;将该药 100 mg 或 200 mg,每日 2 次,用于健康志愿者,用药 1 周后无胃肠道出血。目前,SC-58635 已被美国 FDA 批准上市。

(二)环氧合酶/脂氧合酶抑制剂

·替尼达普·

替尼达普(tenidap)具有对环氧合酶(COX)和脂氧合酶(LOX)的双重抑制作用,由于其对 LOX 的抑制使白三烯(LTs)生成减少,LTs 也是一类重要的致炎物质。本品还抑制白介素-1、白介素-6 和肿瘤坏死因子(TNF)及胶原酶的产生。用于治疗类风湿性关节炎,口服 150 mg,每日 1 次;骨关节炎,口服 100 mg,每日 1 次,效果显著。主要不良反应有胃肠道不适,20% 的患者发生可逆性的蛋白尿。

·替美加定·

替美加定(timegadine)是一个强效的抗炎、解热镇痛药。它对 COX 和 5-LOX 均有抑制作用,还能抑制磷脂酶 A2 活性,从而抑制了 AA 的释放。对 LOX 的抑制,抑制了白三烯的生成及其引发的过敏反应;对 COX 的抑制作用比吲哚美辛和萘普生强。其急性毒性和胃肠道副作用均低于吲哚美辛。目前,将替美加定用于类风湿性关节炎,口服 250 mg,每日 1~2 次,连续使用 2~3 周,患者耐受性良好,未见严重不良反应。

(三)脂氧合酶抑制剂

·齐留通·

齐留通(zileuton)对脂氧合酶(LOX)有较强的抑制作用,可减少其代谢产物白三烯 B4 和 5-HETE 的生成,对类风湿性关节炎的疼痛和关节肿胀有效,有良好的抗炎镇痛作用。口服本品 600 mg,每日 3~4 次,不良反应发生率低。

第五节　镇静催眠药

镇静催眠药(sedative-hypnotics)是一类抑制中枢神经系统功能而引起镇静催眠作用的药物。轻度抑制中枢神经系统,使精神状态由兴奋、激动和躁动转为安静或嗜睡的药物称为镇静药,可引起近似生理性睡眠的药物称为催眠药。镇静药和催眠药并无明显界限,同一种药物小剂量引起镇静作用,较大剂量可引起催眠作用。镇静催眠药并非只可引起镇静和催眠作用,有些药物随着剂量的加大,还会产生抗焦虑、抗惊厥、抗癫痫及肌肉松弛和麻醉作用。临床上应用的镇静催眠药,可分为 4 类:巴比妥类(barbiturates)药物、苯二氮䓬类(benzodiazepines,BZDs)药物、新型非苯二氮䓬类药物(non-benzodiazepine drugs,NBZDs)和其他镇静催眠药。

一、巴比妥类

巴比妥类药物是巴比妥酸(丙二酰脲)的衍生物,难溶于水,临床上常用其钠盐。巴比妥酸本身并无中枢神经系统抑制作用,C5 上的 2 个氢原子被不同的基团取代,继而得到一系列具有中枢神经系统抑制作用的药物。根据用药后作用维持时间长短,巴比妥类药物可分为四大类,即长效巴比妥类(作用维持时间 6 ~ 8 h),如巴比妥、苯巴比妥;中效巴比妥类(作用维持时间 4 ~ 6 h),如异戊巴比妥、戊巴比妥;短效巴比妥类(作用维持时间 2 ~ 3 h),如司可巴比妥;超短效巴比妥类(作用维持时间约 15 min),如硫喷妥钠。

巴比妥类药物对中枢神经系统有广泛的抑制作用,可作用于中枢神经系统的不同部位,主要通过增加抑制性神经递质 γ-氨基丁酸(γ-aminobutyric, GABA) 的作用和降低兴奋性神经递质谷氨酸的作用,而产生对中枢神经系统的广泛的抑制作用。

巴比妥类药物是肝药酶诱导剂,可增加肝药酶的活性而加速一些药物(如糖皮质激素、洋地黄类、香豆素类抗凝血药)的代谢。在应用氟烷、恩氟烷、甲氧氟烷等制剂麻醉前有长期服用巴比妥类药物的患者,可增加麻醉剂的代谢产物,增加肝毒性,并可增加肾脏中毒风险。巴比妥类药物与氯胺酮同时使用,特别是大剂量静脉给药,有血压降低、呼吸抑制的风险。

随着剂量的增加,巴比妥类药物可出现对心血管系统的抑制作用,10 倍催眠量可引起呼吸中枢麻痹而致死。长期服用巴比妥类药物,可产生精神依赖性和躯体依赖性,表现为强烈要求继续应用或增加剂量和停药后的戒断综合征。长期服用巴比妥类药物,停用后还可引起显著的撤药反应(withdraw reaction),出现多梦、焦虑、睡眠障碍等。由于安全性较差,易产生依赖性和耐受性,故临床现已很少用于镇静催眠。目前巴比妥类药物在临床上主要用于抗惊厥、抗癫痫及辅助麻醉。

·苯巴比妥·

长效巴比妥类药物,对中枢神经系统的抑制作用随着剂量增加,表现为镇静、催眠、抗惊厥和抗癫痫。口服后在消化道吸收完全但较缓慢,0.5 ~ 1.0 h 起效,一般 2 ~ 18 h 血药浓度达到峰值。血浆蛋白结合率约为 40%(20% ~ 45%),表观分布容积为 0.5 ~ 0.9 L/kg,脑组织内浓度最高,骨骼肌内药量最大,并能透过胎盘。有效血药浓度为10 ~ 40 μg/mL,超过 40 μg/mL 即可出现毒性反应。成人半衰期为 50 ~ 144 h,儿童约为 40 ~ 70 h,肝、肾功能不全时半衰期延长。48% ~ 65% 的苯巴比妥在肝脏代谢,转化为羟基苯巴比妥,大部分与葡糖醛酸或硫酸盐结合,由肾脏排出,有 27% ~ 50% 以原型从肾脏排出。大剂量时可产生眼球震颤、共济失调和严重的呼吸抑制;有 1% ~ 3% 的患者可出现皮肤反应,多见各种皮疹,严重者可出现剥脱性皮炎或 Stevens-Johnson 综合征。临床主要用于治疗癫痫大发作及癫痫持续状态。

·异戊巴比妥·

中效巴比妥类药物,随着剂量增加,对中枢神经系统的抑制作用增强。口服在消化道吸收迅速,作用维持时间 3 ~ 6 h,吸收后分布广泛,因脂溶性高,易透过血脑屏障,起效较快,起效时间 15～30 min,蛋白结合率 61%,半衰期为 14～40 h。主要在肝脏代谢后经肾脏排泄。该药不宜长期用药,连续使用 14 d 可出现快速耐药性。临床主要用于镇静、催眠、麻醉前给药及抗惊厥。

·司可巴比妥·

短效巴比妥类药物,口服易吸收,脂溶性较高,易通过血脑屏障,口服后 15 min 起效,维持时间 2～3 h,血浆蛋白结合率为 46%～70%。半衰期为 20～28 h。在肝脏代谢,与葡糖醛酸结合由肾排出,仅少量(约 5%)以原型由肾排出。药物过量可表现出深度昏迷、血压和体温下降、可并发肺炎、休克及肾功衰竭、重度呼吸抑制。主要用于不易入睡的患者,也可用于抗惊厥(如破伤风等)。

二、苯二氮䓬类

苯二氮䓬类药物的基本结构为 1,4-苯并二氮䓬,对其基本结构的不同侧链进行改造,继而得到一系列苯二氮䓬类镇静催眠药。临床常用的有 20 余种,虽然结构相似,但不同衍生物抗焦虑、镇静催眠、抗惊厥、肌肉松弛作用各有侧重。苯二氮䓬类药物按照各药物(及其活性代谢产物)$t_{1/2}$ 长短可以分为短效、中效、长效三类:短效苯二氮䓬类药物($t_{1/2} \leq 24$ h),包括咪达唑仑、三唑仑等;中效苯二氮䓬类药物(24 h$<t_{1/2} \leq 48$ h),包括阿普唑仑、艾司唑仑、劳拉西泮、奥沙西泮等;长效苯二氮䓬类药物($t_{1/2} > 48$ h),包括地西泮、氯氮䓬、氟西泮等。

苯二氮䓬类药物对大脑边缘系统的抑制作用具有高度选择性,通过与 GABA A 受体复合物上的苯二氮䓬位点结合,诱导受体发生构象变化,促进抑制性神经递质 GABA 与 GABA A 受体结合,增加氯离子通道开放的频率而增加氯离子内流,产生中枢神经系统的抑制作用。大多数的苯二氮䓬类药物对受体无选择性,与 3 类 GABA A 受体(α_1、α_2 和 α_3 亚基)均有高度亲和性,所以,大多数苯二氮䓬类不仅有镇静催眠作用,而且有抗焦虑和肌肉松弛作用。

苯二氮䓬类药物口服吸收迅速而完全,口服后 0.5～1.5 h 达到血药峰浓度,生物利用度大多在 80% 以上,肌内注射吸收缓慢且不规则,血浆蛋白结合率高,静脉注射时首先分布至脑和血流丰富的组织器官,苯二氮䓬类脂溶性高,可透过胎盘屏障影响胎儿,也可经乳汁分泌。

苯二氮䓬类药物最常见的药物不良反应是嗜睡、头晕、乏力和记忆力下降。较大剂量可致暂时性记忆缺失,大剂量偶见共济失调,大剂量还可抑制心血管系统导致血压下降、心率减慢,静脉注射速度过快或剂量过大,还可抑制呼吸功能和循环功能。该类药品与其他中枢抑制药合用,可使中枢抑制增强,也增加药物不良反应的发生率和严重程度。长期应用仍可产生耐药性,需增加剂量,久用可产生依赖性和成瘾性,突然停药可出现反跳现象和戒断症状。苯二氮䓬类药物过量,可用苯二氮䓬受体阻断药氟马西尼拮抗,但需注意长期应用苯二氮䓬类药物者应用氟马西尼也可能诱发戒断症状。

老年人必须使用苯二氮䓬类药物时应谨慎,通常需减半,且从最小有效剂量开始,尽可能短期应用,不主张长期、大剂量给药,尽量避免使用长半衰期药物。药物依赖或滥用者更容易发生苯二氮䓬类依赖,苯二氮䓬类药物的使用时间应控制在 2~4 周。孕期原则上不主张使用苯二氮䓬类。按照 FDA 妊娠期药物安全性分类,氟西泮、艾司唑仑、三唑仑、替马西泮等为 X 类(妊娠期禁用),地西泮、氯氮䓬、氯硝西泮、劳拉西泮、奥沙西泮、阿普唑仑及咪达唑仑为妊娠 D 类(有危险性的阳性证据)。

苯二氮䓬类药物临床常用于抗焦虑、镇静催眠、抗惊厥、抗癫痫和肌肉松弛等,但苯二氮䓬类药物虽能增加睡眠量,但可能降低睡眠深度。

·地西泮·

长效、中等强度苯二氮䓬类药物,可引起中枢神经系统不同部位的抑制,随着用量的加大,可引起轻度的镇静、催眠、抗焦虑、抗惊厥、肌肉松弛,甚至昏迷。口服吸收迅速、完全,生物利用度为 76%,达峰时间为 0.5~2.0 h,半衰期为 20~70 h,该药半衰期长,有肝肠循环,重复或长期给药可在体内蓄积。血浆蛋白结合率高达 99%,主要在肝脏代谢,经肾排泄,地西泮及其代谢物脂溶性高,易透过血脑屏障,可通过胎盘,可分泌入乳汁,妊娠期及哺乳期妇女、新生儿禁用。该药用于老年人的安全性较低,可能引起跌倒,增加外伤风险。幼儿中枢神经系统对本药异常敏感,应谨慎使用该药。长期连续用药可产生依赖性和成瘾性,停药可能发生撤药反应,表现为激动或忧郁,长期使用应逐渐减量,不宜骤停。卟啉病及肝、肾功能不全者慎用。目前已较少应用于助眠,临床多用于治疗酒精依赖的戒断反应以及癫痫持续状态。

·奥沙西泮·

短效、中等强度苯二氮䓬类药物,是多种苯二氮䓬类如地西泮、普拉西泮、替马西泮的活性代谢产物。奥沙西泮口服吸收好,吸收速度较慢,口服 45~90 min 起效,达峰时间为 2~4 h,生物利用度为 99%,半衰期为 5~12 h。该药血浆蛋白结合率为 86%~89%,能通过胎盘且可分泌到乳汁中。该药不经过肝药酶代谢,而是在肝脏与葡糖醛酸直接结合成为非活性的葡糖醛酸盐,通过肾脏排出,代谢不受年龄和轻/中度肝损伤的影响,故对肝功能不全者相对安全,且在体内无蓄积作用,不容易与其他药物发生相互作用。其成瘾风险较其他苯二氮䓬类药物小。药品不良反应及应用注意事项类似地西泮,但该药的半衰期接近正常睡眠周期,所以服药后第二天大多无头晕感,宿醉反应少,安全性高,可用于老年人。奥沙西泮更适用于无需立即入睡的患者,对改善后半程睡眠障碍疗效更佳。

·劳拉西泮·

中短效苯二氮䓬类药物。口服吸收迅速且完全,达峰时间约 2 h,生物利用度为 90%,血浆蛋白结合率约为 85%,可透过血脑屏障和胎盘屏障,并能分泌到乳汁中。该药不经过肝药酶代谢,而是在肝脏与葡糖醛酸直接结合成为非活性的葡糖醛酸盐,通过肾脏排泄,消除半衰期为 11~16 h。严重肝功能不全患者其半衰期可能延长,故慎用。无证据表明服用该药长达 6 个月会产生过量蓄积作用。该药在各种苯二氮䓬类药物中抗焦虑作用最强,是地西泮的 2 ~ 5 倍,特别适用于焦虑障碍的治疗或用于焦虑症状,以及与抑郁症状相关的焦虑的短期治疗。

·氯硝西泮·

长效、中等强度苯二氮䓬类药物。口服吸收快而完全,生物利用度 81.2% ~ 98.10%,血浆蛋白结合率约80%,口服 30 ~ 60 min 起效,达峰时间为 1 ~ 2 h,半衰期 26 ~ 49 h。该药脂溶性高,易通过血脑屏障和胎盘屏障,可经乳汁分泌。经肝脏完全代谢,由肾脏排出。该药具有致畸作用,妊娠及哺乳期女性、新生儿禁用。氯硝西泮抗惊厥作用强,抗惊厥作用比硝西泮强5倍,可用于各种类型癫痫发作、肌阵挛相关的异常运动。

·三唑仑·

短效苯二氮䓬类药物,口服吸收快而完全。口服后 15 ~ 30 min 起效,1.5 ~ 2.0 h 达血药浓度峰值,半衰期为 1.5 ~ 5.5 h,代谢产物消除半衰期约 8 h。在肝脏代谢,主要以代谢产物形式经肾脏排泄,少量原型经肾脏排出,该药血浆蛋白结合率约为90%,可通过胎盘,可从乳汁排出,对肝药酶无诱导作用,可多次服用,很少体内蓄积。不良反应常见头痛,上腹部不适,腹泻,少见味觉改变及抑郁、视物模糊、心悸、眼睛烧灼感、远事遗忘等。有情感紊乱或精神病的患者,更容易出现不良反应。服用该药可能出现过敏性反应和血管性水肿。适用于治疗各种失眠症,尤其适用于入睡困难、觉醒频繁和(或)早醒等睡眠障碍。

·艾司唑仑·

中效苯二氮䓬类药物,可引起中枢神经系统不同部位的抑制,随着用量的加大,可产生镇静、催眠、抗焦虑、抗惊厥、骨骼肌松弛、遗忘等作用。口服吸收良好,生物利用度90%,血浆蛋白结合率约为93%;达峰时间 2 h,半衰期为 10 ~ 24 h,艾司唑仑经肝脏代谢,主要代谢产物有无药理活性的4-羟艾司唑仑和1-氧艾司唑仑,这些代谢产物以游离或结合的形式经肾脏排泄,在粪便中也可检测到少量,只有少部分药物以原型排出。当肾小球滤过率低于 30 mL/min 时,艾司唑仑须谨慎使用。艾司唑仑较其他苯二氮䓬类药物安全性高,出现反跳性失眠的情况较少。临床主要用于抗焦虑、失眠,可作为睡眠障碍患者初期苯二氮䓬类用药的选择,当疗效欠佳时可更换其他药物。

·咪达唑仑·

短效、水溶性苯二氮䓬类药物,是一种强效镇静剂,药效是地西泮的 3 ~ 4 倍。该药口服生物利用度较低,肌内注射生物利用度>90%,因此,仅用于肌内或静脉注射。血浆蛋白结合率约96%。根据给药途径的不同,达峰时间 20 ~ 60 min 不等,该药在肝脏经肝药酶代谢,主要代谢产物 α-羟基咪达唑仑有一定的活性,半衰期<1 h。该药的代谢产物主要以葡糖醛酸结合物的形式经肾脏排泄,消除半衰期为 2 ~ 7 h,肾功能不全时,消除半衰期延长。该药较其他苯二氮䓬类药物引起遗忘的作用更强。该药对心血管系统影响较小,可安全应用于低心排出量患者。该药在中枢神经系统可与苯二氮䓬受体高度特异

性结合,在临床麻醉及各种镇静治疗中被广泛应用,使用时必须个体化用药,避免动脉内注射或外渗。

·阿普唑仑·

中效苯二氮䓬类药物。口服吸收迅速而完全,生物利用度>80%。血浆蛋白结合率为70%~80%,达峰时间为1~2 h,2~3 d血药浓度达稳态,半衰期为11~15 h,老年人为19 h。该药可通过胎盘,可分泌入乳汁。主要在肝脏经肝药酶代谢为α-羟基阿普唑仑,以原型和代谢产物的形式经肾脏排泄,体内蓄积量极少,停药后清除快。有成瘾性,高剂量、长期(2~24 mg/d,用药8周~3年)应用可产生戒断综合征,表现为严重的焦虑、烦躁、紧张感及失眠;突然停药可引起焦虑症状反跳;突然停药、减药过快、剂量过大是产生戒断反应的主要原因。少数患者可引起过敏反应。阿普唑仑不易产生宿醉感,临床常用于焦虑障碍,对睡眠障碍中延长睡眠时间也有效,并能缓解酒精戒断症状。

·瑞马唑仑·

新型的超短效苯二氮䓬类药物,咪达唑仑的类似物,是一种强效镇静药。起效快,血药浓度达峰时间为1 min,维持和恢复时间短、无蓄积。经血浆羧酸酯酶代谢为无活性的羧酸代谢产物,不依赖肝肾功能,代谢迅速,消除半衰期在1 h以内,在体内平均滞留时间仅为咪达唑仑的1/7,且瑞马唑仑的药代动力学呈线性,清除与体重无关,瑞马唑仑时-量相关半衰期不受输注时间的影响。瑞马唑仑无口服剂型,临床上主要用于全身麻醉诱导、维持及ICU危重患者的镇静。

·氯氮䓬·

经典的长效苯二氮䓬类药物。口服吸收较慢但完全,生物利用度约86%,蛋白结合率96%,口服后15~45 min开始起效,0.5~2 h血药浓度达峰值,血药浓度达到稳态需5~14 d,半衰期15~40 h,肌注比口服吸收慢,经肝脏先后转化为具有相似药理活性的去甲氯氮䓬和去甲地西泮,自肾排泄缓慢。该药及其代谢产物可通过胎盘且可分泌入乳汁,长期用药在体内有一定量的蓄积,代谢产物可滞留在血液中数天甚至数周,消除缓慢。长期使用可产生耐受性与依赖性。长期使用偶见骨髓抑制,白细胞减少者禁用。临床常用于治疗焦虑性神经症、癫痫发作及失眠症,也可治疗肌张力过高或肌肉僵直的疾病。

三、新型非苯二氮䓬类

新型非苯二氮䓬类药物一种相对较新的镇静催眠药,也称为"Z"类药物,该类药物与GABA A受体的α_1亚基的结合力强,而对GABA A受体的α_2、α_3、α_5亚基的结合力弱,因此具有较强的镇静催眠作用,抗焦虑、抗癫痫及肌肉松弛等作用不明显。与苯二氮䓬类药物相比,这类药物具有高效、低毒性、成瘾性小的特点,且半衰期短,无"宿醉"效应。"Z"类药物明显缩短入睡时间,延长睡眠时间,提高睡眠质量,且不会破坏睡眠结构。"Z"类药物有唑吡坦、佐匹克隆、右佐匹克隆、扎来普隆、茚地普隆等。

·唑吡坦·

唑吡坦是首个新型非苯二氮䓬类镇静催眠药,选择性地与苯二氮䓬受体 GABA A 受体的 α_1 亚基结合,增加氯离子通道开放频率,促进氯离子内流,从而抑制神经元兴奋。口服吸收迅速,生物利用度 70%,达峰时间 0.5 ~ 3 h,血浆蛋白结合率 92%,血浆消除半衰期为 0.7 ~ 3.5 h。该药经肝脏代谢,以非活性的代谢产物,经尿液(约 60%)和粪便(约 40%)排泄,无肝药酶诱导作用,肾功能不全患者无需进行剂量调整。治疗剂量不产生蓄积和残留,长期使用不产生耐药性,耐受性良好,依赖性和成瘾性较少。唑吡坦仅有单一的镇静催眠作用,没有抗焦虑、抗惊厥和肌肉松弛作用等精神运动性损害,停药后不出现反跳现象。常见的不良反应为瞌睡、头痛、恶心和乏力,但也可能发生其他镇静催眠药常见的药物不良反应。服用后患者入睡快、夜间醒来次数少、总睡眠时间长,改善睡眠质量,临床上适用于短暂性或偶发性失眠症或慢性失眠的短期治疗。

·佐匹克隆·

佐匹克隆是速效非苯二氮䓬类镇静催眠药,属于环吡咯酮类化合物,能引起快速入睡和维持睡眠而不缩短总快眼动(REM)睡眠、保持慢波睡眠,提高睡眠质量,以及睡眠深度、减少夜间觉醒和早醒次数,不引起精神运动性障碍,次晨残余效应低。口服吸收迅速,不受服药时间、重复剂量及性别的影响,达峰时间 1.5 ~ 2.0 h,生物利用度 80%,血浆蛋白结合率 45%,消除半衰期约为 5 h,分布容积约 100 L。主要在肝脏经肝药酶代谢为有药理活性的 N-氧化佐匹克隆和无药理活性的 N-去甲基佐匹克隆,约 80% 经肾脏排泄,约 16% 经粪便排泄。连续多次用药无蓄积,大剂量长期用药突然停药则可引起戒断症状。肌无力患者、失代偿的呼吸功能不全患者及 15 岁以下儿童青少年禁用。常见不良反应为口苦、口干、宿醉、恶心、噩梦、胃痛、焦虑与头痛等。临床应用于短暂性失眠症和短期失眠症。

·右佐匹克隆·

右佐匹克隆是佐匹克隆的 S-异构体,也称艾司佐匹克隆。作用机制尚不明确,通常认为是作用于与苯二氮䓬受体耦联的 GABA 受体复合物而发挥镇静催眠作用。右佐匹克隆对苯二氮䓬受体的亲和力是 R-佐匹克隆(左旋体)的 50 倍,治疗剂量仅为佐匹克隆的一半。口服吸收快,起效迅速,口服 7.5 mg 达峰时间为 1.6 h,半衰期 6.5 h,表观分布容积 98.6 L。血浆蛋白结合率 52% ~ 59%。右佐匹克隆在肝脏代谢,经肾脏排泄,少于10% 的药物以原型排泄,原型药物还可经唾液和乳汁分泌。与佐匹克隆相比,其不良反应少,无宿醉现象,不影响白天的注意和记忆。常见的不良反应为味觉改变、头痛和嗜睡。临床常用于入睡困难、维持睡眠质量,可长期使用。

·扎来普隆·

扎来普隆是继佐匹克隆之后,作用时间更短的速效非苯二氮䓬类镇静催眠药,可能选择性地作用于 GABA A 受体,产生中枢抑制作用,达到镇静催眠的效果。口服吸收充分,生物利用度约为30%,有显著的首过效应。血药浓度达峰时间约为1.1 h,半衰期短,约为1 h,能迅速透过中枢神经系统,该药口服后被广泛地代谢为无药理活性的代谢产物,消除快,经肾脏(约70%)和粪便(约17%)排泄。该药能快速诱导入睡,对快波睡眠无影响,正常睡眠周期不受影响,日间"宿醉作用"少,成瘾性、停药后戒断反应和反跳性失眠均较少。常见不良反应为头痛、眩晕、嗜睡。不良反应与药物剂量有关,大剂量单次用药可致语言能力下降、记忆力减退等严重不良反应。临床上适用于入睡困难但需早醒的全日制工作患者。而对经常夜间觉醒或慢性入睡障碍、通眠障碍及催眠药依赖性患者的疗效一般。

四、其他镇静催眠药物

其他具有镇静催眠作用的药物还有:褪黑素受体激动剂类药物,如雷美替胺、阿戈美拉汀、特斯美尔通等;抗组胺药,如苯海拉明等;抗抑郁药,如曲唑酮、米氮平、氟伏沙明、多塞平等;抗精神病药,如喹硫平、奥氮平等;以及水合氯醛、甲丙氨酯、格鲁米特、甲喹酮等。褪黑素受体激动剂类药物主要通过激动褪黑素 T1/T2 受体而引起镇静催眠作用,口服吸收迅速,80%~85%经肝脏代谢为6-羟基褪黑激素,以硫酸盐形式经尿(80%)和粪便(20%)排出体外;血浆半衰期为 20~30 min,生物利用度差,且个体差异大。抗抑郁药和抗精神病药也可产生镇静催眠作用,目前仅作为失眠症患者的联合用药提高疗效,降低单一用药的毒性。其他药物如水合氯醛、甲丙氨酯、格鲁米特、甲喹酮等也具有镇静催眠作用,但因安全性差、久服易成瘾,自从苯二氮䓬类问世后,这些药物已经逐渐少用。

·雷美替胺·

雷美替胺是褪黑素受体激动剂类药物,2005 年获美国 FDA 批准用于治疗失眠,是首个不作为特殊管制的失眠症治疗药物,可明显缩短短暂性失眠及慢性失眠患者主观的睡眠潜伏期,延长睡眠时间,不影响睡眠结构。另有研究表明,雷美替胺能明显缩短阻塞性睡眠呼吸暂停并伴有失眠的老年患者的客观睡眠潜伏期。口服后 0.5~1.5 h 内迅速被吸收(吸收率约为84%),但由于首过效应显著,口服生物利用度只有1.8%,半衰期 1~2.6 h,主要在肝脏代谢,以葡糖醛酸结合物的形式经肾脏排泄。不良反应少,常见为头痛、疲劳和嗜睡。可不依据年龄和性别调整用药剂量。该药对成人慢性失眠及老年人慢性原发性失眠均有较好的疗效。

·阿戈美拉汀·

阿戈美拉汀是褪黑素受体激动剂及选择性 $5-HT_{2C}$ 受体拮抗剂,具有镇静催眠及抗抑郁作用。口服吸收迅速,其绝对生物利用度≤5%且与饮食量无关,1~2 h 后血药浓度达峰值。阿戈美拉汀与血浆蛋白结合率较高,在肝脏代谢为无活性的代谢物并经肾脏排泄。常见不良反应为头疼、头晕、嗜睡、恶心、腹泻、便秘、转氨酶升高等。阿戈美拉汀可显著改善重度抑郁患者的睡眠效率、延长入睡到觉醒的时间、增加慢波睡眠。另有研究显示,阿戈美拉汀可改睡眠障碍患者睡眠效率,增加慢波睡眠和 δ 波频率,不影响快速眼动睡眠的潜伏期和数量,适用于各种抑郁症伴睡眠障碍患者。

·特斯美尔通·

特斯美尔通是一种新型褪黑素受体激动剂,可缩短睡眠潜伏期、改善睡眠效率、促进睡眠的维持,不良事件发生率低。治疗昼夜节律失调性睡眠障碍和短暂失眠。

·美乐托宁长效缓释片·

美乐托宁长效缓释片是天然褪黑激素的长效缓释片剂,在体内 8～10 h 内逐步释放。首过效应较高,其生物利用度仅为 15%,口服 0.75 h 后血药浓度达峰值。经肝脏代谢后主要被转化为硫酸盐和葡糖醛酸结合物,主要经尿液排泄。显著改善患者睡眠潜伏期,提高睡眠质量,无宿醉、戒断症状和反弹性失眠症等不良反应。

·水合氯醛·

水合氯醛是三氯乙醛的水合物,口服吸收迅速,口服 15 min 起效,作用维持时间 6～8 h,在肝脏代谢为作用更长的三氯乙醇。该药安全范围较小,具有强烈的胃肠道刺激性,口服易引起恶心、呕吐及上腹部不适等;大剂量对心脏、肝脏、肾脏等实质性脏器有损害;有耐受性和成瘾性,久用后停药,产生的戒断症状比较严重。使用时应注意,胃炎及溃疡患者不宜应用,严重心、肝、肾疾病患者禁用。该药不缩短快速眼动睡眠,无宿醉感,可用于顽固性失眠或其他镇静催眠药效果不佳者,大剂量有抗惊厥作用,可用于儿童高热、子痫及破伤风等惊厥。

·苯海拉明·

苯海拉明是第一代抗组胺药,能透过血脑屏障,产生中枢抑制作用,机制可能为阻断中枢神经系统 H_1 受体,拮抗脑中内源性组胺介导的觉醒反应,表现为镇静、嗜睡。该药半衰期 4～8 h,但作用强度不大,易产生耐受性。夜间服用该药,次日会出现宿醉感,主要不良反应包括认知损伤和妄想、口干、尿潴留等,伴有青光眼或老年患者慎用。苯海拉明已被美国 FDA 批准为失眠症的辅助用药。

第六节　抗抑郁药

抗抑郁药指主要用于治疗情绪低落、抑郁消极的一类药物。抑郁症的发病机制尚未完全明确。目前认为可能是心理、社会因素和多种生物学因素交互作用的结果。慢性疼痛不仅给患者造成躯体上的痛苦,同时也产生心理上的反应,其中抑郁情绪尤其突出。因此,合并抑郁情绪的疼痛患者,治疗疼痛的同时要合并治疗抑郁情绪。

生物学因素研究发现,抑郁症患者脑中单胺类神经递质,主要是 NE 和(或)5-HT 功能不足。在 20 世纪60 年代,研究者提出了单胺假说。但由于很多抗抑郁药,如选择性 5-HT 再摄取抑制剂(selective serotonin reuptake inhibitor,SSRI)、选择性 5-HT 和 NE 再摄取抑制剂(selective serotonin and norepinephrine reuptake inhibitor,SNRI)等使用后,虽然大脑突触间隙这些神经递质的浓度很快升高,但抗抑郁的效果一般需要 2 周左右才会起效。于是在 20 世纪 70 年代后又提出了受体假说,认为抑郁症是脑中 NE 或 5-HT 受体敏感性增高的缘故(即超敏)。

抗抑郁药的研发主要是基于抑郁症的单胺假说和受体假说。20 世纪 50—70 年代,研究者发现以苯乙肼(phenelzine)为代表的单胺氧化酶抑制剂(monoamine oxi - dase inhibitor,MAOI)及以丙米嗪(imipramine)为代表的三环类抗抑郁药(tricyclic antidepressant,TCA)具有一定的抗抑郁效果。此后陆续又有氯米帕明(clomipramine)、阿米替林(amitriptyline)和多塞平(doxepin)等应用于临床。有人认为 MAOI 及 TCA 两类药物是抗抑郁药的第一个里程碑,曾一度作为治疗抑郁的首选药物。然而,临床应用发现MAOI 及 TCA 不良反应多,如 MAOI 时有导致肝坏死的报道,与其他药物及含酪胺的食物合用有严重不良反应,起效也缓慢,因而到 20 世纪 70 年代中后期 MAOI 几乎被临床弃用。TCA 具有口干、便秘、尿潴留、视物模糊及眼内压升高等抗胆碱作用以及心律失常、传导阻滞、直立性低血压、心功能不全等心血管方面的不良反应,尤其在老年人更易发生,使得其临床使用受到一定的限制。20 世纪 70 年代后期发现的以马普替林(maprotyline)为代表的四环类抗抑郁药,以及 20 世纪 80 年代发现的以吗氯贝胺(moclobemide)为代表的可逆性 MAOI,因在药物起效时间、药物治疗的安全性等方面均具有一定的改观而受到了临床重视。近 30 年来,随着神经生物学与精神药理学研究的不断深入,抗抑郁药的研发取得了长足发展,又有多种新一代抗抑郁药应用于临床。与TCA 等药物比较,新一代抗抑郁药具有服用方便、不良反应少、治疗依从性高等优势,因此以 TCA 为代表的老一代抗抑郁药逐渐被新一代抗抑郁药取代。

一、抗抑郁药的分类

抗抑郁药种类繁多、结构各异、药理机制不尽相同,依据不同的分类方法,可将抗抑郁药划分为不同的类别。

(一)按合成和使用年代分类

按合成和使用年代将抗抑郁药分为第一代(经典)与第二代(新型)抗抑郁药。抗抑郁药的发展开始于 20 世纪 50 年代,这一时期的药物称作第一代抗抑郁药,也称经典抗抑郁药,包括早期不可逆性 MAOI 和 TCA;20 世纪 80 年代后出现的药物称作第二代抗抑郁药物,或新型抗抑郁药。包括选择性 5-HT 再摄取抑制药(SSRI)、新型可逆性 MAOI(如吗氯贝胺)、新三环类[如美利曲辛(melitracen)]、新一环类[如文拉法辛(venlafaxine)]、新二环类[如曲唑酮(trazodone)]及新四环类(如马普替林)等。

(二)按作用机制分类

按作用机制可将抗抑郁药分为 MAOI、TCA、SSRI、SNRI、选择性 NE 再摄取抑制剂(norepinephrine reuptake inhibitor,NRI)、NE 能及特异性 5-HT 能抗抑郁药(noradrenergic and specific serotonin ergic antidepressant,NaSSA)等。按药物的作用机制对抗抑郁药进行分类是目前较常用的分类方法。

二、常用的抗抑郁药

(一)三环类抗抑郁药

TCA 为经典的抗抑郁药,于 20 世纪 50 年代末始用于临床。代表性药物有丙米嗪、氯米帕明、阿米替林和多塞平等。三环类抗抑郁药又可再分为叔胺类如丙米嗪、阿米替林、多塞平和仲胺类,后者多为叔胺类去甲基代谢物如地昔帕明(desipramine)、去甲替林(nortriptyline)。马普替林属四环类,但其药理性质与 TCA 相似。TCA 主要通过抑制突触前膜对单胺递质 5-HT 和 NE 的再摄取,增加突触间隙单胺递质的浓度,达到治疗抑郁的效果。对正常人不会产生兴奋或精神振奋的作用。同时该类药物具有较强的抗胆碱能效应与镇静作用。

一般推荐剂量为 50~250 mg/d,分 2~3 次服用。剂量应从小剂量开始,1~2 周内逐渐增加至有效治疗剂量。

TCA 临床疗效肯定,可用于治疗各种类型的抑郁障碍,也可用于强迫性障碍、惊恐障碍、慢性疼痛综合征、儿童遗尿、进食障碍等的预防和治疗,以及药物依赖戒断的辅助治疗等。尽管 TCA 作用机制相似,但各药物临床特点又不尽相同。因丙米嗪有振奋作用,适用于迟滞性抑郁,且不宜在夜间服药,以免引起失眠;小剂量可治疗儿童遗尿症。因阿米替林有镇静及抗焦虑作用,适用于激越性抑郁以及有明显失眠的患者。氯米帕明不仅用于治疗抑郁症,也用于治疗强迫性症。多塞平抗抑郁作用较弱,但镇静及抗焦虑作用较强,可用于伴有焦虑的轻-中度抑郁症患者。

此类药物常见的不良反应:①抗胆碱能反应,主要表现为口干、便秘、排尿困难、瞳孔扩大、视物模糊、加重青光眼等。严重者会出现尿潴留、麻痹性肠梗阻等;②心血管系统不良反应,常见有体位性低血压、心动过速、心电图 ST-T 段的非特异性改变、传导延迟和心律失常,严重者则可发生传导阻滞或心律失常;③其他,如困倦、头昏、嗜睡、体重增加、记忆力减退、转为狂躁状态、性功能减退,以及细微震颤,偶见癫痫发作、药疹和粒细胞减少。

严重的心脏(如心肌梗死、心脏传导阻滞、心力衰竭)、肝脏(如肝硬化)、肾脏(如尿毒症、肾衰竭)疾病、癫痫、急性闭角型青光眼,以及对 TCA 过敏者禁用。儿童、孕妇,以及前列腺肥大患者应慎用。

(二)选择性 5-HT 再摄取抑制药

SSRI 是近年广泛应用的新一代抗抑郁药,目前代表性的药物有氟西汀、帕罗西汀、舍曲林、氟伏沙明、西酞普兰,以及艾司西酞普兰(escitalopram)。

SSRI 对 5-HT 有高度选择性,对 NE、DA、组胺和胆碱能神经影响较小。主要通过抑制突触前膜对 5-HT 的重摄取而使其浓度增高,从而发挥抗抑郁的作用。

不同 SSRI 对肝细胞色素 P450(CYP)酶亚型的抑制作用强度,以及药动学参数不同。氟西汀和帕罗西汀对 CYP2D6 抑制作用强;氟伏沙明对 CYP1A2、CYP3A4 及 CYP2C19 抑制作用强,因此,与其他药物的相互作用较多;西酞普兰和舍曲林则对 CYP 酶各亚型的抑制作用均弱或无。

SSRI 可用于治疗各种类型和不同严重程度的抑郁障碍、焦虑障碍、强迫障碍、进食障碍、躯体形式障碍和应激相关障碍。特别适合体弱、伴躯体疾病的患者或青少年、老年人，以及对 TCA 等抗抑郁药物不能耐受的患者。对伴有焦虑的抑郁症患者疗效均优于TCA，应用更为安全，通过维持治疗，有预防恶化、复发的作用。一种 SSRI 对患者无效时，换用另一种可能仍然有效，且由于 SSRI 无相互干扰，可直接换用，无须药物清洗。

常见不良反应包括胃肠道反应、中枢神经系统功能紊乱，以及性功能障碍。所有 SSRI 均可能引起恶心，但多为暂时性，治疗 1 周后会消失。舍曲林、氟西汀，以及西酞普兰导致腹泻的发生率为 15%~20%，而帕罗西汀有相对较强的抗胆碱作用，可造成便秘、口干或尿潴留。SSRI 的另一不良反应为锥体外系反应，典型症状包括静坐不能、肌张力障碍，以及震颤。

禁用于对 SSRI 类过敏，以及严重心、肝、肾病患者。禁止与 MAOI、氯米帕明等合用。与 TCA、吩噻嗪类和Ⅱ型抗心律失常药等合用，应谨慎。

（三）NE 与 5-HT 再摄取抑制剂

SNRI 的特点是双重抑制，快速起效，代表性药物有文拉法辛和度洛西汀。其主要是通过同时阻断 5-HT 和 NE 的重摄取，提高两者在突触间隙的浓度，从而发挥抗抑郁作用，同时具有轻度抑制 DA 再摄取的作用，具有不同程度的抗焦虑作用。

·文拉法辛·

该药起效迅速，给药 1 周后即见效，同时还具有抗焦虑作用。低剂量时主要表现为抑制 5-HT 的再摄取，中等剂量同时抑制 5-HT 和 NE 的再摄取，而高剂量时则主要为抑制 NE 的再摄取。口服易吸收。普通型制剂常用剂量为 75~375 mg/d，严重的抑郁应在 1 周内加至 200 mg/d，因半衰期短（4~5 h)，故应分 2~3 次服用；缓释剂型常用剂量为 75 mg 或 150 mg，每日 1 次服用。

该药的抗抑郁作用明显优于 SSRI，对所有类型的抑郁症均有良好疗效。常见不良反应为恶心、头晕、嗜睡、失眠、出汗和口干等。文拉法辛还存在与剂量相关的持续性高血压，在常用剂量时高血压发生率为 3%。因此，必须对服用文拉法辛的患者进行血压监测。

对该药过敏者禁用。闭角型青光眼、严重心脏疾病、高血压、甲状腺疾病、血液病、肝肾功能不全，以及癫痫患者慎用。

·度洛西汀·

度洛西汀于 2004 年 8 月首次在美国上市，其抑制 5-HT 和 NE 重摄取的能力比文拉法辛更强，且拟 NE 与拟 5-HT 较文拉法辛更接近平衡。体外试验揭示度洛西汀的作用是文拉法辛的 100~300 倍，体内试验证实其作用是文拉法辛的 60~80 倍。常用剂量为 40~60 mg/d，分 1~2 次服用，饭前饭后服用均可。必要时每日最高剂量为 120 mg，分 2 次服用。

临床适应证为各种类型的抑郁。常见的不良反应主要为恶心、口干、便秘、食欲低下等消化道反应以及疲劳、困倦等中枢神经系统反应。其他少见的反应有对血液及淋巴系统的影响,如贫血、白细胞减少、白细胞计数增加、淋巴结病、血小板减少等;对消化系统的影响,如牙龈炎、胃溃疡、结肠炎等;对泌尿系统的影响,如影响尿道阻力,出现尿急症状。

主要禁忌证为已知对度洛西汀肠溶胶囊或产品中任何非活性成分过敏的患者;与MAOI合用易出现中枢神经毒性或5-HT综合征等严重不良反应,甚至死亡,故禁止与MAOI联用;度洛西汀有增加瞳孔散大的风险,因此,未经治疗的闭角型青光眼患者应避免使用度洛西汀。与SSRI及TCA等合用时,由于其代谢受到抑制,血药浓度增加,发生药物不良反应的危险性增加,应注意调整药物剂量。

(四)选择性NE再摄取抑制剂

选择性NE再摄取抑制剂(NRI)相对单纯地阻断中枢神经突触前膜对NE的再摄取,使NE系统功能得以平衡,但不影响5-HT的再摄取,如瑞波西汀(reboxetine)。

瑞波西汀于1997年首先在英国上市,是第一个完全意义上的选择性NE再摄取抑制剂(NRI)。对5-HT影响轻微,仅有弱的抗胆碱活性,对中枢神经系统其他受体几乎无亲和力。口服迅速吸收,服用后2 h后血药浓度达峰值,推荐剂量为8~12 mg/d,分2次服用,2~3周逐渐起效。

适用于不典型抑郁症、伴躯体疼痛的抑郁症、季节性情感障碍、伴帕金森病的重度抑郁和卒中后迟滞性抑郁等,对焦虑障碍也有一定的疗效。

常见的不良反应有焦虑、失眠、头痛、心动过速、多汗、勃起困难、早泄、静坐不能、眩晕、体位性低血压和中度抗胆碱能效应等。主要的禁忌证为妊娠、分娩、哺乳期妇女;癫痫、青光眼、前列腺增生导致排尿困难、血压过低者禁用。

(五)α_2-拮抗和$5-HT_2$、$5-HT_3$拮抗剂

α_2-拮抗和$5-HT_2$、$5-HT_3$拮抗剂即NE能及特异性5-HT能抗抑郁药,代表性药物为米氮平(mirtazapine)。该药主要通过阻断NE神经元突触末梢的肾上腺素α_2自受体和对突触前5-HT神经元末梢有抑制作用的α_2异受体,可同时增加NE和5-HT的释放,使突触间隙中两种递质的浓度增高,又通过NE的释放而刺激5-HT神经元的兴奋性α_1肾上腺素受体来增强5-HT能神经元的放电和传导。

该药口服吸收快,不受食物影响,生物利用度约为50%,服用后约2 h血药浓度达峰值,3~4 d血药浓度达稳态,血浆半衰期为20~40 h,蛋白结合率80%,代谢后主要经肾脏随尿液排出。常用剂量为15~45 mg/d,多在晚上顿服(最好在临睡前服用)。

适用于各种抑郁,尤其是中、重度抑郁症的治疗。对有焦虑、激越和呆滞的症状,及有睡眠障碍、忧郁、有自杀倾向的各种年龄患者均有快速、强大和持久的疗效。

常见不良反应为镇静、嗜睡、头晕、疲乏、食欲和体重增加。有严重心、肝、肾疾病,以及白细胞计数偏低的患者慎用。

(六)单胺氧化酶抑制剂

单胺氧化酶(MAO)存在两种同分异构体即单胺氧化酶A(MAO-A)和单胺氧化酶B(MAO-B),它们能催化氧化生物体内的各种胺类物质(DA、5-HT、NE、色胺等),最终产物醛和过氧化氢与细胞的氧化密切相关。研究表明,单胺氧化酶在神经组织中过多,会

产生过量的胺代谢产物,而这些产物被认为是引发各类精神疾病的重要原因。

传统的不可逆性 MAOI 如苯乙肼、反苯环丙胺等,均为非选择性单胺氧化酶 A 和 B 阻断剂,抗抑郁效果与 TCA 相似。由于此类药物与其他药物相互作用多、可导致急性重型肝炎、患者在服用时需严格限制酪胺的摄入以防止高血压危象等原因,现已不作为一线抗抑郁药物使用。

可逆性 MAOI 的代表性药物为吗氯贝胺,能够选择性和可逆性抑制 MAO-A,对 MAO-B 的抑制作用短暂而轻微。口服吗氯贝胺的生物利用度为 55%,生物利用度随剂量增加而增加,血浆蛋白结合率为 50%,主要经肝代谢,清除半衰期 1 ~ 2 h,无活性代谢物。常用剂量为 300 ~ 600 mg/d,分 2 ~ 3 次口服。

与不可逆性 MAOI 相比,吗氯贝胺具有口服吸收迅速、达峰时间快(1 ~ 2 h),不受食物酪胺的影响、抑酶作用快、停药后酶活性恢复快、无抗胆碱能作用和心脏毒性、很少引起体重增加等特点,可用于治疗各型抑郁症。

常见不良反应有头疼、头晕、恶心、口干、便秘、失眠,少数患者血压减低。与奶酪、啤酒等酪胺含量高的食物同服可能引起高血压。

(七)5-HT 受体拮抗和再摄取抑制剂

5-HT 受体拮抗和再摄取抑制剂(SARI)的代表性药物主要有曲唑酮和萘法唑酮。该类药物药理作用复杂,性能独特、治疗范围广泛而又相对安全,对 5-HT 系统既有激动作用又有拮抗作用。

· 曲唑酮 ·

曲唑酮为四环结构的三唑吡啶衍生物,能阻断 5-HT 的重吸收,其代谢产物 m-氯苯基哌嗪(mCPP)具有拮抗 5-HT 作用。

该药口服吸收好,空腹服用曲唑酮约 1 h 达血药峰值浓度,与食物同服可能会增加药量的吸收,降低最高血药浓度同时延长达到最高浓度的时间。主要经尿排泄。常用剂量为 150 ~ 300 mg/d,最高剂量一般不得超过 400 mg/d,缓慢减量,分 2 ~ 3 次服用。作为改善睡眠的辅助治疗,可予 50 ~ 100 mg,睡前顿服。

临床主要用于治疗各种轻、中度抑郁障碍,特别是伴焦虑、失眠的轻、中度抑郁。除具有抗抑郁的作用外,因曲唑酮较强的 H_1、α_2 受体拮抗作用,有很强的镇静催眠作用,临床用于治疗失眠。

常见不良反应为嗜睡、疲乏、头晕、头痛、口干、体位性低血压(进餐时同时服药可减轻)、心动过速、恶心、呕吐等。少数患者可出现阴茎异常勃起。

禁用于低血压、室性心律失常患者。

· 萘法唑酮 ·

萘法唑酮是曲唑酮类似物,药理作用类似曲唑酮,具有抑制 5-HT 再摄取和拮抗 5-HT_2 受体作用。口服后能完全迅速吸收,1 ~ 3 h 内达血药浓度峰值,连续服药 2 ~ 5 d 达到血浆稳态浓度。半衰期为 2 ~ 5 h,大部分经粪便排泄。常用剂量为 300 ~ 500 mg/d,分 2 次口服,应缓慢加量。

萘法唑酮具有良好的抗抑郁效果,与丙米嗪相当。适用于轻、中度抑郁,尤其适用于伴有迟滞或睡眠障碍的抑郁症患者。

常见副作用有口干、嗜睡、头晕、乏力、恶心和便秘。近来有引起严重肝损伤发生的报道,已引起高度重视。

本药可轻度增高地高辛血药浓度,地高辛治疗指数低,两药不宜联用。

(八)其他抗抑郁药物

·安非他酮·

安非他酮(amfebutamone),也叫布普品(bupropion,丁氨苯丙酮),为 NE 及 DA 再摄取抑制剂(NDRIs),对 NE、5-HT、DA 再摄取有较弱的抑制作用。其抗抑郁作用可能与 NE 和(或)DA 能作用有关。口服用药后仅小部分能够被吸收,2 h 内达血药峰浓度,蛋白结合率为 85%,半衰期为 10~14 h。治疗抑郁症常用剂量为 150~450 mg/d,分 2~3 次服用。

此外,安非他酮通过增加伏隔核和蓝斑部位的神经突触间隙 NE、5-HT 及 DA 的浓度降低吸烟者对尼古丁的渴求,同时不引起戒断症状,成为美国市场上用于戒烟的第 1 种不含尼古丁的处方药。

常见的不良反应有激越、口干、失眠、头痛、恶心、呕吐、便秘、震颤、诱发癫痫与精神病性症状等。

不适合用于有精神病性症状的抑郁症及有癫痫病史者。禁止与 MAOI 联合使用。

·噻萘普汀·

噻萘普汀可增加突触前 5-HT 的再摄取,增加囊泡中 5-HT 的储存,且改变其活性,突触间隙 5-HT 浓度减少,而对 5-HT 的合成及突触前膜的释放无影响。可增加大脑皮质海马锥体细胞的活性,增加皮质及海马神经元对 5-HT 的再摄取,而对皮质下的 5-HT 神经元无影响。抗抑郁作用可能与药物能恢复神经可塑性、保护海马神经元有关。肝脏首过效应小,生物利用度高。半衰期为 2.5 h。推荐剂量为 12.5~37.5 mg/d,分次服用。

临床用于治疗抑郁障碍,尤其适用于轻、中度抑郁障碍。对抑郁伴发的焦虑症状亦有一定的疗效。

常见的不良反应有轻度的口干、便秘、失眠、多梦、头晕、体重增加、激惹、紧张、恶心等。有肾功能损害及老年患者应适当减少剂量。

·米安色林·

米安色林(mianserin)是一种四环类抗抑郁药,吸收快,达峰时间 3 h,达稳态浓度时间 6 d,主要由尿排出。抗抑郁疗效和 TCA 相近或稍逊;还有镇静、抗焦虑作用;无抗胆碱能作用,无心血管毒性作用。

口服剂量为 0~90 mg/d,可晚间 1 次顿服,从小剂量开始。

适用于各种抑郁障碍,特别适用于有焦虑、失眠的抑郁患者。但低血压、白细胞计数低的患者禁用。

本药抗胆碱能作用、心血管毒副作用小，对肝、肾功能影响小，主要不良反应有头晕、乏力、嗜睡。罕有粒细胞减少。

· 氟哌噻吨美利曲辛 ·

氟哌噻吨美利曲辛（flupentixol and melitracen）是一种氟哌噻吨和美利曲辛组成的复方制剂，每片含氟哌噻吨 0.5 mg 和美利曲辛 10 mg。氟哌噻吨作用于突触前膜 DA 自身调节受体，促进 DA 的合成和释放，使突触间隙 DA 含量增加；美利曲辛抑制突触前膜对 NE 和 5-HT 的再摄取，使突触间隙 NE 和 5-HT 含量增加。临床主要用于轻度的焦虑、抑郁。对神经衰弱、轻中度抑郁症、焦虑症、自主神经功能紊乱、多种焦虑抑郁状态、多种顽固性和慢性疼痛，如偏头痛、紧张性头痛（肌源性头痛）、三叉神经痛、幻肢痛等均有一定疗效。

· 阿戈美拉汀 ·

阿戈美拉汀是一种褪黑素类似物，既是褪黑素受体激动剂，也是 5-HT$_{2C}$ 受体拮抗剂。其抗抑郁的确切机制目前尚未明确。单纯的 5-HT$_{2C}$ 受体阻断剂并无抗抑郁作用。阿戈美拉汀抗抑郁的机制可能与增加海马部位神经元的可塑性及神经元增生有关。阿戈美拉汀可增加海马腹侧齿状回细胞增生及神经元再生，而这一部位与情绪反应有关。继续延长给药后，整个齿状回区域均出现细胞增生及神经元再生，表明阿戈美拉汀可不同程度地增加海马的神经再生，从而产生新的颗粒细胞。

· 腺苷甲硫氨酸 ·

腺苷甲硫氨酸（S-Aemesyl-L-Methionine, SAMe）是一种内源性甲基供体，可增加脑内儿茶酚胺（DA、NE），吲哚胺（5-HT、褪黑激素）及组胺等神经递质的合成。400 ~ 800 mg/d 肌内注射或静脉滴注具有快速的抗抑郁作用，15 ~ 20 d 为 1 个疗程。口服剂量 800 ~ 1 600 mg/d，比较适用于老年抑郁症及不能耐受其他抗抑郁药的不良反应者。不良反应轻微，有头疼、口干等。

第七节　抗胆碱药

一、抗胆碱药的作用机制

抗胆碱药分为 M 胆碱受体阻断药和 N 胆碱受体阻断药。M 胆碱受体阻断药阻碍乙酰胆碱或胆碱受体激动药与平滑肌、心肌、腺体细胞、外周神经节和中枢神经系统的 M 胆碱受体结合，表现出胆碱能神经被阻断或抑制的效应，通常对 N 胆碱受体兴奋作用影响较小。但是，阿托品及其类似药物的季铵类衍生物具有较强的拮抗 N 胆碱受体的活性，可干扰外周神经节或神经肌肉的传递。在中枢神经系统如脊髓、皮质和皮质下中枢水平,其胆碱能传递涉及 M 和 N 胆碱受体的功能,大剂量或毒性剂量的阿托品及其相关药物通常对中枢神经系统具有先兴奋后抑制的作用;季铵类药物由于较难透过血脑屏障,因此,对中枢的影响较小。

N 胆碱受体阻断药又可分为 N_N 受体阻断药(神经节阻断药)和 N_M 受体阻断药(骨骼肌松弛药)。N_N 受体阻断药能与神经节的受体结合,竞争性地阻断 Ach 与受体结合,使 Ach 不能引起神经节细胞去极化,从而阻断神经冲动在神经节中的传递。N_M 受体阻断药能作用与神经肌肉接头后膜的 N_M 胆碱受体,产生神经肌肉阻滞的作用,故亦称为神经肌肉阻滞药,为全麻用药的重要组成部分。按其作用机制不同,可分为去极化型肌松药和非去极化型肌松药。肌松药只能使骨骼肌麻痹,而不产生麻醉作用,不能使患者的神志和感觉消失,也不产生遗忘作用。

本节主要讨论 M 胆碱受体阻断药及其在麻醉治疗中的应用。

二、M 胆碱受体阻断药

·阿托品·

阿托品系从茄科植物颠茄、曼陀罗或莨菪等提取的生物碱。天然存在于植物中的生物碱为左旋莨菪碱,性质不稳定。经提取处理后,得到稳定的消旋莨菪碱,即阿托品。

【体内过程】

口服或黏膜给药均易吸收,口服后药物分布于全身,1 h 后作用达高峰,半衰期约为 2 h。阿托品主要经组织或肝内的酶水解,生成托品和托品酸。12 h 内约 60% 以原型经尿排出,其余经肝代谢为游离托品碱基和与葡糖醛酸的结合物,仅少量从各种分泌液及粪便中排出。

【药理作用】

阿托品与 M 胆碱受体结合后,由于其本身的内在活性小,不能激动受体,反而阻碍 ACh 和其他拟胆碱药与受体结合,从而拮抗 ACh 的作用。阿托品对外源性 ACh 的拮抗作用强于内源性 ACh,这可能是因为胆碱能神经末梢所释放的 ACh 离受体较近,导致在神经-效应器接头内有高浓度的神经递质达到受体。阿托品对 M 胆碱受体的阻断作用有相当高的选择性,但大剂量时也可阻断神经节的 N 受体。阿托品对各种 M 受体亚型的选择性较低。

阿托品的作用广泛,不同效应器上的 M 胆碱受体对阿托品的敏感性不同,随着剂量增加,可依次出现腺体分泌减少、瞳孔扩大、调节麻痹、心率加快、胃肠道及膀胱平滑肌抑制,大剂量可出现中枢症状。

【临床应用】

(1)麻醉前用药:阿托品常用作麻醉前用药,可抑制唾液腺、消化道和呼吸道的分泌,防止分泌物阻塞呼吸道而引起吸入性肺炎;降低迷走神经张力,预防术中内脏牵拉引起的缓慢型心律失常。

(2)抗心律失常:阿托品能解除迷走神经对心脏的抑制作用,常用于治疗迷走神经过度兴奋所致的窦房传导阻滞、房室传导阻滞等缓慢型心律失常。对于器质性的房室传导阻滞无效，即使增大剂量仍不可能使情况改善，甚至引起心律进一步紊乱。对窦房结功能低下引起的室性异位节律有较好的疗效。

（3）解除平滑肌痉挛：可用于各种内脏绞痛，对胃肠绞痛及膀胱刺激症状等疗效较好；对胆绞痛和肾绞痛常与镇痛药合用；由于阿托品能松弛膀胱逼尿肌及增加括约肌张力，可用于治疗遗尿症。

（4）抗休克：临床主要用于暴发型流行性脑脊髓膜炎、感染性菌痢、中毒性肺炎等所致的感染性休克，可用大剂量阿托品治疗，能解除血管痉挛、舒张外周血管、改善微循环、增加重要器官的血流灌注。但对休克伴有高热或心动过速者不宜用阿托品。

（5）解救有机磷酸酯类中毒：大剂量阿托品注射是有机磷中毒解救的重要措施。阿托品要足量和反复持续使用，直至 M 胆碱受体兴奋症状消失或出现阿托品轻度中毒症状（阿托品化）。对于中度和重度中毒病例，还必须合用胆碱酯酶复活剂。

（6）眼科用于扩瞳检查眼底、验光及治疗虹膜睫状体炎。

【禁忌证】
青光眼、幽门梗阻及前列腺肥大者禁用；心肌梗死、心动过速及高热者慎用。

【不良反应】
阿托品作用非常广泛，当某一药效作为治疗作用时，其他作用便成为副作用。常见的有口干、视力模糊、心悸、皮肤干燥、潮红、体温升高、排尿困难、便秘等。随着剂量增大，其不良反应逐渐加重，甚至出现中枢中毒症状，如躁动、不安、呼吸加深加快、谵妄、幻觉、定向障碍、震颤、木僵、惊厥等，最后可致昏迷和呼吸衰竭。临床上把这种中枢毒性反应叫作中枢抗胆碱能综合征，静脉注射毒扁豆碱可迅速纠正。

·盐酸戊乙奎醚·

盐酸戊乙奎醚化学名称为3-（2-环戊基-2-羟基-2-苯基乙氧基）奎宁环烷盐酸盐，是我国学者研制的国家一类新药。

【体内过程】
健康成人肌内注射 1 mg 盐酸戊乙奎醚后，2 min 可在血中检测出盐酸戊乙奎醚，约 0.56 h 血药浓度达峰值，峰浓度约为 13.20 μg/L，消除半衰期约为 10.35 h。该药可透过血-脑屏障，主要由尿和粪便排泄，24 h 总排泄为给药量的 94.17%。

【药理作用】
盐酸戊乙奎醚系新型选择性抗胆碱药，能与 M、N 胆碱受体结合，抑制节后胆碱能神经支配的平滑肌与腺体生理功能，对抗乙酰胆碱和其他拟胆碱药物的蕈碱样及烟碱样作用，能透过血-脑屏障，故同时具有较强、较全面的中枢和外周抗胆碱作用。该药对 M 受体具有明显选择性，即主要选择作用于 M_1、M_3 受体，而对 M_2 受体的作用较弱或不明显，不阻断突触前膜 M_2 受体调控神经末梢释放 ACh 的功能，一般不引起心动过速。同时，该药对 N_1、N_2 受体也有一定作用。该药能较好地对抗乙酰胆碱的作用，解除因体内大量释放乙酰胆碱、引起迷走神经高度兴奋所致的平滑肌痉挛;解除肺、脑微血管的持续痉挛引起的急性微循环功能障碍。同时,该药消除半衰期长达 10 h 左右,给药次数可减少。能较好地拮抗有机磷毒物(农药)中毒引起的中枢中毒症状,如惊厥、中枢呼吸循环衰竭和烦躁不安等;在外周也能较强地拮抗有机磷毒物(农药)中毒引起的毒蕈碱样中毒症状,如支气管平滑肌痉挛和分泌物增多、出汗、流涎、缩瞳及胃肠道平滑肌痉挛和收缩等。它还能增加呼吸频率和呼吸流量。

【临床应用】

(1)麻醉前用药:可以抑制唾液腺和气道腺体分泌。

(2)解救有机磷毒物(农药)中毒:用于有机磷毒物(农药)中毒急救治疗和中毒后期或胆碱酯酶(ChE)老化后维持阿托品化。

(3)肺保护:扩张支气管平滑肌,解除肺血管平滑肌痉挛,抑制炎性介质释放,起到抗炎作用。

【禁忌证】

青光眼患者禁用。

【不良反应】

治疗剂量时常常伴有口干、面红和皮肤干燥等。如用量过大,可出现头晕、尿潴留、谵妄和体温升高等。一般不须特殊处理,停药后可自行缓解。

·东莨菪碱·

东莨菪碱(scopolamine)是洋金花中的主要有效成分,通常占洋金花生物碱的 80%~85%。

【体内过程】

东莨菪碱口服吸收较阿托品差,肌内注射吸收迅速而完全,可通过血-脑屏障和胎盘屏障。脑内分布以纹状体、大脑皮质及海马较多,膈区和间脑次之,低位脑干和小脑较低。大部分东莨菪碱在肝内代谢消除,仅很小部分以原型由尿排出。

【药理作用】

(1)中枢作用:东莨菪碱对中枢神经系统的作用最强,具有抑制和兴奋的双相作用,但以抑制为主。小剂量即有明显的镇静作用,较大剂量产生催眠。东莨菪碱偶尔可引起欣快感,个别患者可引起不安、激动、幻觉及谵妄等阿托品样兴奋症状。东莨菪碱的中枢抑制作用机制尚不清楚。东莨菪碱的遗忘作用强,并能增强吗啡类的镇痛作用,可能是阻断中枢 M 胆碱受体的结果。一般认为东莨菪碱可轻度兴奋呼吸中枢,对吗啡的呼吸抑制作用具有微弱的拮抗作用。

(2)外周作用:东莨菪碱的外周作用和阿托品相似,仅在强度上有所不同。其扩瞳、调节麻痹和抑制腺体分泌作用比阿托品强,但对平滑肌解痉及对心血管的作用较弱。

【临床应用】

（1）麻醉前用药：通常与吗啡或哌替啶合用，抑制腺体分泌，而且具有中枢抑制作用，亦不易引起心动过速。老年患者易引起谵妄，儿童易使体温失控，宜慎用。

（2）防治晕动病：防晕作用可能与其抑制前庭神经内耳功能或大脑皮质功能有关，可与苯海拉明合用以增加疗效。以预防给药效果好，如已出现晕动病症状再用药则疗效差。

（3）治疗帕金森病：东莨菪碱对帕金森病有一定疗效，可改善患者的流涎、震颤和肌肉强直等症状。

（4）治疗银屑病：有临床病例报道东莨菪碱联合丙泊酚成功治疗银屑病。其治疗作用是通过拮抗中枢毒蕈碱型 ACh 受体（大脑中胆碱能受体的主要类型）而产生的。毒蕈碱受体在药理上进一步细分（M_1、M_2 和 M_3）。东莨菪碱被认为对 M_1 受体具有选择性拮抗。东莨菪碱对于中枢神经系统作用较强，能够产生一定的麻醉作用，且能够通过下丘脑–垂体–肾上腺皮质系统调节轴，并抑制乙酰胆碱的类组胺作用，减少体内的超敏反应，抑制自身免疫，从而改善银屑病的发作。东莨菪碱能够直接抑制副交感神经，通过抑制节前纤维而抑制交感神经，改善体内交感–副交感平衡，能够改善银屑病患者微循环，从而改善患者银屑病情况。

（5）在儿科中的应用：在儿童支气管肺炎、新生儿缺血缺氧性脑病、早产儿肺透明膜病等的治疗中，东莨菪碱干预的治疗组的疗效均明显高于对照组。

（6）静脉复合麻醉：可与哌替啶、氯丙嗪等组成复合麻醉，但因麻醉作用弱，不良反应多，目前临床少用。

（7）戒毒：用于阿片类和烟草依赖的戒断，有一定效果。东莨菪碱与氯丙嗪联合对海洛因依赖者戒毒，控制症状好、安全、副作用小，是一种值得推广的戒毒治疗方法。

【禁忌证】

同阿托品。

【不良反应】

有时会引起烦躁、幻觉等兴奋症状，主要见于老年人。其余不良反应与阿托品相似，但多数程度较轻。

·山莨菪碱·

山莨菪碱是我国科研人员 1965 年 4 月从茄科植物唐古特莨菪中天然分离出的生物碱，故也称 654，其人工合成品为消旋体，称 654-2。因口服吸收较差，故多注射给药。山莨菪碱具有明显的外周抗胆碱作用，对抗 ACh 所致的平滑肌痉挛和心血管抑制作用与阿托品相似而稍弱，能解除小血管痉挛，改善微循环，降低血黏度，抑制血小板聚集，增加组织的血液灌注量。但其扩瞳和抑制唾液分泌的作用仅为阿托品的 1/20 ~ 1/10。此外，山莨菪碱不易透过血–脑脊液屏障，因而中枢作用很弱。

山莨菪碱作用选择性高，副作用少，主要用于治疗各种感染中毒性休克，用于治疗内脏平滑肌绞痛、急性胰腺炎等。不良反应及禁忌证与阿托品相似。

·格隆溴铵·

格隆溴铵又名胃长安或甲吡戊痉平,为合成的 M 胆碱受体阻断药,是苯乙醇酸取代托品酸的结合物。本品含有季氨基,为季铵化合物,难以透过血-脑脊液屏障,故无明显中枢作用。格隆溴铵的外周抗胆碱作用强而持久,抗毒蕈碱作用为阿托品的 5~6 倍,作用维持时间较阿托品长 3~4 倍。其作用特点是抑制胃酸分泌的作用较为确实,而胃肠道解痉作用不甚确定。

格隆溴铵可用作麻醉前用药,对心率影响较小,剂量为 4~8 μg/kg,肌内注射。

三、N_N 胆碱受体阻断药

N_N 胆碱受体阻断药又称神经节阻断药,能选择性地与神经节细胞的 N_1 胆碱受体结合但不激动受体,竞争性地阻断 ACh 与受体结合,使节前纤维末梢释放的 ACh 不能引起神经节细胞的去极化反应,从而阻断了神经冲动在神经节中的传递。神经节阻断药有非季铵类和硫化物类,临床常用的有非季铵类的美卡拉明和硫化物类的樟磺咪芬。

【体内过程】

非季铵类和硫化物类口服不易吸收,药物吸收后主要分布于细胞外液,以原型经肾排泄,因胃排空缓慢,大量药物同时进入小肠,易引起低血压和虚脱。非季铵类药物美卡拉明口服易吸收,吸收后在肝肾中浓度高,排泄慢,作用时间持久。

【药理作用】

神经节阻断药选择性低,对交感神经节和副交感神经节都有阻断作用。由于多数器官是由交感神经和副交感神经双重支配的,因此,这类药物对效应器的具体效应要视两类神经对该器官的支配以何者占优势而定。

(1)心血管系统:交感神经对血管的支配占优势,用神经节阻断药后,可使血管尤其是小动脉扩张,总外周阻力下降,加上静脉血管扩张,回心血量和心排血量减少,血压下降。由于副交感神经对窦房结的支配占优势,用药后可使心率加快。

(2)眼:副交感神经对睫状肌和瞳孔括约肌的支配占优势,使睫状肌和瞳孔括约肌松弛,因此,用药后有扩瞳和调节麻痹的作用。

(3)平滑肌和腺体:内脏平滑肌和腺体以副交感神经支配占优势,用药后抑制胃肠道蠕动,引起便秘;还可使膀胱平滑肌松弛,导致尿潴留。抑制腺体分泌,引起口干等。

此类药物的作用特点是降压作用强大、迅速而可靠,但作用维持时间较短。反复给药容易产生耐受性,因此,用药剂量必须个体化。这类药一般禁用于冠心病、肾功能不全和青光眼。

【临床应用】

神经节阻断药早期主要用于治疗高血压,由于作用过于广泛,因而不良反应多,且降压作用过强过快,常使血压调节失灵,易致直立性低血压。通过临床经验的积累和基础研究的深入,现已不再用于治疗轻、中度高血压,仅用于高血压脑病、高血压危象和其他降压药无效的危重高血压患者。神经节阻断药还可用于麻醉时控制血压,以减少手术区出血。也可用于主动脉瘤手术,尤其是当禁忌使用β肾上腺素受体阻断剂时,此时应用神经节阻断药不仅能降压,而且能有效地防止因手术剥离而撕拉组织所造成的交感神经反射,使患者血压不会明显升高。

第八节　其他麻醉治疗药物

抗癫痫药和抗肌痉挛药在麻醉治疗中发挥重要作用,右美托咪定也逐步应用于麻醉治疗。

一、抗癫痫药

从麻醉治疗学的观点出发,麻醉相关的疼痛通常分为伤害感受性和神经源性疼痛两大类。伤害感受性疼痛对抗炎镇痛药和阿片类药物反应较好,而神经源性疼痛对抗癫痫类药物反应较好。因此,抗癫痫药物如卡马西平、加巴喷丁等常被用于治疗神经病理性疼痛如三叉神经痛、带状疱疹后神经痛及糖尿病性神经痛。由于癫痫和神经源性疼痛在病理生理学和生物化学机制方面有惊人的相似性,神经受损后产生的"wind-up"现象和癫痫患者中海马神经元"点燃"现象的病理生理过程非常相似。但是由于神经源性疼痛的复杂性,以及不同的抗癫痫药的作用靶点是不同的受体或神经递质,一种抗癫痫药物不可能对所有的神经源性疼痛都有效,即使对于具有相同疼痛症状的不同患者,药物效果也不一致,因此,对一个患者用哪种抗癫痫药主要是根据临床疗效,当治疗失败时,就有充足的理由更换另外一种抗癫痫药。此外,抗癫痫药可单用于不能耐受抗抑郁治疗的患者,也可用于阿片类药物引起的肌阵挛者。

(一)常用的抗癫痫药

·卡马西平·

卡马西平(carbamazepine)又称得利多,是一种三环类抗抑郁药的亚氨基芪类化学衍生物,它能降低钠和钾通道的传导,由于离子导电的阻滞具有频率依赖的特点,卡马西平能抑制Aδ及C纤维的自发放电及神经细胞的过度兴奋状况,但不影响运动及感觉神经的正常传导。其可能是通过作用于γ-氨基丁酸(γ-aminobutyric acid,GABA)B受体而产生镇痛效应,并与调节钙通道有关。药理作用表现为抗癫痫、抗神经性疼痛、抗躁狂-抑郁症、改善某些精神疾病的症状。口服给药后通常 4~8 h 达到血药峰浓度,半衰期为 10~20 h,生物利用度为58%~85%,血浆蛋白结合率约为76%,但随血浆 α-L-酸糖蛋白浓度而变化。

卡马西平主要用于三叉神经痛和舌咽神经痛发作,亦用作三叉神经痛缓解后的长期预防性用药,也可用于脊髓结核和多发性硬化、糖尿病性周围性神经痛、幻肢痛和外伤后神经痛及带状疱疹后神经痛。

卡马西平能和多种药物尤其是其他抗惊厥药发生药物反应。卡马西平的初始剂量通常是 100 mg, 每日 2 次, 随后根据疼痛控制情况每日增加剂量达最佳疗效, 直至 400 mg, 每日 2 ~ 3 次, 建议每日最大剂量不超过 1 200 mg。

70% 的患者在服用卡马西平后会发生一些副作用, 最常见的副作用包括嗜睡、头晕和共济失调, 然而这仅仅造成约 7% 的患者退出治疗。因此, 建议要逐步滴定药物的剂量, 以便将副作用降到最低。卡马西平不良反应较多, 常见的是中枢神经系统反应, 表现为视物模糊、复视、眼球震颤。较少见的不良反应有变态反应、史-约 (Stevens-Johnson) 综合征或中毒性表皮坏死溶解症、皮疹、荨麻疹、瘙痒, 儿童行为障碍、严重腹泻、红斑狼疮样综合征。罕见的不良反应有腺体病、心律失常或房室传导阻滞、骨髓抑制、中枢神经系统中毒、过敏性肝炎、低钙血症等。偶见粒细胞减少、可逆性血小板减少、再生障碍性贫血。用药期间应建议患者每隔 6 个月做一次血液方面的检查。

有房室传导阻滞、血清铁严重异常、骨髓抑制、严重肝功能不全等病史者禁用。孕妇、哺乳期妇女及老年患者慎用。

· 加巴喷丁 ·

加巴喷丁 (gabapentin) 又称诺立汀, 可能是目前研究最多的治疗神经源性疼痛的抗惊厥药。由于其有一个与 γ-氨基丁酸 (GABA) 相类似的化学结构, 因此, 命名为加巴喷丁。目前积累的证据指出, 加巴喷丁的药理作用是多方面的: 在中枢神经系统中主要与突触前神经元背角电压门控 N 型和 P/Q 型-钙离子通道上的 $\alpha_2\delta$ 亚基相结合, 抑制活性钙离子的兴奋串联; 另外, 加巴喷丁能增加中枢神经系统中 GABA 的容量, 并且可能通过抑制 α-氨基-3-羟基-5-甲基-4-异噁唑丙酸 (AMPA) 受体而间接地抑制 NMDA 受体。

加巴喷丁容易通过血脑屏障, 很少与其他药物发生相互作用。患者使用加巴喷丁时无须监测血药浓度和常规检查肝功能, 即使在长期使用的情况下也如此。加巴喷丁的起始剂量为每日 900 mg, 通常第 1 天 300 mg, 晚间服用, 第 2 天 300 mg/次, 每日 2 次, 第 3 天 300 mg/次, 每日 3 次, 然后将这个剂量维持 1 周。如果治疗 1 周后未达到治疗效果, 可以按每周增加 300 mg 的剂量逐步递增, 直至每日 3 600 mg, 分 3 次服用。

加巴喷丁主要用于神经病理性疼痛, 包括糖尿病病性周围性神经痛、带状疱疹后神经痛、幻肢痛和外伤后神经痛等。

不良反应包括嗜睡、眩晕、步态不稳、疲劳感和周围性水肿, 常见于用药早期。从小剂量开始, 缓慢增加剂量, 多数人能耐受。儿童偶尔出现急躁、易怒, 停药后消失。

已知急性胰腺炎患者禁用此药。

· 普瑞巴林 ·

普瑞巴林 (pregabalin) 是一个 3-烷基化 GABA 同型体, 化学名为 (S)-3-氨甲基-5-甲基己酸, 分子式为 $C_8H_{17}NO_2$, 分子量为 159.23。结构上与加巴喷丁类似。同加巴喷丁一样, 它不作用于 GABA 受体, 但它与电压门控钙通道上的 $\alpha_2\delta$ 亚基相结合, 减少钙离子内流至突触前神经终板, 从而减少兴奋性神经递质如谷氨酸、P 物质和 NE 从突触前膜释放, 使突触后膜上被激活的受体减少, 减少神经元的过度兴奋。

普瑞巴林的起始剂量为每次 75 mg，每日 2 次，根据治疗反应，1 周内可增加到每次 150 mg，每日 2 次，然后逐步增加到每日 450 mg，最大推荐剂量为每日 600 mg。

普瑞巴林主要用于治疗糖尿病神经痛和带状疱疹后神经痛。与加巴喷丁相比具有更好的生物利用度和线性药动学，因此，它能迅速起效（用药 1 d 后即可起效，1 周内即有治疗效果），缩短和简化了调整药物剂量的时间，且可以每日 2 次给药，临床应用更加方便。近来一些报道称普瑞巴林能治疗其他类型的疼痛，如纤维肌疼痛症、红斑性肢痛及术后痛等，但这需要更多的临床试验和更进一步的研究来确认。此外有众多文献证实，作为多模式镇痛用药之一，术前给予足够剂量的普瑞巴林（150 ~ 300 mg）可以减轻术后急性痛，减少术后阿片类药物用量，减少术后慢性神经痛和慢性疼痛的发生，有利于患者康复。

普瑞巴林最常见的不良反应是眩晕和嗜睡，但多数为轻中度，且呈剂量相关性。

（二）其他抗癫痫药物

·奥卡西平·

奥卡西平（oxcarbazepine）又称确乐多，主要是通过阻滞脑细胞电压依赖性钠通道，从而稳定过度兴奋的神经细胞膜，抑制神经元重复放电，减少神经冲动的突触传递。

奥卡西平的常用剂量通常从每日 150 mg 开始，通常用法是每日 2 次，每隔 1 周增加 150 mg，直至每日 1 800 mg。

奥卡西平主要用于治疗三叉神经痛、糖尿病性神经痛、带状疱疹后神经痛，以及其他源性神经痛。

用药初期可出现乏力、头晕等轻度不良反应。常见不良反应有眼震、共济失调、皮疹等。少见的有白细胞减少、肝功能异常等。慎用于肝功能损害、妊娠期、哺乳期妇女。

·托吡酯·

托吡酯（topiramate）又称妥泰，是一种由氨基磺酸酯取代单糖的、结构独特的新型抗惊厥药物，用于成人和儿童的癫痫部分或大发作的辅助治疗。

托吡酯的起始剂量通常是睡前 25 mg，以后每周增加 50 mg，直到每日 400 mg（1 次 200 mg，每日 2 次）。

托吡酯目前主要用于偏头痛的预防用药，并在糖尿病性神经病变疼痛方面具有治疗前景，但在其他类型的神经痛中的应用还需要验证。

托吡酯的副作用包括疲劳、乏力、畏食、体重减轻、头晕、震颤、认知功能障碍和尿石症等，缓慢滴定可以减少这些副作用的发生。认知功能损害包括注意力集中困难、言语迟疑和寻词困难。托吡酯具有微弱的碳酸酐酶抑制剂的活性，因此，可以导致尿石症。

·唑尼沙胺·

唑尼沙胺（zonisamide）从结构上来说是一种氨苯磺胺类制剂，又名唑利磺胺。它通过阻滞钠通道和 T 型钙通道发挥作用，也可能通过增加 GABA 的释放，以及促进多巴胺和 5-HT 神经递质传递而起作用。

唑尼沙胺的起始用量是临睡前 100 mg,以后每 2 周可以增加 200 mg,直到最大剂量每日 400 mg。

唑尼沙胺是一种新型的抗惊厥药,首先在日本用来控制癫痫小发作,然后被引入美国和欧洲。少数开放性研究显示,唑尼沙胺在治疗神经性疼痛方面有一些效果,但也并非有很惊人的效果,其在疼痛治疗上的作用还有待于进一步的研究。

不良反应主要有困倦、乏力、食欲下降、白细胞降低、ALT 升高等,偶见过敏反应、复视、视觉异常。妊娠期妇女禁用,连续用药中不可急剧减量或突然停药,服药过程中应定期检查血常规及肝肾功能。

二、抗肌痉挛药

运动障碍性疾病(movement disease)过去又称为锥体外系疾病(extrapyramidal disease),是神经系统疾病的一类,临床上常将其分类为少动性疾病(hypokinetic disease)如帕金森病(Parkinson disease)和多动性疾病(hyperkinetic disease)如亨廷顿病(Huntington's disease)。其临床表现以病理性肌挛缩为特征。运动障碍性疾病的主要生化变化各不相同,涉及基底节(大脑皮质的一组灰色核团,包括尾状核、壳核、苍白球、丘脑底核和黑质,其中壳核与苍白球合称豆状核,苍白球、尾状核与壳核总称纹状体)递质生化异常或环路活动紊乱,治疗则应基于递质异常和环路活动紊乱,包括对因、对症和其他治疗,对全身或局部肌张力增高者可用抗肌痉挛药物治疗。

·巴氯芬·

巴氯芬(baclofen)是一种 γ-氨基丁酸 β 受体激动药及 P 物质拮抗药,提高初级传入神经元的兴奋阈值,减少突触前兴奋性氨基酸的释放,故可致单或多突触的传递抑制。适用于缓解肌张力增高,减少伸肌和屈肌痉挛程度与频度,对口下颌肌张力障碍等局限性肌张力增高等亦有效。

巴氯芬在胃肠道中吸收迅速而完全,在 72 h 内,摄入量中约 75% 经肾脏排出,其中代谢物约占 5%。摄入量的其余部分,包括占 5% 的代谢物从粪便排出。巴氯芬的初始剂量为 5 mg,每日 3 次,应逐渐增加剂量,每隔 3 d 增服 5 mg,直至所需剂量,可根据患者的反应具体调整剂量。对本品作用敏感的患者初始剂量应为每日 5 ~ 10 mg,剂量递增应缓慢。常用剂量为每日 30 ~ 75 mg,根据病情可达每日 100 ~ 120 mg。对于儿童,巴氯芬每日剂量为 0.75 ~ 2 mg/kg,对 10 岁以上儿童,每日最大剂量可达 2.5 mg/kg。通常治疗开始时每次 2.5 mg,每日 4 次。大约每隔 3 d 小心增加剂量,直至达到儿童个体需要量。推荐的每日维持治疗量如下:12 个月 ~ 2 岁儿童,10 ~ 20 mg;2 ~ 6 岁儿童,20 ~ 30 mg;6 ~ 10 岁儿童,30 ~ 60 mg(最大量为 70 mg)。

巴氯芬主要用于治疗脊髓性痉挛和多发性硬化相关性痉挛,缓解多种疾病引起的骨骼肌痉挛和疼痛,如多发性硬化、脊髓空洞症、脊髓肿瘤、横贯性脊髓炎、脊髓外伤和运动神经元病伴随的骨骼肌痉挛和疼痛。此药对脑血管病、脑性瘫痪、脑膜炎、颅脑外伤后的肌肉痉挛和疼痛也有效。

· 乙哌立松 ·

乙哌立松(eperisone)是一种能同时作用于中枢神经系统和血管平滑肌,缓和骨骼肌紧张并改善血流,从多方面阻断骨骼肌和恶性循环,改善各种肌紧张症状的药物。它可以缓解骨骼肌张力亢进,抑制脊髓反射,通过抑制单突触及多突触电位而降低过高的肌张力;通过对血管平滑肌细胞的 Ca^{2+} 拮抗作用和对交感神经抑制作用而使血管扩张;同时对脊髓痛觉递质 P 物质具有拮抗作用,在缓解痉挛肌张力中不降低骨骼肌的正常张力。

乙哌立松可以改善多种疾病引起的肌紧张状态和疼痛,如颈肩臂综合征、肩周炎、下腰痛及腰腿痛;同时可以缓解多种疾病所引起的肌痉挛和疼痛,如脑血管意外、脊髓损伤后各种脊髓疾病所引起的痉挛性麻痹和脑、脊髓手术后、颅脑外伤后肌萎缩侧索硬化症、脑性瘫痪、脊髓小脑变性病、脊髓血管障碍等。常用剂量为成人每次 50 mg,每日 3 次。

主要的不良反应有腹痛、恶心、呕吐、食欲缺乏、腹泻或便秘等消化道症状,另外会出现无力、站立不稳、头晕、嗜睡、失眠、头痛、知觉减退、发热、口干、皮疹等症状。

· 氯唑沙宗 ·

氯唑沙宗(chlorzoxazone)是中枢性肌肉松弛剂,主要作用于脊髓和大脑皮质下区域而产生肌肉松弛效果。口服后 1 h 内起效,持续 3~4 h。适用于各种急慢性软组织(肌肉、韧带、筋膜)扭伤、挫伤,运动后肌肉酸痛、肌肉劳损所致的疼痛、由中枢神经病变引起的肌肉痉挛,以及慢性筋膜炎。

氯唑沙宗成人每次 0.2~0.4 g,每日 3 次。

氯唑沙宗不良反应以恶心等消化道症状为主,其次是头晕、嗜睡等神经系统反应,不良反应一般较轻微,停药后可自行消失或缓解。

肝肾功能损害者慎用。与吩噻嗪类、巴比妥酸类衍生物等中枢抑制剂及单胺氧化酶抑制剂药合用时,应减少用量。

· A 型肉毒毒素 ·

A 型肉毒毒素(type A botulinum toxin)是一种神经肌肉松弛药,注入肌肉终板区后,抑制突触前运动神经释放乙酰胆碱,从而导致肌无力。

A 型肉毒毒素主要用于肌痉挛性疾病,尤其是眼睑痉挛、口下颌肌张力障碍、痉挛性斜视、痉挛性构音障碍、书写痉挛、扭转痉挛、偏侧面肌痉挛,以及某些(麻痹性、共同性内分泌致)斜视。

副作用主要是疼痛、肌肉无力等,注射于不同部位,并发症也不相同;可能出现眼睑下垂、复视、吞咽困难、咀嚼无力、构音障碍、失声,以及面部肌肉、手部肌肉无力或瘫痪,与该毒素作用部位肌肉有关,数周后自然恢复。

三、肾上腺素受体激动剂

·右美托咪定·

右美托咪定(dexmedetomidine)是高度选择性的 α_2 肾上腺素受体激动剂,对 α_2 受体的选择性较 α_1 受体高 1 600 倍。1999 年美国药品与食品管理局(FDA)批准应用于重症监护病房(ICU)镇静。2009 年右美托咪定在我国上市。由于其具有良好的抗焦虑、镇静及镇痛作用,目前在手术患者气管插管、术中及 ICU 患者机械通气时应用广泛。

【药理作用】

1. 作用机制

右美托咪定的镇静、催眠和抗焦虑作用通过作用于蓝斑核的 α_2 受体起效。α_2 受体激动剂能引发并且维持自然非动眼睡眠,对人类志愿者进行的交叉研究证实,右美托咪定引起的血流信号与自然睡眠状态下的血流信号相似。

右美托咪定也可通过作用于蓝斑核、脊髓,以及外周器官的 α_2 受体产生镇痛作用。达到同等镇痛效果时,其脊髓用药比外周用药明显减少。提示其主要是通过脊髓 α_2 受体产生镇痛作用。其作用机制包括:①作用于脊髓背角的初级传入神经末梢的突触前膜受体,抑制神经递质的释放;②抑制脊髓广动力型神经元(wide- dynamic range neuron,WOR),较少 P 物质和其他伤害性感受神经递质的释放;③作用于脊髓背角传入神经末梢的突触后膜受体,从而抑制二级传入神经元的兴奋。纳洛酮不能阻断 α_2 受体激动剂的强效镇痛作用,提示阿片受体并非其作用机制所在。但其与阿片类药物合用时,可产生协同镇痛作用,又提示它们在受体后效应机制上具有相同的传导通路。

2. 对呼吸系统的影响

右美托咪定在镇静的同时对呼吸的影响轻微,通气的变化与正常睡眠非常相似。持续输注右美托咪定使血药浓度达到 15 ng/mL 时,仍可使自主呼吸充分得以保留,动脉氧合及 pH 值均无变化。浓度极高时,$PaCO_2$ 可增高 20% 。呼吸的主要变化是潮气量减少,而呼吸频率变化不大。与阿芬太尼合用时,可增强其镇痛作用,但不会进一步加重呼吸抑制。

3. 对循环系统的影响

α_2 受体激动剂同时通过外周与中枢机制作用于心血管系统。其主要心血管作用是减慢心率,降低全身血管阻力,间接降低心肌收缩力、心排血量和血压。右美托咪定肌注或静脉应用可引起少数患者出现严重心动过缓,偶尔发生窦性停搏,通常可自行缓解,或给予抗胆碱药缓解。

4. 对中枢神经系统的影响

右美托咪定还具有极强的抗焦虑作用,能强效抑制心理的恐慌。另外,右美托咪定还具有一定神经保护作用。在不完全脑缺血再灌注损伤的动物模型中,右美托咪定可减少脑组织坏死范围,改善神经系统预后。在大鼠惊厥模型中,右美托咪定促进痉挛的作用明显,这与抑制中枢 NE 能传导可易化惊厥的表达研究结果一致。但在临床尚无应用右美托咪定后发生惊厥的报道。

【临床应用】

作为麻醉辅助用药,右美托咪定在临床麻醉中主要用于镇静、抗焦虑、减少麻醉药的用量、降低麻醉和手术引起的交感兴奋效应,从而提高血流动力学的稳定。右美托咪定可用于麻醉诱导及术中维持,以及 ICU 机械通气患者的镇静。它可以减少清醒镇静及麻醉维持时其他镇静催眠药和阿片类药的用量。当手术患者心肌缺血风险较大时也可考虑应用。右美托咪定还可用于预防和治疗阿片类药物成瘾后的戒断症状;也可用于治疗老年患者术后谵妄。

【不良反应】

右美托咪定常见的不良反应为低血压、心动过缓及口干(由唾液分泌减少引起的)。通常可自行缓解,也可用抗胆碱药处理,无不良后果。右美托咪定肌内注射和静脉给药可引起严重心动过缓(<40 次/min),小部分患者偶尔可发生窦性停搏或暂停。迷走张力高、糖尿病、高血压、高龄、肝功能或肾功能有损伤的患者更易发生心动过缓,甚至窦性停搏,重度心脏传导阻滞和重度心室功能不全患者禁用。出现低血压或心动过缓应减量或停止给予右美托咪定,加快输液,抬高下肢,静脉注射阿托品或麻黄素。

第三章

围手术期的麻醉治疗

第一节　术中液体治疗

何谓液体治疗？即对体液容量不足的患者实施的旨在恢复有效循环容量和循环功能的一种治疗手段。液体输注种类、量和速度皆因患者的身体状况和体内水、电解质的平衡状态而不同。主要分为肠内和肠外两种途径。本章节涉及的主要是肠外。肠外液体治疗主要的目的是通过肠外液体的供给来维持机体的有效循环血容量,保证各器官和组织的氧供,同时维持机体水、电解质和酸碱代谢的平衡。

一、体液组成与分布

(一)人体体液组成

人体体液分为细胞内液和细胞外液,由 Na^+/K^+ 泵调节。细胞外液的主要功能是维持细胞营养并为电解质提供载体,维持正常的细胞外液容量,尤其是有效循环血容量是液体治疗的关键。

(二)体液分布

血液是由60%的血浆和40%的红细胞、白细胞和血小板组成,其中15%分布于动脉系统,85%分布于静脉系统。血浆中含有无机离子(主要是 Na^+ 和 Cl^-)和溶于水的大分子有机物(主要是白蛋白、球蛋白、葡萄糖和尿素),白蛋白是维持细胞外液胶体渗透压和血管内血浆容量的主要物质。

(三)体液中的电解质构成

主要阳离子:钠、钾、镁、钙等离子。

主要阴离子:氯、碳酸氢根离子。细胞内液以 K^+ 为主,细胞外液以 Na^+ 为主, Na^+ 是形成细胞外液渗透压的主要物质。

(四)水的生理功能

水是构成组织的重要成分,调节和维持体温的恒定,参与体内物质代谢和运输养料,润滑作用。

（五）每日正常生理需要量

围手术期间的生理需要量应从患者进入手术室开始计算，直至手术结束送返病房。

1. 计算方法

根据体重确定输入速度 [mL/(kg·h)]：

第一个 10 kg，4 mL/(kg·h)。

第二个 10 kg，2 mL/(kg·h)。

其后每 10 kg，1 mL/(kg·h)。

2. 液体补充

以晶体液为主，并根据监测结果调节 Na^+、K^+、Mg^{2+}、Ca^{2+}、HCO_3^- 的剂量。

（六）术中液体需要量

围手术期机体液体的需要量：①每日正常生理需要量；②术前禁食所致的液体缺失量或手术前累计缺失量；③麻醉手术期间的液体再分布；④麻醉导致的血管扩张；⑤术中失血、失液量。

目的是维持组织灌注正常，氧运输、电解质浓度和血糖在正常范围。

1. 术前累计缺失量

根据术前禁食的时间进行计算：计算术前呕吐、腹泻、利尿量；麻醉前的不显性过度失液（包括过度通气、发热、出汗等）。液体补充采用晶体液。

2. 麻醉手术期间的液体再分布（第三间隙转移量）

第一间隙是指组织间液，第二间隙是指快速循环的血浆，第三间隙液包括消化道内液、脑脊液、各种体腔（胸腔、腹腔、关节腔等）内的液体，正常状态下这些液体量很少，可以略而不计，但是特殊情况下，大量液体可淤积在第三间隙，对于一些危重患者造成不利影响。

麻醉手术期间体液再分布，如部分体液进入第三间隙，血管内部分体液转移，可导致血管内容量明显减少。围手术期第三间隙液体转移量约为 10 mL/(kg·h)。液体补充：采用晶体液，但临床补液量一般不计算第三间隙量。

有学者认为经典的第三间隙液体损失从未被直接测量过，而丢失的液体的实际位置仍不清楚。目前认为转移到间隙的液体通过淋巴管返回循环，因此，不会在流通中丢失。

3. 麻醉导致血管扩张补充量

麻醉导致有效血容量减少，故应补充并维持血容量正常或接近正常。液体补充：晶体液+胶体液。

4. 失血

金标准：称重法处理，参照输血指南：血红蛋白 70～100 g/L 原则。血小板明显缺少（≤50×10⁹/L）和血小板功能异常时，大量失血（≥5 000 mL）补充新鲜冰冻血浆（fresh frozen plasma，FFP）后术野仍明显渗血时，应输注浓缩血小板。

二、术中液体监测及治疗方案

(一)无创循环监测指标

1. 心率(HR)

围手术期间患者心率突然或逐渐加快,可能是低血容量的早期表现,但需与手术刺激、麻醉偏浅、血管活性药物作用和心脏功能异常等其他原因进行鉴别。

2. 无创袖带血压(NIBP)

一般维持术中收缩压>90 mmHg 或平均动脉血压(MAP)>60 mmHg;老年、高血压和重症脓毒血症患者,血压应该维持较高。血压下降除外麻醉过深或手术操作影响,应考虑循环血容量不足。

3. 尿量、颈静脉充盈度、四肢皮肤色泽和温度

尿量是反映肾灌注和微循环灌注状况可参考的指标,术中尿量应维持在 0.5 mL/(kg·h)以上,但麻醉手术期间抗利尿激素分泌增加,可影响机体排尿,故尿量并不能及时和准确地反映血容量的变化。颈静脉充盈度、四肢皮肤色泽和温度也是术中判断血容量状态的指标。

4. 脉搏血氧饱和度(SpO₂)

SpO₂是围手术期的重要监测项目,除监测呼吸外,在组织血流灌注良好的情况下,描记的SpO₂波形随呼吸变化明显则提示患者血容量不足;SpO₂波形不随呼吸变化,也不能完全除外患者血容量不足。

5. 超声心动图

经食道超声心动图(TEE)可有效评估心脏充盈的程度,帮助准确判定心脏前负荷和心脏功能,现逐步成为重症患者术中重要的监测项目。

(二)有创血流动力学监测指标

1. 中心静脉压(CVP)

CVP是术中判断与心血管功能匹配的血管内容量的常用监测指标,重症患者和复杂手术中应建立连续CVP监测。通常平卧位时压力传感器需放置在右第四肋间、腋中线水平,侧卧位时则应放置于右第四肋间、胸骨右缘水平,并在呼气末(无论自主呼吸或正压通气)记录,应重视CVP的动态变化,必要时可进行液体负荷试验。

2. 有创动脉血压(IABP)

有创动脉血压是可靠的循环监测指标。不仅可连续直观监测血压,动脉血压波型与呼吸运动的相关变化可有效指导输液,若动脉血压与呼吸运动相关的压力变化>13%,或收缩压下降 5 mmHg,则高度提示血容量不足。

3. 肺动脉楔压(PAWP)

PAWP是反映左心功能和左心容量的有效指标,PAWP升高是心脏容量增加或左心室功能异常的表现。

4. 动态血流动力学参数

相比静态监测指标如 CVP、BP、SvO_2、PAWP 等,近年来临床常使用动态血流动力学指标指导液体治疗。动态指标包括从动脉压力波中获得的收缩压变异度(SPV)、脉压变异度(PPV)和每搏心排血量变异度(SVV)等。在机械通气时,吸气相胸膜腔内压增高,导致右心回心血量减少,右心和左心的每搏心排血量(SV)下降,而呼气相则相反。吸气和呼气的交替导致 SV、动脉收缩压、脉压和指脉搏氧饱和度的波形发生变异。在正常人群,收缩压、脉压和 SV 的变异度<10%;而增大的变异度提示机体存在血容量不足,并且对扩容治疗有较好的反应。动态血流动力学参数指导液体治疗同样存在局限性。这些监测一般不能应用于:①自主呼吸的患者;②心律失常的患者;③潮气量<8 mL/kg 和高 PEEP 的患者;④开胸手术的患者;⑤存在右心力衰竭的患者等。

5. 混合静脉血氧饱和度(SvO_2)和中心静脉血氧饱和度($ScvO_2$)

SvO_2 和 $ScvO_2$ 不仅与心排血量、血色素和动脉血氧饱和度等反映全身氧供的参数呈正相关,而且还和组织的耗氧量呈负相关,即与全身的氧供需平衡相关,可用于指导液体治疗。

(三)相关实验室检测指标

1. 动脉血气、电解质、血糖、胃黏膜 pH(pHi)及血乳酸

在循环血容量和组织灌注不足时需及时进行动脉血气监测。pH 对于维持细胞生存的内环境稳定具有重要意义,二氧化碳分压(PCO_2)是反映呼吸性酸碱平衡的重要指标,标准碳酸氢盐(SB)和实际碳酸氢盐(AB)是反映代谢性酸碱平衡的指标,两者的差值可反映呼吸对[HCO_3^-]的影响程度。

电解质、血糖和肾功能指标如尿素氮(BUN)、肌酐(Cr)等的变化也需进行及时的监测。血乳酸和胃黏膜 CO_2(pHi)监测是评估全身,以及内脏组织灌注的有效指标,对围手术期患者的液体治疗具有重要的指导作用。

2. 血红蛋白(Hb)和血细胞比容(Hct)

贫血状态下机体的代偿机制包括:①心排血量增加;②全身器官的血流再分布;③增加某些组织血管床的摄氧率;④调节 Hb 与氧的结合能力,遇到术中出血量较多或液体转移量较大时,应监测血红蛋白含量。

3. 凝血功能

大量输血输液,以及术野广泛渗血时,均应及时监测凝血功能。凝血功能监测包括血小板计数、凝血酶原时间(PT)、活化部分凝血活酶时间(APTT)、国际标准化比值(INR)、血栓弹性描记图(TEG)、凝血和血小板功能分析。

术中液体治疗的最终目标:①组织灌注满意;②电解质正常;③酸碱平衡;④内环境稳定;⑤器官功能正常。

(四)液体治疗策略的发展

早期开放性液体治疗→延迟性限制性液体治疗→目标导向液体治疗 GDFT →恢复正常血压→可容许性低血压→多项身体功能指标改善

1. 围手术期充分输液和限制输液的斗争

充分输液者容量负荷的缺点:易容量过负荷,增加心肾负担增加术中出血风险,增加住院费用等。限制输液者容量负荷的优点:减少肾脏负荷和肾损伤,减少死亡率和术后并发症,缩短住院时间等。

容量管理是一个逐步演进的过程,目标导向的容量管理是发展趋势。早期围手术期输液量普遍偏多,限制输液减少并发症;近期围手术期输液量已经相对减少,进一步限制输液量优点不再突出,反而可能有害。

早期目标指导治疗(EGDT)血容量不足按失血量、失血速度、失血已经被控制还是未被控制等因素进行调节。EGDT 要求在诊断的最初 6 h(黄金时段),简化监测技术,迅速达到目标:①积极输液复苏;②稳定循环功能;③重建氧平衡。

2. 早期液体治疗目标

早期复苏适当的终点定为:① HR 80 ~ 110 次/min;② MBP 65 mmHg;③尿量 > 0.5 mL/(kg·h);④CVP 8 ~ 12 mmHg;⑤Hct≥30%;⑥ScvO$_2$ > 70%。

(五)液体治疗的关键

液体治疗的关键是目标导向,目标导向的前提是监测方法。补液过少——低血容量导致重要脏器低灌注,引起并发症。补液过多——肠道水肿、增加肺间质体液量,导致并发症。液体治疗的监测方法尚无直接、准确监测血容量的方法,需进行综合监测、评估、判定。

1. 无创循环检测指标

心率(HR)、无创血压(NIBP)、尿量、颈静脉充盈度、四肢皮肤色泽和温度、脉搏、血氧饱和度(SpO$_2$)、超声心动图。

2. 有创血流动力学监测指标

中心静脉压(CVP)、有创动脉血压(IABP)、肺动脉楔压(PAWP)、心脏每搏量变异度(SVV)。

3. 相关实验室检测指标

动脉血气、电解质、血糖、胃黏膜 pH(pHi)、血乳酸、血红蛋白(Hb)和血细胞比容(Hct)、凝血功能。

(六)目标导向性液体治疗

GDFT 是基于个体化容量状况的液体治疗:①核心是使用特异、敏感的连续监测指标了解机体瞬时容量状况;②原则是依据液体反性指导围手术期输液,力求每搏量最大化;③监测指标有每搏量变异度(SVV)、脉搏压变异度(PPV)、收缩压变异度(SPV)。TEE 监测心输出量,判断标准:①心脏射血变异 > 13%;②液体输入增加变异 < 10%;③调节血管张力而非扩容。

1. 每搏量变异度

SVV 与 PPV 类似,可反映扩容后每搏量变化。机械通气导致前负荷改变进而影响每搏量。改变程度与 Starling 曲线有关,液体反应性良好者处于曲线上升支。随着液体输入,心输出量增加,即说明机体容量尚不充分。

2. 液体反应性

在持续输注晶体液的背景下,5~10 min 内输 200~250 mL 胶体液,观察 CO 或 SV 增加情况(>10% 提示可能欠容)。以心输出量为指导,经食道超声(TEE)应用最多,另外还有热稀释法,脉搏轮廓分析及心阻抗血流图。

3. 经食管超声

TEE 应用最多热稀释法 PiCCO 监护仪脉搏轮廓分析 PiCCO 监护仪。

(七)术中液体分类发展及选择

1. 液体的选择

晶体液有生理盐水、林格液、乳酸林格液、醋酸钠林格注射液、碳酸氢钠林格注射液,胶体液有天然和人工之分。①天然胶体:白蛋白,血及血制品,全血,红细胞,血浆。②人工胶体:羟乙基淀粉,明胶,右旋糖酐。

血制品不可单纯用于扩容:①扩容效果不理想,全血的血浆增量效力少,血流动力学改善并不理想;②全血输入后血浆黏度增加,不利于改善微循环灌注;③并发症危险性大(血液=药品=移植)病原体传播:HCV、HBV、HIV。

用于抢救时的输血指征:失血量大于全血容量 30%。单纯扩容,严禁使用血浆制品。输血需慎重,限制性输血策略并不增加患者病死率和并发症。

2. 晶体液与胶体液的临床适应证

(1)胶体液:主要适用于循环血容量严重不足的患者;麻醉期间需补充血容量的患者。优点是:①快速补充血容量,增加组织灌注;②足够的血管内停留时间;③对凝血功能无明显的影响;④改善氧供和器官功能;⑤体内容易代谢和排出;⑥稀释凝血因子和血小板。缺点是:①价格高;②引起凝血功能障碍或肾功能损害;③引发过敏反应。

(2)晶体液:①扩充功能性细胞外液;②提高肾血流量(创伤/出血后早期复苏的选择);③提高血容量填补第三间隙;④稀释胶体渗透压;⑤难以维持稳定的容量扩张。

(3)适宜的输液策略:用晶体液补充不显性丢失(功能性细胞外液的丢失)通常为 1 500~2 000 mL,本身含营养液也可以给药;用胶体液补充血浆容量的丢失,关注动态的容量变化过程,小量均分滴注,满足维持足够的心排血量所需的血容量,充分评估容量输注后的循环反应。

三、术中输血及辅助治疗

(一)围手术期输血相关监测

1. 失血量监测

在外科医师的参与下,应实时对手术区域进行视觉评估,评估凝血或手术出血的情况。失血情况作定量测定,包括检查吸引罐、止血纱布和外科引流管。

2. 重要脏器灌注或氧供监测

除观察临床症状和体征外,还需监测血压、心率、脉搏氧饱和度、心电图等,必要时可行超声心动图、肾功能监测(尿排出量)、脑氧饱和度监测、动脉血气分析和混合静脉血氧饱和度等监测。

3. 凝血功能监测

包括标准实验室诊断项目,如血小板计数、PT、APTT、INR、纤维蛋白原等,必要时应进行床旁实时凝血功能监测,如血栓弹力图(TEG)、Sonoclot 等。

4. 监测原则

(1)除常规监测外,术中出血患者应在血细胞比容、血红蛋白水平和凝血功能的监测下指导成分输血。

(2)围手术期应维持患者前负荷,但要避免全身血容量过高。严重出血时,应考虑动态评估液体反应性和无创心排血量的监测,不应将中心静脉压和肺动脉楔压作为判断血容量的唯一标准。

(3)出现急性出血时,建议反复测量血细胞比容、血红蛋白、血清乳酸水平及酸碱平衡情况,以了解组织灌注、组织氧合及出血的动态变化。

(二)红细胞

1. 红细胞制品

包括浓缩红细胞、红细胞悬液、洗涤红细胞、少白红细胞、辐照红细胞等,每单位红细胞制品中红细胞含量相当于 200 mL 全血中的红细胞含量。

2. 输注指征

建议采用限制性输血策略,血红蛋白≥100 g/L 的患者围手术期不需要输注红细胞;患者血红蛋白<70 g/L 建议输注红细胞;血红蛋白在 70~100 g/L 时,应根据患者心肺代偿功能、有无代谢率增高及有无活动性出血等因素决定是否输注红细胞。

以下情况也需要输注红细胞。①术前有症状的难治性贫血患者、心功能Ⅲ~Ⅳ级、心脏病患者(充血性心力衰竭、心绞痛)及对铁剂、叶酸和维生素 B$_{12}$ 治疗无效者。②血红蛋白<80 g/L 并伴有症状(胸痛、体位性低血压、对液体治疗反应迟钝的心动过速或充血性心力衰竭)的患者,应该考虑输注红细胞。③术前心肺功能不全、严重低血压或代谢率增高的患者,应保持相对较高的血红蛋白水平(80~100 g/L)以保证足够的氧输送。④对围手术期严重出血的患儿,建议血红蛋白浓度维持水平应>80 g/L。

3. 临床工作可按下述公式大约测算浓缩红细胞补充量

成人浓缩红细胞补充量=(Hct 预计值-Hct 实测值)×55×体重/0.60;儿童红细胞补充量=(Hb 预计值-Hb 实测值)×体重×5(Hb 单位为 mg/dL)。

大多数患者维持血红蛋白 70~80 g/L(Hct 21%~24%),存在心肌缺血、冠心病的患者维持血红蛋白 100 g/L(Hct 30%)以上。

4. 注意事项

(1)不能依赖输注红细胞来替代容量治疗。

(2)少白红细胞适用于产生白细胞抗体患者。

(3)洗涤红细胞适用于自身免疫性溶血和对血浆蛋白有过敏反应的患者。

(4)对于行心脏手术的患者,建议输注少白红细胞。

(5)高原地区酌情提高血红蛋白水平和放宽输血指征。

(6)急性大失血无同型血源时,建议参考"特殊情况紧急输血专家共识",可适量输入O型血浓缩红细胞,并密切监测溶血反应。

(三)浓缩血小板

1. 血小板制品

包括手工分离血小板、机器单采血小板。

2. 输注指征

用于血小板数量减少或功能异常伴异常渗血的患者。

(1)血小板计数≥100×10^9/L,不需要输注血小板。

(2)术前血小板计数<50×10^9/L,应考虑输注血小板(产妇血小板可能低于50×10^9/L而不一定输注血小板)。

(3)血小板计数在($50\sim100$)×10^9/L,应根据是否有自发性出血或伤口渗血决定是否输注血小板。

(4)如术中出现不可控性渗血,经实验室检查确定有血小板功能低下,输注血小板不受上述指征的限制。

(5)血小板功能低下(如继发于术前阿司匹林治疗)对出血的影响比血小板计数更重要。手术类型和范围、出血速率、控制出血的能力、出血所致的潜在后果,以及影响血小板功能的相关因素(如低体温、体外循环、肾功能衰竭、严重肝病等),都是决定是否输注血小板的指征。

3. 注意事项

(1)手工分离血小板含量约为2.4×10^{10}/L,保存期为24 h;机器单采血小板含量约为2.5×10^{11}/L,保存期为5 d。

(2)每份机采浓缩血小板可使成人外周血血小板数量增加约($7\sim10$)×10^9/L。

(3)儿童输注5 mL/kg血小板,可使外周血血小板数量增加约($20\sim50$)×10^9/L。

(4)血小板常规输注不应超过1个治疗量(国内10U全血制备的血小板相当于1个治疗量,1个治疗量就是血浆中血小板数量达到2.5×10^9),仅在伴有严重血小板数量减少或重要部位(如中枢神经系统、眼)出血时,才考虑给予1个治疗量以上的血小板。

(5)每个治疗量血小板输注后应重新进行临床评估,检测血小板水平,在需要的情况下才继续输注。

(四)血浆

用于围手术期凝血因子缺乏的患者。研究表明,北美洲、欧洲的白种人维持正常凝血因子浓度的30%或不稳定凝血因子浓度仅需维持5%～20%,就可以达到正常凝血状况。

1. 血浆制品

包括新鲜冰冻血浆(FFP)、冰冻血浆和新鲜血浆。

2. 使用FFP的指征

(1)PT或APTT>正常1.5倍或INR>2.0,创面弥漫性渗血。

（2）患者急性大出血输入大量库存全血或浓缩红细胞（出血量或输血量相当于患者自身血容量）。

（3）病史或临床过程表现为先天性或获得性凝血功能障碍。

（4）紧急对抗华法林的抗凝血作用（FFP,5～8 mL/kg）。

（5）凝血功能异常患者进行高出血风险的有创操作或手术前,考虑预防性使用新鲜冰冻血浆。

（6）新鲜冰冻血浆输注后,应重新进行临床评估和凝血检查,若需要再继续输注。

3. 使用说明

（1）新鲜冰冻血浆内含全部凝血因子及血浆蛋白,规格常为 200 mL、100 mL。

（2）每单位（相当于 200 mL 新鲜全血中血浆含量）新鲜冰冻血浆可使成人增加约 2%～3% 的凝血因子,应用时需根据临床症状和监测结果及时调整剂量。

（3）通常,新鲜冰冻血浆的首次剂量为 10～15 mL/kg,维持剂量需要根据患者的出血情况和实验室检查结果决定,一般为 5～10 mL/kg。倘若出现大量出血,使用剂量取决于出血的控制情况,最大剂量甚至可达 50～60 mL/kg。

（4）普通冰冻血浆用于Ⅲ和Ⅷ因子以外的凝血因子缺乏患者的替代治疗。

（5）不应该将血浆作为容量补充剂;儿童使用 FFP 有致严重不良反应的风险。

（五）冷沉淀

冷沉淀是新鲜冰冻血浆在 (4±2)℃ 下融化后获得的血浆沉淀蛋白部分,含有因子Ⅷ、纤维蛋白原、血管性假血友病因子（vWF）、纤维结合蛋白（纤维粘连蛋白）,以及因子ⅩⅢ。200 mL 全血分离制备的新鲜冰冻血浆制备的冷沉淀为 1 个单位。

1. 输注目的

补充纤维蛋白原和（或）Ⅷ因子。纤维蛋白原浓度 ≥150 mg/dL 时,一般不输注冷沉淀。若条件许可,对出血患者应先测定纤维蛋白原浓度,再决定是否输注冷沉淀。

2. 以下情况应考虑输注冷沉淀

（1）存在严重伤口渗血且纤维蛋白原浓度<150 mg/dL。

（2）存在严重伤口渗血且已大量输血,无法及时测定纤维蛋白原浓度时,将输注冷沉淀作为辅助治疗措施。

（3）儿童及成人轻型甲型血友病、血管性血友病、纤维蛋白原缺乏症及凝血因子Ⅷ缺乏症患者。

（4）严重甲型血友病需加用Ⅷ因子浓缩剂。

（5）纤维蛋白原水平<100 mg/dL 的患者,当进行高出血风险的有创操作或手术前,考虑预防性使用冷沉淀。

3. 使用说明

（1）围手术期纤维蛋白原浓度应维持在 100～150 mg/dL 之上,应根据伤口渗血及出血情况决定冷沉淀的补充量。在冷沉淀输注结束后,应临床评估、重复检测纤维蛋白原,若需要可再补充。一个单位冷沉淀约含 150 mg 纤维蛋白原,使用 20 单位冷沉淀可恢复到必要的纤维蛋白原浓度。

（2）冷沉淀用于Ⅷ因子水平低下或缺乏的补充,按每单位冷沉淀含Ⅷ因子80 IU估算。轻度、中度和重度Ⅷ因子水平低下或缺乏时,补充剂量分别为10~15 IU/kg、20~30 IU/kg和40~50 IU/kg;用于纤维蛋白原水平低下或缺乏补充,按每单位冷沉淀含纤维蛋白原150 mg估算,通常首次剂量50~60 mg/kg,维持量10~20 mg/kg。

（六）全血

全血输注存在很多弊端,目前主张不用或少用全血,输全血的适应证越来越少,其主要用于:①急性大量失血可能发生低血容量性休克的患者,只有在失血量超过全身血容量30%时,在扩充血容量的基础上,输用红细胞或全血;②体外循环;③换血治疗,用于新生儿溶血病患儿的换血治疗,以去除胆红素抗体及抗体致敏的红细胞。

（七）大失血时药物辅助治疗

1. 纤维蛋白原

血浆纤维蛋白原水平<150 mg/dL或血栓弹力图提示功能性纤维蛋白原不足时,可使用纤维蛋白原。纤维蛋白原浓缩物初次输注的剂量为25~50 mg/kg。

2. 凝血因子ⅩⅢ浓缩物

应用于凝血因子ⅩⅢ活性<60%时,治疗剂量为30 IU/kg。

3. 凝血酶原复合物

若出现明显渗血和凝血时间延长,建议使用凝血酶原复合物(20~30 IU/kg)。曾接受口服抗凝药治疗的患者,在运用其他凝血药处理围手术期严重渗血前,应给予凝血酶原复合物浓缩物(PPC)和维生素K。

对于接受泰毕全(达比加群酯)治疗的患者,在急诊手术、介入性操作或者出现危及生命或无法控制的出血并发症,急需逆转达比加群酯的抗凝效应时首选其特异性拮抗剂Praxbind,逆转效果不佳时给予PPC治疗也证明有效。PPC同样推荐用于紧急情况下逆转沙班类药物的抗凝作用。

4. 重组活化凝血因子Ⅶ

严重渗血时,若常规治疗手段均失败,可考虑使用重组活化凝血因子Ⅶ,它还可用于治疗合并低温或酸中毒的凝血障碍,其使用剂量为90~120 μg/kg,可反复使用。

5. 氨甲环酸

应用于纤溶亢进时,可明显减少患者输血量,推荐剂量为20~25 mg/kg,可反复使用或1~2 mg/(kg·h)静脉泵注维持。

6. Ca^{2+}

维持正常的钙离子水平(≥0.9 mmol/L)有助于维持凝血功能正常。

7. 去氨加压素

预防性应用可使甲型血友病和血管性血友病患者术中出血减少,但重复使用可使疗效降低。

（八）相关因素的治疗及自体血应用

应努力避免围手术期低温,积极为患者保温。体温<34 ℃将影响血小板功能和延长

凝血酶激活。及时诊断并有效治疗严重酸中毒和严重贫血,pH<7.10 显著影响机体凝血功能。Hct 明显下降也影响血小板的黏附和聚集。

1. 回收式自体输血

血液回收是指使用血液回收装置,将患者体腔积血、手术失血及术后引流血液进行回收、抗凝、洗涤、滤过等处理,然后回输给患者。血液回收必须采用合格的设备,回收处理的血液必须达到一定的质量标准。体外循环后的机器余血应尽可能回输给患者。回收式自体输血推荐用于预计血量较大的手术,如体外循环、骨科手术、颅脑外科及大血管手术、胸腹腔闭合出血的手术。也可谨慎用于特殊的产科患者(胎盘疾病、预计出血量大),应用时需采用单独吸引管道回收血液,并于回输时使用白细胞滤器或微聚体滤器。当 Rh 阴性血型产妇使用自体血回输后,建议检测母体血液中胎儿红细胞含量。

2. 回收血液的禁忌证

(1)血液流出血管外超过 6 h。

(2)怀疑流出的血液含有癌细胞。

(3)怀疑流出的血液被细菌、粪便等污染。

(4)流出的血液严重溶血。

(5)和白细胞滤器联合使用时,可适当放宽使用适应证。

四、重症患者和复杂手术的液体治疗

重症患者和复杂手术患者的不良转归与输液不足或过度输液有关。术中输液不足导致有效循环血容量减少,组织器官灌注不足,器官功能受损,而过量输液可引起组织水肿,损害患者的心和肺等脏器功能。液体治疗的目标是维持与患者心血管功能状态匹配的循环容量,获取最佳心排出量、组织灌注和器官功能。满意的循环血容量能够保证足够的麻醉深度以对抗手术创伤对机体产生的不良影响,避免循环血容量不足,为获得适当的血压,一味减浅麻醉,手术创伤应激导致血管极度收缩,组织灌注受损,影响器官功能。

脓毒症、休克、烧伤、肠梗阻、肝功能衰竭、心力衰竭、多器官衰竭、颅脑损伤、成人呼吸窘迫综合征的患者,以及重度妊娠高血压综合征孕妇等在行复杂手术时的液体治疗,应首先判定患者的病理生理特点,综合动态监测的结果,采用适当种类的液体,并针对术中液体的实际需要量进行积极治疗。

专家共识建议:①重症患者和复杂手术推荐采用目标导向液体治疗;②严重脓毒症患者推荐 6 h 内及时进行有效液体治疗。

(一)麻醉手术前建立满意的静脉通道

满意的静脉通道是术中进行快速补充血容量的先决条件。复杂手术术前须常规建立一至两条满意的外周静脉通道(18G 或 16G 留置针,必要时 14G 留置针),并应置入双腔或三腔中心静脉导管。

对于可能发生大出血的复杂手术或紧急大出血的病例,应经皮深静脉置入 12 Fr 或 14 Fr 导管,建立快速输液系统(RIS),其输液速度可达 1 000 ~ 1 500 mL/min。快速输注的液体须加温,以避免术中低体温,须及时补充钙剂,避免枸橼酸中毒,同时还应预防空气栓塞。

(二)大量输血的处理

大量输血(MBT)的定义为 3 h 内输入相当于全身血容量 50% 以上的血制品或每分钟输血>150 mL。大量输血常见于严重创伤、复杂心血管手术、产科急诊手术,以及原位肝移植手术等危重情况。大量输血可导致凝血功能异常、低体温、严重酸中毒。大量出血时,应积极维持正常血容量,维持 Hb>70 g/L,确保患者的组织氧供正常,并及时补充 FFP、浓缩血小板或冷沉淀,注意补充 Ca^{2+},维持正常的凝血状态。

(三)麻醉手术期间的血液稀释

Hct 0.45 ~ 0.30 时,组织氧供可以维持正常,而且血液的氧运输能力在 Hct 0.30 时达到最高。预计失血多的手术患者,根据患者术前 Hct 水平(>0.30),麻醉后可以采集患者的一定量血液,室温下保存,同时补充等容量的胶体液,使 Hct 降至 0.30,待出血操作完成后,将所采集的患者血液再回输给患者,后采集的血液先回输,以减少异体血液的输注。

(四)麻醉手术期间某些电解质紊乱的液体治疗

1. 低钠血症

术中低钠血症主要见于 TURP 或 TURBT 时使用大量注射用水冲洗,水经术野血管破口进入循环血液致稀释性低血钠,严重时患者出现神志改变(椎管内阻滞时)、难治性低血压、心率异常和心律失常。患者低血钠伴有细胞外液减少,推荐补充生理盐水。患者低血钠伴细胞外液正常,通常推荐采用呋塞米利尿,同时补充生理盐水。术中患者出现低血钠属急性,有明显症状时,应补充高张盐水。补充的目标至少要达到血清 Na^+ 125 mEq/L。通常推荐补充钠盐使血清 Na^+ 升高的速度不要高于 0.5 mmol/h,如果患者症状严重,推荐补钠的最初数小时内,速度在 10 ~ 20 mmol/(L·h)。

2. 低钾血症

血清 K^+< 3.1 mmol/L(心脏病患者<3.5 mmol/L)不宜进行择期手术,术中血清 K^+< 3.5 mmol/L,且出现心律异常时,应静脉输注氯化钾;频发室性期前收缩、室性心动过速或心室颤动时,应将血清 K^+ 提高到 5 mmol/L。输注 K^+ 最大浓度不应超过 40 mmol/L(经外周静脉)或 60 mmol/L(经中心静脉),以免损伤静脉。除非有肌肉瘫痪或致命性室性心律失常,最大输注速度要小于 20 mmol/h,输入速度过快会导致心搏骤停。补钾后仍有顽固性低血钾者要考虑会有严重的低血镁,必要时静脉注射硫酸镁,有利于血清 K^+ 恢复并维持正常。补钾前要确认肾功能正常,即见尿补钾,补钾时要定时复查血清 K^+ 水平。

3. 其他电解质异常

其他电解质异常的治疗见相关教材。

(五)术中液体治疗的最终目标

术中液体治疗的最终目标是避免输液不足引起的隐匿性低血容量和组织低灌注,及输液过多引起的心功能不全和组织水肿,必须保证满意的血容量和适宜的麻醉深度,对抗手术创伤可能引起的损害,保证组织灌注满意,电解质正常,酸碱平衡,内环境稳定,器官功能正常。

第二节　术中循环管理

循环系统是维持人体生命活动正常延续的基础之一,也是各种治疗药物得以送达效应部位,从而发生治疗效应的载体。围手术期循环剧烈波动是术中常见的并发症,可能导致患者重要器官灌注不足,从而使其术后发生心、脑、肾损伤的风险增加。围手术期血压波动与术后谵妄(postoperative delirium,POD)和术后认知功能障碍的发生有关,甚至还会增加术后死亡率。最近的研究结果表明围手术期循环管理对患者术后转归和生存质量有重要影响。因此,围手术期循环管理是一个值得临床高度重视的问题。

术中循环状态不稳定对患者造成的影响:①围手术期直接涉及患者生命安全的危险性大增;②疲惫感、组织水肿、吻合口、创缘愈合延迟;酸中毒、组织低灌注、吻合口瘘、肺部感染、败血症等。只有弄清楚不稳定的原因加上多元化的监测,才能更好地管理好围手术期的循环。

一、患者自身基础状况对循环的影响

(一)中枢神经系统

中枢神经系统是全身各系统功能的管理、协调部分,其病变或损伤,必然影响其他系统功能,特别是循环系统功能。由于机体有较强的代偿能力,因此,慢性中枢神经系统功能病变或损伤如脑血管栓塞或中风偏瘫后,往往于术前对循环系统功能并无明显直接影响,但可因机体整体功能下降,部分肢体功能障碍、肌肉萎缩、血管硬化、自主神经功能失调,而使循环系统对麻醉和手术的耐受性降低,围手术期容易出现循环功能不稳定。

急性中枢神经系统病变或损伤,特别是颅内或脑内出血性病变或外伤后血肿,可因颅内压急剧升高或直接压迫生命中枢,而对循环、呼吸产生明显影响。例如,严重急性颅内高压患者,麻醉前往往表现为高血压和窦性心动过缓,且通常已接受脱水治疗,虽然临床表现为高血压,但血容量多为严重不足,麻醉诱导后很容易出现严重低血压,甚至心搏骤停。

颈内动脉和椎动脉供血,形成动脉环。脑内的不同部位的血流分布并不均匀,不同部位能够耐受缺血的时间不同,脑、脑血管及脑脊液三者容积之和固定,血流量的变化相对较小。高血压患者,脑血流的自身调节变差。$PaCO_2$增高可引起脑血管显著扩张。$PaCO_2$降低至 35 mmHg,降低颅内压。$PaCO_2<25$ mmHg,可出现脑缺血缺氧。

(二)循环系统

1. 先天性心脏病

掌握解剖变异造成的血流动力学异常和对氧合的影响。例如:交替分流或右向左分流——充分抑制应激反应,维持体循环阻力。避免高气道压和低碳酸血症,以及严重酸中毒所造成的肺动脉流出道痉挛。

2. 风湿性心脏病

瓣膜病变本身对血流动力学的干扰,心脏腔室变形风湿性心脏病变造成的心肌收缩力下降或舒张功能减退。

严重狭窄型病变,控制心率于较慢水平——在较长的收缩和舒张期内有足够的血流通过狭窄瓣膜,避免发生急性肺水肿和心力衰竭。

严重瓣膜关闭不全型病变,则应将心率维持于较快的水平(70～90 次/min),以增加前向血流减少返流。混合型病变,心率、血压控制于正常水平。

3. 冠状动脉狭窄或心肌梗死患者

关键点:心肌氧供需平衡,控制心率血压于最适水平。关键期:诱导插管期和术毕拔管期。

理论上心率越慢则氧耗越低,但全程以 ST 段分析的趋势变化指导麻醉管理,应成为冠状动脉病变患者麻醉的常规。

(三)呼吸系统

1. 急性呼吸窘迫综合征(ARDS)

常见于多发伤后或急性出血坏死性胰腺炎或严重肠梗阻手术,往往循环系统稳定性已受到影响,但在麻醉过程中,ARDS 本身并不对循环系统的稳定性构成明显影响,即使 SpO_2 降低,通过提高吸入氧浓度,也可维持 SpO_2 于正常水平。此类患者需注意的是术后,拔除气管导管后通常不能维持正常氧合,应维持气管插管转入 ICU 进一步治疗。

2. 慢性阻塞性肺疾病(COPD)

诱导插管和术毕拔管期的管理:气管插管操作时可能会引起小气道强烈收缩;术中控制通气时气道压会增高,影响肺循环和右心功能。要注意呼吸机通气参数的调节:根据气道压和呼气末二氧化碳($PetCO_2$)值,调节呼吸频率、吸呼比和潮气量。吸呼比 1:2～1:3,以利呼气,减少二氧化碳蓄积。一般原则是,先设定可接受的 $PetCO_2$,再设定潮气量(压力)、呼吸频率,以及吸呼比。

(四)内分泌系统

1. 甲状腺功能亢进或减退

(1)甲状腺功能亢进(简称甲亢):未控制期,患者处于高代谢状态,可能存在高血压、心肌病变、麻醉药的摄取增加、耐受增强、甲状腺危象、心率急剧加快、血压进一步升高,甚至心力衰竭、肺水肿,除术前的准备和控制外,保证足够深度的麻醉和及时控制心率、血压是维持循环稳定的关键所在。

(2)甲状腺功能减退:甲状腺分泌不足时患者有低代谢、黏膜水肿、麻醉药耐受差,以及低血压现象。麻醉前正常补充甲状腺素,麻醉中注意调整麻醉药用量,维持适当的麻醉深度。

2. 库欣综合征

糖皮质激素增加,患者出现向心性肥胖、高血压、糖尿病、骨质疏松、肌无力、低钾等。

此类患者血管弹性差,对麻醉药和心血管活性药较为敏感,易发生血压剧烈波动,应滴定给予麻醉药和血管活性药。手术切除肿瘤后,应注意补充皮质激素。

3. 醛固酮增多症

水钠潴留、高血压、低钾、高氯性碱中毒,麻醉前、中、后期均应注意控制血压、补钾,并及时处理心律失常。

4. 嗜铬细胞瘤

阵发性高血压、心肌病变、心律失常。充分术前准备,麻醉中主要以 α 受体阻滞药酚妥拉明降低血压,必要时使用 β 受体阻滞药。肿瘤切除后以 NE 维持血压,并补足血容量。

(五)消化系统

晚期肝硬化:低蛋白血症、门静脉高压、腹水、凝血功能障碍,静脉压明显增高可导致肺高压,但其心功能多无明显影响。避免低血压和缺氧,以防术后发生肝功能不全。中心静脉压和肺动脉压均增高者,应注意适当控制输液量。

二、麻醉药物对循环功能的影响

(一)静脉麻醉药

· 丙泊酚 ·

抑制交感神经活性,舒张小动脉平滑肌,抑制心肌收缩力,使心率减慢。诱导剂量可使血压显著降低,尤其见于术前血容量不足、老年及体质衰弱者。

· 依托咪酯 ·

对循环功能抑制较轻,但常用诱导剂量不足以抑制气管插管反应,以往曾推荐其用于心功能不稳定、高血压病变,其用药后血压、心率无明显改变。

· PE 合剂 ·

丙泊酚和依托咪酯混合,临床常用比例 1∶1 或者 2∶1。综合两种药物的优点,但仍有剂量依赖的血压下降。

· 瑞马唑仑 ·

常用于胃镜、肠镜检查的镇静。通常用生理盐水配置成 1 mg/mL 的注射液,缓慢推注可保持较好的血流动力学平稳。有研究表明 40 mg/h 持续泵注可以保持较好的循环稳定。

· 艾司氯胺酮 ·

对心肌的直接药理作用是抑制心肌收缩力,但总体表现为交感神经兴奋、血压升高、心率加快,单独用药后有较强的分泌物。少量与小剂量芬太尼或丙泊酚合用,可保持心血管功能稳定。

·咪达唑仑·

用于诱导可保持血压、心率平稳,0.3 mg/kg 剂量对血流动力学的干扰并不明显,仅表现为血压轻度下降,给药前注入芬太尼可减轻因插管引起的心血管反应。

(二)吸入麻醉药

·氧化亚氮·

对心肌收缩力有轻度的直接抑制作用,可增强交感神经系统的活动,收缩皮肤和肺血管,掩盖心肌负性肌力作用,因此,对血流动力学的影响不明显,可用于休克和危重患者的麻醉。氧化亚氮可以改变其他麻醉用药的心血管作用,减轻含氟麻醉药的心血管抑制作用;增加吗啡类药物的心血管抑制作用。氧化亚氮很少引起心律失常,继发于交感神经兴奋的心动过速可增加心肌耗氧。

·异氟烷·

麻醉不深时,血压常常较稳定,随浓度增加,可扩张血管,降低周围血管阻力,使血压下降,可用于控制性降压。血压下降是判断麻醉深度的主要依据。对心肌收缩力的抑制较其他卤素吸入麻醉药小,具有很低的心血管危害。由于异氟烷对迷走神经的抑制大于对交感神经的抑制,当每搏量减少时,心率增加,β 受体阻滞剂可以减弱其心率加快作用。因此,在 1~2 MAC 内心排血量无明显减少,可以保证重要脏器的灌注。异氟烷可以降低冠脉阻力,保持或增加冠脉血流量,降低心肌耗氧量。异氟烷不增加心肌对儿茶酚胺的敏感性,很少引起心律失常,异氟烷可以合用肾上腺素,适用于嗜铬细胞瘤患者。

·七氟烷·

降压作用较异氟烷弱,心率亦较异氟醚慢。七氟烷呈剂量依赖性抑制心肌收缩力,降低动脉压,扩张外周血管,临床上在紧张、探查等应激状态及心力衰竭等交感神经兴奋的患者,应用七氟烷可以出现血压下降和心率减慢。另外,七氟烷与异氟烷具有几乎相同的冠状血管扩张作用,可使冠状血管的自我调节能力减弱。从七氟烷对循环抑制的程度及其恢复速度来看,它是一种对循环系统调节性较佳的麻醉药。

(三)局部麻醉药

利多卡因小剂量可预防和治疗心律失常,剂量过大或直接大量误注入血管等会出现毒性反应(直接作用于心脏和周围血管,间接作用于中枢神经或自主神经系统)。局麻药毒性反应抑制心肌收缩力及扩张外周血管而使心排血量、心脏指数降低,左室舒张末期压升高,血压下降。局麻药毒性反应还会减少心脏起搏组织冲动的产生,抑制传导,心电图表现为 PR 间期延长,QRS 波增宽,窦性心动过缓,高度房室传导阻滞和室性心动过速、心室颤动。酸中毒和低氧血症可增强心脏毒性。布比卡因出现心脏毒性反应时复苏困难。脂肪乳用于局麻药中毒救治有效。

（四）拟交感和副交感类药、强心药

麻醉期间出现各种原因的循环不稳定,均应寻找发生原因,针对发病原因给予积极处理,同时针对性选择药物进行对症治疗。对术前已使用或正在使用上述药物者,应注意麻醉后循环变化,随时调整剂量,为便于操作并控制用量,宜使用静脉输液微量泵加以调节。

三、麻醉操作对循环功能的影响

（一）气管插管（拔管）

浅麻醉的情况下,喉镜暴露声门和插管（拔管）易并发血压急剧升高、心率加快或心动过缓等循环反应,对高血压、缺血性心脏病、瓣膜性心脏病、动脉瘤、脑血管病变、妊娠高血压综合征等可能构成较大威胁。

（二）椎管内麻醉

交感神经节前纤维被阻滞,血管扩张,有效循环血量相对减少,可使血压下降,高位硬膜外阻滞麻醉平面超过 T_4,则对老年或伴心、肺疾病,以及血容量不足、感染等患者的影响较大,阻滞后出现持续低血压,可导致心肌缺血、严重心律失常等,甚至发生心功能不全。

（三）机械通气

呼吸频率过快或潮气量太大,可引起过度通气,使胸膜腔内压增高,静脉回心血量减少,致使 CO_2 下降,而低碳酸血症常有 CO_2 下降和心肌供血减少。选择间歇正压合并呼气末正压通气（PEEP>10 cmH$_2$O）时,影响则更为明显,常使血压急骤下降,严重影响冠状血管灌注压,导致心肌缺血和心功能不全。特别是对血容量不足、交感神经张力低下、心血管代偿功能欠佳者。

四、手术和其他因素对循环功能的影响

①坐位和头高足低位时;②妊娠子宫或腹内肿瘤压迫下腔静脉;③颅内手术刺激血管运动中枢;④颈部手术时触压颈动脉窦;⑤剥离骨膜及牵拉内脏刺激迷走神经;⑥胸腔或心脏手术直接压迫心脏和大血管;⑦创伤失血和低血容量;⑧过敏反应;⑨输血反应;⑩颅内压增高出现高血压,颅骨减压后血压下降;⑪颅内手术,牵拉额叶或刺激第Ⅴ（三叉神经）、Ⅸ（舌咽神经）、Ⅹ（迷走神经）等颅神经时,可引起血压升高,脑干扭转——高血压或心率减慢;⑫嗜铬细胞瘤,术中刺激肿瘤,甚至翻动患者、叩击腰部,使儿茶酚胺释放进入血循环——血压剧烈升高;⑬体外循环,术中流量过大或周围血管阻力增加等,二氧化碳蓄积和缺氧。

五、术中循环系统的监测

(一)心率及心律

1. 心电图

成人心率范围是 60～100 次/min；对了解心脏的节律变化和传导情况有肯定价值，对诊断心房、心室增大及心肌病变，如心肌梗死、缺血、劳损、药物与电解质影响等也都有较大的参考意义，并能反映起搏及传导系统功能。术中连续监测患者心电图对及时掌握心功能基本状况十分必要。所有患者均需持续监测心电图(ECG)，监测心肌缺血及心律失常的发生。电脑自动对 ST 段的分析优于临床医师对 ST 段的解读，同时，多导联心电图监测比单导联心电图监测更为敏感。心电图监测对手术期间心肌缺血事件的发生并不非常敏感，但一项对 12 导联心电图监测的研究报道，II 导联及 V_5 导联能够探测到 80% 心肌缺血事件的发生。虽然心电图监测存在敏感性低的缺点，但心肌缺血高风险的患者行非心脏手术时，围手术期 ST 段的改变与心源性不良事件的发生关系密切。

2. 指脉氧监测

指脉波能反应交感神经兴奋性，如气管插管和切皮时，指脉波振幅迅速变小，表明存在血管收缩。随着刺激的结束，波形逐渐恢复。有助于判断麻醉的深浅。

指脉波可反映外周灌注和肾灌注，波形宽大，振幅高，表明灌注良好，反之则差。指脉波可反映心肌收缩力，其上升支倾斜表明收缩力降低。对心力衰竭患者的病情判断有一定价值。指脉波也可反映血容量，如指脉波波形扫描出现随呼吸周期变化而波动，表明有明显的血容量不足。

指脉波形还有助于心律失常的判断，指脉波显示出来的心率和 ECG 显示的心率不一致表明存在房颤。

(二)血压监测

临床常用于监测动脉血压的方法分有创监测和无创监测。

1. 无创血压监测

对于行择期手术的 ASA II～III 级患者，一般无创监测就能满足手术需要，但当收缩压低于 60 mmHg(8.0 kPa)时，血压计振荡仪不能准确测出读数，即不适用于严重低血压患者。

近年来，连续无创血压监测在术中也被越来越多的使用，如连续监测桡动脉的 T-Line 和手指末端测压的 CNAP 技术等。对于存在外周血管病变、老年患者以及术中循环剧烈波动、失血较多的患者，需要注意连续无创血压监测和作为金标准的有创血压监测之间的一致性和差异性，此时两者之间的误差可能会增大超过 5 mmHg 的标准。

麻醉期下降超过麻醉前平静状态的 20%，或收缩压降到 80 mmHg 以下，脉压减小，提示心排血量减小。

2. 有创动脉压力监测

有创动脉压力监测可有效监测实时血压。其适应证包括严重冠状动脉疾病、心肌病及血流动力学不稳定的患者,也适用于稳定型心肌缺血患者行大型并且可能存在大量失血及体液丢失的手术。在监测术中低血压事件上,直接动脉压力监测优于间接动脉压力监测技术,麻醉诱导前行直接动脉监测是最优策略。在围手术期指导血管活性药物使用、抽取动脉血行动脉血气分析等方面,有创脉压力监测均起到重要作用。对重症、一般情况较差、并发症较多、手术对心血管系统影响较大的患者,如休克患者、婴幼儿、嗜铬细胞瘤手术患者、心内直视手术患者、低温麻醉和控制性降压患者、心肌梗死和心力衰竭患者等,在进行抢救时,需行有创动脉压监测,以便更准确、直观、及时掌握患者情况。常用的穿刺部位包括桡动脉、股动脉、肱动脉、足背动脉、腋动脉等。

(三)经食管超声心动图(TEE)

连续监测;不污染手术野,不干扰手术;心内结构和心内血流可视。

1. 心脏功能(心肌供氧/耗氧平衡)经食管超声心动图

术中经食管超声心动图(TEE)是监测室壁运动异常高风险患者的有效手段,尤其是行重大手术的患者。在监测心肌缺血上,TEE 比 ECG 及 PAC 更敏感。然而,目前尚未有证据显示 TEE 监测能够降低围手术期严重心血管不良事件。在超声工程师及 TEE 专家均在场的情况下,围手术期 TEE 的紧急使用适用于不明原因的、持续性的或威胁生命的循环紊乱。TEE 监测能够鉴别低血容量、左室和(或)右室功能异常、心包积液及心包压塞、瓣膜狭窄或反流、肺动脉栓塞及左室流出道梗阻。

2. 前负荷

心肌纤维在舒张末期伸长的程度,心室在舒张末期的容量。

(1)右室前负荷:舒张末容积(RVEDV)、舒张末压(RVEDP)。

正常 CVP/RAP:6 ~ 8 mmHg。

(2)左室前负荷:舒张末容积(LVEDV)、舒张末压(LVEDP)。

正常 PCWP/LAP:6 ~ 12 mmHg。

3. 后负荷

心室收缩期射血时心肌纤维的压力,决定因素:射血容量,心室大小,室壁厚度,脉管系统的阻力。

(1)右室后负荷:肺血管阻力(PVR),PVR =(MPAP−PAWP)/CO×80。

正常 50 ~ 150 dys·s·cm^{-5}(达因·秒·厘米$^{-5}$)。

(2)左室后负荷:体循环阻力(SVR),SVR =(MAP−RAP)/CO×80。

正常 800 ~ 1 200 dys·s·cm^{-5}(达因·秒·厘米$^{-5}$)。

Frank 和 Starling 确定了心肌纤维长度和收缩程度之间的关系:在不超过生理极限的情况下,舒张期容量越大,或舒张末期心肌纤维越长,心肌的收缩性越强。

(四)灌注指数

灌注指数(perfusion index,PI),是经皮脉氧饱和度监测仪测得的,定义为局部组织的搏动性成分 AC(主要为搏动性的小动脉)与非搏动性成分 DC(静脉、毛细血管和非脉动动脉血及组织)在 940 nm 处的光吸收比值,即 AC940/DC940。但 PI 的主要意义并不在于氧和功能的监测,反而是一个反映血流动力学的指标,跟循环的关系更为密切。

原理在于:测量部位局部组织的光吸收在心室收缩期达到最大,产生的收缩压使外周动脉血管进行扩张、充血,此刻,在光源下动脉血容量是增加的。也正是这个变化,才得以测量搏动性成分的光吸收。其实,PI 反映了中枢和外周血流动力学之间的相互作用,可以简单看作是每搏量与外周血管阻力之间的一个平衡。PI 是作为一个反映血管张力(即血管舒缩状态)的指标而出现的。因此,PI 值大说明测量部位的动脉血管处于扩张状态,阻力较低。反之,外周血管收缩,PI 值较低。

PI 范围(%)参考如下:1 以上为最佳;0.3 ~ 1.0 为可接受;0.3 以下为弱灌注。灌注不好的原因包括:心输出量低、重度贫血、低体温、体循环阻力升高。

总体而言,PI 作为一项方便、无创的指标,可以良好地反映外周灌注和血管张力,当前已经在麻醉重症监护中得到了较多的应用。

(五)中心静脉压(右心房压)及肺动脉漂浮导管

1. 中心静脉压

(1)平均压降低:低血容量,传感器零点水平过高。

(2)平均压升高:输液过量,右室衰竭,左室衰竭引起肺高压等。

(3)中心静脉压力监测:出血量大、需要大量输注液体或需要泵注血管活性药物等情况,决定患者是否需要中心静脉置管。中心静脉压(CVP)常被用于监测容量负荷,但不能有效地预测液体复苏效果。

2. 肺动脉漂浮导管

肺动脉漂浮导管(PAC)用于监测心肌缺血。与心电图监测、经食道超声心动图相比,术中肺动脉压力尤其是肺动脉楔压并非有效的监测指标。在大多数性心脏或非心脏手术患者中,围手术期 PAC 似乎没有益处甚至有害。在少数存在血流动力学障碍的严重心血管疾病患者中,PAC 可以用于监测充盈压、计算心排血量及肺动脉压力及其变化趋势。是否使用 PAC 更多取决于患者心血管状况(严重的心肌病或瓣膜病变)及手术可能的风险(存在潜在大量体液转移及出血)。

(六)微循环

1. 末梢循环

末梢颜色;充盈试验;尿量;皮肤末梢温度;脉率细弱而快速;眼结膜情况。

其他:皮肤(腋下)与直肠温度的差别,正常情况下其温差不超过 0.5 ~ 1.0 ℃,若温差超过 2 ~ 3 ℃,则提示有周围血管收缩,微循环血流障碍。

2. 眼底检查

观察眼底血管有无收缩或痉挛,动静脉比例,有无渗出或出血等情况。

3. 生化测定

乳酸盐含量、血液 pH 及 BE、HCO_3^-等。

六、术中循环系统稳定的维护

维持麻醉期间循环系统稳定的根本方法就是达到并维持稳定的理想麻醉状态。所谓"理想麻醉状态":①首先是确保患者安全,术中无意识、对术中刺激无记忆、术后无知晓。②然后是适度抑制伤害性刺激引起的应激反应,保持生命体征稳定;同时要求肌肉松弛,能满足手术需要。纠正一切可能存在的内环境紊乱,也即"麻醉是一个治疗过程"。③麻醉科医师在做每一例麻醉时,都应该问自己一个问题:我的患者是在充分"睡眠",还是正在无意义地跑马拉松?④设立预定的目标管理范围,并采用强制控制措施,消除不必要的应激反应。而不是调动利用患者自身应激反应的适度控制方式,或仅根据血压、心率开关挥发罐的盲目方式。

（一）诱导

全身麻醉诱导的目标包括无意识、减轻插管和手术刺激所致的血流动力学改变,同时避免血流动力学改变所致心肌氧供需失衡。

气管插管应选择速效、短效药物(如依托咪酯 0.3 mg/kg 或缓慢给予小剂量丙泊酚约 1 mg/kg),复合小剂量的阿片类药物(如芬太尼 1～2 μg/kg)或利多卡因 50～100 mg 以减轻喉镜检查和插管时的交感神经反应。此外,应用肌肉松弛药物以助于喉镜置入。

依托咪酯和环泊酚对血流动力学影响小,通常作为心肌病、心源性休克或血流动力学不稳定患者首选的麻醉诱导药。但使用依托咪酯的主要问题是其抑制皮质醇的生物合成,这种效应在单次给药后持续<24 h,其临床意义尚不确定。丙泊酚是常用的麻醉诱导药。与依托咪酯相比,丙泊酚可降低交感神经兴奋(如降低全身血管阻力)、增加静脉血管床(减少静脉回流)和(或)直接抑制心肌收缩力导致血压降低。因此,为尽可能减少低血压,可降低用量至 1 mg/kg 或更低,对老年患者和其他容易发生低血压的患者(如血容量不足、心脏舒张功能障碍依赖于足够的前负荷的患者)应缓慢给予或分次滴定使用。必要时可以给予小剂量的 α_1 受体激动剂(如去氧肾上腺素 40～100 μg)纠正低血压。

缺血性心脏病患者应避免使用氯胺酮,氯胺酮可产生拟交感神经兴奋作用,导致心率、平均动脉压升高。对于缺血性心脏病患者,心率增加是不合适的。

（二）维持

全身麻醉的维持应根据手术需要和患者病情综合考虑,可采用吸入麻醉或全凭静脉麻醉。在大多数患者中,通常可选择以挥发性麻醉药(如七氟烷、异氟烷或地氟烷)为主,复合阿片类药物和(或)其他麻醉药物(如丙泊酚、肌肉松弛药)以达到取长补短的最佳麻醉效果。

虽然挥发性麻醉药可能具有心脏保护作用,但对非心脏手术患者其临床意义尚不确定。

生理学监测指标如中心静脉压（CVP）、有创动脉、尿量、末梢循环情况、血压肺毛细血管楔压（PCWP）和左房压（LAP）、脉搏波等以指导体液治疗。根据动态反应来调节输液量和速度很重要!

补液的量和种类应根据指南初步计算,术中根据监测指标、出血情况动态调节。

麻醉期间应尽量满足重要器官的灌注,如心脏、脑,不能鉴别血压过低是心力衰竭还是低血容量造成时,可用补液实验。先进的监测手段可明确诊断。

（三）苏醒

全麻苏醒期间，兴奋和疼痛，以及气管拔管操作可刺激交感神经，引起心动过速和高血压，导致心肌缺血。因此，在患者全麻苏醒前应优化镇痛（如给予阿片类药物或经由已有的硬膜外导管使用局麻药）；在苏醒和拔管过程中适时适量地应用 β 受体阻滞剂（如艾司洛尔、拉贝洛尔或美托洛尔）、血管舒张剂（如拉贝洛尔、尼卡地平或硝酸甘油），维持患者血流动力学平稳。麻醉期间尽量采用各种监测，以期能判断手术快结束时的麻醉深度和循环情况，掌握好肌松药的拮抗时间。

如果情况许可，可采用"深"麻醉状态下拔管，麻醉性镇痛药的呼吸抑制作用有时被医师"夸大"，而造成手术结束时的镇痛不够。

拔管的患者需呼吸完全恢复，不能有 CO_2 蓄积，尽量不要有呼吸道梗阻。

七、术中常见循环不稳定的治疗

心律失常在缺血性心脏病患者中并不少见。术前有心律失常病史的患者术中应进行心电监测，一般情况下进行对症处理可以控制，严重心律失常的术中管理总结如下。

（一）室性期前收缩及心动过速

频发室性期前收缩及心动过速应查明原因，如电解质异常、低血压、心肌缺血等，立即给予纠正，同时给予利多卡因；无效时可考虑应用适量 β 受体阻滞剂，必要时可行电复律。

（二）心室颤动

需要立即进行心脏电除颤及心肺复苏。纠正水、电解质失衡；如果复发，需使用抗心律失常药，立即给予胺碘酮 150 mg（或 2.5 mg/kg），以 5% 葡萄糖注射液稀释，快速推注，然后再次除颤。如仍无效可于 10～15 min 后重复追加胺碘酮 150 mg（或 2.5 mg/kg）。注意用药不应干扰心肺复苏和电除颤。心室颤动转复后，胺碘酮可静脉滴注维持量。在初始 6 h 以内以 0.5～1 mg/min 速度给药，可维持 12 h。

（三）心房颤动

心房颤动（简称房颤）是一种常见的心律失常，尤其多见于心脏病患者。房颤的治疗应在心电血压监测下进行药物复律或电复律。药物复律常用胺碘酮 75～150 mg 静脉缓慢注射；控制心率药物如艾司洛尔、地尔硫卓可控制心室率。然而，若房颤与低血压、心源性休克或肺水肿明显相关，则需要立即电复律以恢复窦性心律。

（四）心动过缓

严重的心动过缓（如心率<40 次/min）可能导致组织灌注不足（如低血压、精神状态改变）的体征和症状，通常使用格隆溴铵、阿托品或麻黄碱治疗，同时准备好经皮起搏器和（或）强效的正性变时作用的药物（如肾上腺素）。阿托品或肾上腺素的使用可引起心动过速，尽管不期望心动过速见于心肌缺血患者，但优于心脏停搏。

绝大多数患者进入手术室处于交感神经紧张状态，此时的血压可能不是患者平时的血压状态，需注意既往的血压波动并询问患者的感觉，麻醉期间应以患者舒适的血压作为对照。

大多数麻醉药对循环系统是纯粹的抑制作用,如丙泊酚、芬太尼、咪达唑仑等,插管等操作前应尽量维持平稳的血压心律。插管等操作应尽量不致引起交感心血管反应。

患者进入手术室时往往处于循环血容量欠缺的状态,术前应早期扩容,直至血压平稳。

八、常见血管活性药的具体应用方法

·硝酸甘油·

硝酸甘油(nitroglycerin)(5 mg/支,每支 1 mL)抗心绞痛作用主要是该药减低心肌耗氧量,恢复心肌对氧的供需平衡。其次是扩张冠状血管,硝酸甘油主要扩张静脉(以容量血管最明显),减少回心血量,因而降低心室的充盈压和减小舒张末期容积。由于心肌耗氧量与舒张末期容积有关,减少舒张末期容积就可降低的耗氧量。

硝酸甘油降压时会引起颅内压升高,特别在颅内高压的患者,过量出现高铁血红蛋白血症,这可能是硝酸甘油的中毒原因;硝酸根离子(NO_3^-)则在高浓度时才有此作用。由于该药主要在肝内代谢,严重肝病患者此药应慎用。

①控制性降压:通常用 0.01% 药液静脉滴注。开始滴速 1 $\mu g/(kg \cdot min)$,观察效应,调节滴速,一般达 3~6 $\mu g/(kg \cdot min)$ 就能使血压降至所希望的水平。与硝普钠相比其降低舒张压的作用较弱,提示降压时可保持较高的心机灌注。②心功能不全、心肌梗死通常以 0.25 $\mu g/(kg \cdot min)$ 开始,直至 1 $\mu g/(kg \cdot min)$,可达到理想的治疗效果。心功能差的患者用量一般较心功能良好者为大。生理盐水 36 mL+硝酸甘油 20 mg iv(1 mL=0.5 mg)50 kg 体重,常用速度:0.6-1.2-6 mL/h,相当于 5-10-50 $\mu g/(min \cdot kg)$。

·乌拉地尔·

乌拉地尔(urapidil)外周作用主要为阻断突触后膜 α_1 受体,中枢作用主要通过激活 $5-HT_{1A}$ 受体,使交感神经兴奋性维持在一定水平,降低延髓心血管中枢的交感反馈调节作用,防止降压时心率增快。

在控制高血压时,静脉注射乌拉地尔后 2~5 min,即可产生降压作用,静脉应用乌拉地尔,由于心脏的负荷减轻,可使衰竭的心脏增加每搏心排血量和心脏指数。

高血压急症时常用剂量 0.6 mg/kg,亦可用 0.5% 溶液持续静脉滴注,静脉注射后,分布半衰期为 35 min,消除半衰期为 2.7 h。

·间羟胺·

间羟胺(阿拉明)(10 mg/支,1 mL/支)主要兴奋 α_1 肾上腺素受体,升压的同时反射性减慢心率,对肾血管的收缩作用较弱,主要经肝脏代谢,持续作用 20 min。

间羟胺主要作为 NE 的替代品用于各种休克的早期,将 10~20 mg 的药物稀释到 100 mL 后静脉滴注。还可用于处理麻醉中的低血压,每次静脉注射稀释后的药物 50~100 μg,必要时可重复给予。

微量泵使用法:生理盐水 40 mL+间羟胺 100 mg(10 支)。

常用速度:6～12 mL/h（相当于 0.2～0.4 mg/min）。

大输液使用法:生理盐水 250 mL+间羟胺 20 mg（2 支）。

常用速度:40～80 滴/min（相当于 0.2～0.4 mg/min）。

·去氧肾上腺素·

去氧肾上腺素是人工合成的纯 α_1 肾上腺素受体激动剂,引起外周血管收缩,使收缩压和舒张压升高,心率反射性减慢。

每次可静脉注射稀释后的药物 50～100 μg,必要时可重复给予。

优点:它能够使血压升高,保证心肌的灌注压,但并不使心率增快、心肌氧耗量增加。

缺点:可引起肾皮肤及肢体血流减少,临床已较少用于休克时的治疗。

·艾司洛尔·

超短效、选择性、β_1 肾上腺素受体阻滞药。作用起效迅速,持续时间短。心肌抑制作用轻微,消除半衰期约 9 min。在 5 min 内即达稳态血药浓度,停药后 10～20 min β_1 肾上腺素受体阻滞效应基本消失,停药后 30 min 在血浆中测不出该药。

艾司洛尔主要用于控制围手术期的室上性心动过速,每次静脉注射 0.25～0.5 mg/kg,必要时持续静脉输注 50～300 μg/(kg·min)。静脉麻醉诱导药注射完后,给予艾司洛尔 0.25 mg/kg,可以明显减轻气管内插管的心血管反应。艾司洛尔剂量过大,特别是患者血容量不足时,可出现低血压。

·酚妥拉明·

酚妥拉明（苄胺唑啉 phentolamine, regitine）既有突触前 α_2 阻断作用,又有突触后 α_1 受体阻滞作用,并对血管平滑肌有直接松弛作用。本药对动、静脉均有扩张作用,但对小动脉扩张作用更强。酚妥拉明阻滞突触前 α_2 受体,可间接地引起儿茶酚胺释放,使心率增加,有正性肌力作用。

其引起心动过速的不良反应限制了本药在临床上的广泛使用,剂量过大会引起血压过低,治疗用药以 0.1 mg/min 的速度滴注,依据患者的血流动力学效应逐渐增至 0.5 mg/min,一般用量不会超过 20 μg/(kg·min)。

·硝普钠·

硝普钠（sodium nitroprusside, niprode）（50 mg/支,粉剂）临床应用:控制性降压和高血压患者的降压可静脉滴注 0.01% 药液,开始按 0.25～0.50 μg/(kg·min) 速度滴注,平均为 3 μg/(kg·min) 速度滴注,极量为 10 μg/(kg·min),经 2～3 min 血压徐降,调节滴速,一般于 4～6 min 就可使血压降至预计水平。停止滴注后一般经 1～10 min 血压回升接近降压前水平。心功能不全或低心排状态一般从 8～16 μg/min 开始,以后每 5～10 min 增加 5～10 μg,直到获得预期效果。为不危及冠状动脉灌注,或出现了不希望的低血压,应密切监测动脉压,使舒张压保持在 8 kPa(60 mmHg) 以上。

硝普钠可使心功能不全患者的肺毛细血管楔压及肺动脉压均有所下降,心排血量和每搏量显著增加,由于心功能改善,心率并不随动脉压的合理下降而反射性增速,相反会减慢。心功能正常者,硝普钠使周围血管阻力降低,左心室充盈压下降,动脉压降低和心排血量不同程度的下降,结果多伴有反射性心动过速,一般可使心率增加 $16\% \sim 20\%$,尤以青壮年患者为显著。

使用时以 5% 葡萄糖液稀释,药液配制好后应立即用铝箔纸避光,以防药效下降。

生理盐水 50 mL+硝普钠 50 mg,常用速度:3 ~ 9 mL/h(不超过 24 mL/h)。

按 50 kg 体重,相当于 $1 \sim 3\ \mu g/(min \cdot kg)$,其关系系数为 3 倍。

一般从 0.5 mL/h 开始,如血压平稳,每 5 min 酌情再加量。

微量泵配置方法:使用时以 5% 葡萄糖液稀释,药液配制好后应立即用铝箔纸避光,以防药效下降。

生理盐水 50 mL+硝普钠 50 mg

常用速度:3 ~ 9 mL/h(不超过 24 mL/h)。

· 去甲肾上腺素(NE,NA)·

各种危及生命的严重低血压状态,且对其他缩血管药物反应欠佳时,可改用 NE,以改善心肌供血,但剂量应该严格控制在 $10 \sim 50\ ng/(kg \cdot min)$,NE 强效缩血管作用可以导致肾、肠道缺血和外周低灌注,给予小剂量 NE 同时伍用低剂量的多巴胺可以有效地维持肾脏的灌注压和功能。应用时保持尿量在 25 mL/h 以上。

微量泵配制:生理盐水 250 mL+重酒石酸去甲肾上腺素 4 mg。

常用速度:15 ~ 45 mL/h(相当于 4 ~ 12 μg/min,极量为 25 μg/min)。

· 肾上腺素 ·

肾上腺素能够兴奋所有的肾上腺素受体(β_1、β_2、α_1 和 α_2),其化学性质不稳定,在碱性溶液中或暴露于空气及日光下易氧化变色而失去活性。

肾上腺素 1 ~ 2 μg/min 主要是兴奋 β_2 肾上腺素受体,使血管和支气管平滑肌松弛;剂量为 2 ~ 10 μg/min[$25 \sim 120\ ng/(kg \cdot min)$]时,主要是兴奋 β_1 肾上腺素受体,使窦房结的传导加快,不应期缩短,心率增加,心肌收缩力增强;剂量超过 10 μg/min[$120\ ng/(kg \cdot min)$],引起 α 肾上腺素受体显著兴奋,产生血管收缩。肾上腺素可通过直接兴奋 α 肾上腺素受体和间接刺激肾素释放导致肾脏血管强烈收缩,因此,它常常和"肾脏剂量"的多巴胺同时使用,以避免肾脏缺血。

· 多巴胺(DA)·

DA 作用于 α、β 肾上腺素受体和多巴胺受体,血浆半衰期 7 min。

它的最重要作用是通过作用于突触后膜多巴胺受体,增加肾脏和肠系膜血管床的血流量,并能够引起外周血管扩张。它迅速被单胺氧化酶和儿茶酚甲基移位酶代谢,其半衰期仅 1 min,因此,不需要给予负荷剂量,而必须持续静脉输注,输注剂量为 $0.5 \sim 2\ \mu g/(kg \cdot min)$,兴奋 DA1 受体,使肾脏和肠系膜血管扩张,肾血流量、肾小球滤过率和钠的排除量增加。输注速率为 $2 \sim 10\ \mu g/(kg \cdot min)$,兴奋 β_1 肾上腺素受体,使心肌收缩力增加,心输出量增加。输注速率大于 5 μg/(kg·min),能够刺激内源性 NE 的释放,使心肌收缩力增加,心脏传导加快。10~20 μg/(kg·min)大剂量输注时,兴奋 α、β₁ 肾上腺素受体,主要呈现出 α₁ 肾上腺素受体缩血管效应,肾脏血流量减少。多巴胺适用于休克和低心排综合征的患者,但患者对多巴胺的反应差异较大,使用时必须监测患者器官和外周组织灌注情况,及时调整多巴胺的输注速度。

·多巴酚丁胺·

多巴酚丁胺是多巴胺的衍生物多巴酚丁胺主要兴奋 β₁ 肾上腺素受体,使心肌收缩力增强,增加心脏射血功能。多巴酚丁胺对 α 肾上腺素受体作用很弱,所以对心率和心肌氧耗量影响较小,肺血管阻力可减少或无明显改变,可使肺动脉压下降。

它的半衰期为 2 min,故需连续静脉滴注,滴速为 2~20 μg/(kg·min)。适用于心源性休克患者,对心脏手术后低心排血量综合征的患者疗效较好。

·异丙肾上腺素·

异丙肾上腺素是人工合成的异丙基肾上腺素。

异丙肾上腺素为 β 肾上腺素受体激动剂,但对 β₁ 和 β₂ 肾上腺素受体无选择性,对 α 肾上腺素受体几无作用。

严重心动过缓时,给予 5~10 μg 异丙肾上腺素能够有效地提高心率。

异丙肾上腺素剂量稍大,即可引起心动过速,甚至心律不齐,将显著增加心肌耗氧量,因此,给予异丙肾上腺素过程中必须遵循低浓度和低剂量的原则,最好使用微量注射泵控制给药[20~120 ng/(kg·min)]。

第三节 术后疼痛治疗

疼痛是组织损伤或潜在组织损伤所引起的不愉快感觉和情感体验,或是具有感觉、情绪、认知和社会层面的痛苦体验。手术后疼痛(postoperative pain)简称术后疼痛,是手术后即刻发生的急性疼痛,通常持续不超过 3~7 d。术后疼痛是组织损伤后引起的患者生理、心理和行为上的一系列反应。术后疼痛是伤害性疼痛,如果不能在初始状态下被充分控制,则可能发展为慢性术后疼痛(chronic post-surgical pain, CPSP),其性质可转变为神经病理性疼痛或混合性疼痛。神经病理性疼痛是由感觉神经受损,导致外周与中枢神经敏化所引起的疼痛,常以疼痛高敏或感觉异常为突出表现,多伴有焦虑、抑郁等心理和情绪改变。有效的术后疼痛治疗,可减轻患者的痛苦,有利于疾病的康复,且有良好的社会效益。

一、术后疼痛对机体的影响

心血管系统:心率增快,血压升高,心脏负荷增加,心肌耗氧量增加,冠心病患者心肌缺血及心肌梗死的危险性增加。

呼吸系统:术后肺功能降低,特别是上腹部和胸部手术后疼痛导致呼吸浅快、通气量减少,无法有力咳嗽及清除呼吸道分泌物,导致肺不张和其他肺部并发症。

消化系统:导致胃肠蠕动减弱,胃肠功能恢复延迟。

泌尿系统:尿道及膀胱肌运动力减弱,引起尿潴留。

神经内分泌及免疫功能:神经内分泌应激反应增强,引发术后高凝状态,抑制体液和细胞免疫。

运动系统:肌张力增加,肌肉痉挛,限制机体活动,促发深静脉血栓形成,甚至肺栓塞。

心理情绪:可导致焦虑、恐惧、忧郁、过度敏感、挫折感、沮丧情绪。

睡眠障碍:疼痛、心理情绪产生的不良影响,直接导致睡眠障碍。

二、疼痛评估

疼痛评估的内容包括疼痛强度、疼痛原因、可能并发的生命体征改变、治疗效果及副作用、患者满意度等。疼痛强度是急性疼痛最重要的评估内容之一。选择特定的疼痛评估工具的基础应考虑以下因素:发育状况、认知状况、学历、文化和语言的差异。对于儿童,建议使用脸、腿、手臂、哭泣、安慰等表现进行术后疼痛的评估。在重症监护室使用的工具包括行为疼痛量表和重症监护疼痛观察工具。

(一)疼痛评估的要素

(1)时间与频率:什么时候开始疼的? 多久发生一次?

(2)位置:哪里疼? 是切口局部,还是其他地方?

(3)疼痛的质量:疼痛是什么感觉? 烧灼痛? 刀割痛?

(4)强度:痛得有多严重? 它的强度是否有变化? 可使用视觉模拟量表。

(5)加重和缓解因素:什么使疼痛减轻或加重?

(6)既往治疗情况:什么样的治疗对缓解疼痛是有效的或无效的?

(7)效果:疼痛如何影响身体功能、情绪困扰和睡眠?

(8)疼痛评估的障碍:哪些因素可能影响疼痛评估的准确性或可靠性?

(二)常用疼痛评估方法

1. 视觉模拟量表

视觉模拟量表(visual analogue scale,VAS)是一条 1 ~ 10 cm 的标尺,患者面无任何标记,医师面的一端 0 表示"无痛",另一端 10 表示"最剧烈的疼痛",患者根据疼痛的强度标定相应的位置,由医师确定其分值。

2. 数字等级评定量表

数字等级评定量表(numerical rating scale,NRS)用 0 ~ 10 数字的刻度标示出不同程度的疼痛强度等级,"0"为无痛,"10"为最剧烈疼痛,1 ~ 3 为轻度疼痛(疼痛不影响睡眠),4 ~ 6 为中度疼痛(安静平卧时有疼痛,影响睡眠),7 ~ 10 为重度疼痛(疼痛导致不能入睡或从睡眠中痛醒),由患者根据个人疼痛感受选择一个数字表示疼痛程度。

3. 语言等级评定量表

语言等级评定量表(verbal rating scale,VRS)将疼痛强度通过口述描绘对疼痛程度进行评分。该评分法有 4 级评分、5 级评分、6 级评分、12 级评分和 15 级评分等。其中以 4 级评分(无痛、轻微痛、中度痛、重度痛)和 5 级评分(无痛、轻微痛、中度痛、重度痛、剧痛)较为简便实用。

4. Wong-Baker 面部表情量表

Wong-Baker 面部表情量表(Wong-Baker face pain rating scale)采用 6 种不同程度的面部表情,表达从微笑至平静至哭泣,来代表无痛、轻微疼痛、轻度疼痛、中度疼痛、重度疼痛、剧烈疼痛 6 种疼痛程度。这种方法适用于儿童、老年人等交流困难、意识不清或不能用言语准确表达的患者,让儿童或监护人进行主观评分,但易受情绪、文化、教育程度、环境等因素的影响,应结合具体情况使用。

5. 改良 FLACC 评分量表

改良 FLACC 评分量表(The Modified Faces,Legs,Activity,Cry and Consolability Scale)是新生儿、婴幼儿、智力残疾儿童主要的疼痛评估方法。用 FALCC 量表法,医师需观察儿童 1~15 min,是住院手术患儿首选的疼痛评估方法。

(三)疼痛治疗效果的评估

应定期评价药物或治疗方法的疗效和不良反应,尤其要重点关注生命体征的改变和是否出现患者难以忍受的副作用,并据此作相应调整。在疼痛治疗结束后应由患者评估满意度。

评估原则包括:①评估静息和运动时的疼痛强度,只有运动时疼痛减轻才能保证患者术后躯体功能的最大恢复。②在疼痛未稳定控制时,应反复评估每次药物和治疗方法干预后的效果。原则上静脉给药 5~15 min、口服用药 1 h 药物达到最大作用时评估治疗效果;对于 PCA 患者应该了解无效按压次数,以及是否寻求其他镇痛药物。③记录治疗效果,包括不良反应。④对突发的剧烈疼痛,尤其是疼痛引起生命体征改变(如低血压、心动过速或发热)应立即评估,并对可能出现的切口裂开、深静脉血栓和肺栓塞等情况做出及时诊断和治疗。⑤疼痛治疗结束时应由患者对医护人员处理疼痛的满意度及对整体疼痛处理的满意度分别做出评估。

术后镇痛治疗小组应定时进行疼痛评估,绘制出疼痛缓解曲线以更好地记录患者的疼痛和镇痛过程。

三、术后疼痛的管理和监测

(一)急性疼痛管理的目标

在安全的前提下,持续、有效镇痛;无或仅有易于忍受的轻度不良反应;最佳的躯体和心理、生理功能,最佳的患者满意度;有利于患者术后康复。

(二)术后疼痛管理模式

建立规范化的术后镇痛随访及管理方案,需要具备专业人员和相应的管理模式,目前较为常见的是术后急性疼痛服务(Acute Pain Service,APS)。目前国际上较常见的模式是以麻醉医师督导护士为主体的模式,或以疼痛专科护士为主加上麻醉科医师指导的模式。鉴于复杂疼痛状态、慢性疼痛、阿片类药物依赖和精神共病患者数量的增加,跨学科APS团队必须包括"经典跨学科APS团队"之外的其他专业,如精神科、心理科、康复科、理疗科等。

APS团队工作范围和目的包括:①治疗术后疼痛、急性创伤性疼痛和分娩痛,评估和记录镇痛效果,处理疼痛治疗中的问题和不良反应。②尽早进行术后镇痛,在伤害性刺激发生前给予镇痛治疗,以防止神经末梢和中枢敏感化的发生,从而起到减轻术后疼痛和减少镇痛药需求量的作用。③开展培训,对进行疼痛评估的医务人员进行疼痛相关的知识教育和评估方法的学习,提高熟练程度和准确性。④做好患者及监护人的科普宣教,详细讲解拟采用的术后镇痛方法,不良反应和注意事项。⑤提高手术患者的舒适度和满意度。⑥减少术后并发症。

APS团队工作流程:①病区医师和护士负责入院初期疼痛评估和宣教。②麻醉科医师术前访视期间为患者提供再次宣教和咨询,负责择期手术患者镇痛治疗预约。③手术间麻醉医师术毕之前选择镇痛方法和确定镇痛医嘱,通知APS小组。④麻醉科APS小组根据择期和急诊预约通知,按照医嘱准备药物和设置镇痛泵参数,安装和连接镇痛装置。⑤在病房护士监测和评估患者镇痛情况的同时,APS小组每天分3次到每个患者床边巡查,再次评估治疗效果,及时调整治疗方案并填写随访记录。⑥根据疼痛治疗情况与患者的需求,确定是否追加药物或撤除镇痛泵,登记残余药液量并按规定程序销毁。⑦按月汇总工作量,形成治疗质量分析报告,定期与相关科室沟通和讲评。

四、镇痛原则和镇痛方法

目前我国加速康复外科专家共识均主张采取预防性、定时、多模式镇痛的镇痛理念。镇痛原则是在安全和最低副作用的前提下达到良好的镇痛效果并且有较高的患者满意度。值得注意的是,有不少患者可以耐受中等程度以下的疼痛,但却难以耐受中等程度以上的恶心、呕吐、头晕等可能与镇痛药物有关的副作用。

(一)预防性镇痛

指从术前一直延续到术后一段时期的镇痛治疗,采用持续的、多模式的镇痛方式,实现消除手术应激创伤引起的疼痛,并防止和抑制中枢及外周的敏化。减少术后止痛药的用量和延长止痛的时间。荟萃分析提示硬膜外镇痛、NSAIDs药物和局部浸润镇痛是比较有效的预防性镇痛方法。

(二)多模式镇痛

不同作用机制的镇痛药物复合应用或不同镇痛方法联合应用,作用于疼痛传导通路的不同靶点,充分发挥镇痛效应的相加或协同作用,减少每种镇痛药物的用量,减轻相应副作用,减少相关不良反应,加速术后康复的镇痛方法称为多模式镇痛。

日间手术和创伤小的手术,术后镇痛大多仅用单一镇痛药物或方法即可。迄今为止,尚无任何药物能单独有效地用于中、重度疼痛治疗且无副作用,多模式镇痛是最常见的术后镇痛方式。

1. 镇痛方法的联合

多模式镇痛常采用的方法包括:①超声引导下外周神经阻滞与切口局部麻醉药浸润复合;②外周神经阻滞和(或)切口局部麻醉药浸润+对乙酰氨基酚;③外周神经阻滞和(或)切口局部麻醉药浸润+NSAIDs 药物或阿片类药物或其他药物。经皮电刺激神经疗法(TENS)没有创伤并且能够激活内源性下行抑制通路,激活阿片受体产生降低中枢兴奋性,减轻疼痛对大直径传入纤维的刺激作用,从而减少其他镇痛药物的使用,TENS 可以作为辅助的疼痛管理治疗方法。

2. 镇痛药物的联合

镇痛药物的联合主要包括:①阿片类药物或曲马多与对乙酰氨基酚联合。②对乙酰氨基酚与 NSAIDs 联合,两者各使用常规剂量的 1/2,可发挥镇痛相加或协同作用。③阿片类或曲马多与 NSAIDs 联合,在大手术后使用常规剂量的 NSAIDs 可节俭阿片类药物 20%～50%,甚至可实现患者清醒状态下的良好镇痛。④阿片类药物,尤其是高脂溶性的芬太尼或舒芬太尼与局部麻醉药联合用于患者自控硬膜外镇痛(PCEA)。⑤术前使用普瑞巴林或加巴喷丁、选择性 COX-2 抑制剂、α_2 肾上腺素受体激动药及氯胺酮等,也可减轻术后疼痛并减少阿片类药物用量及抑制中枢或外周痛觉敏感化。偶尔可使用 3 种作用机制不同的药物实施多靶点镇痛。

3. 多模式镇痛常用口服或者静脉药物

对乙酰氨基酚、非甾体抗炎药物(NSAIDs)、曲马多、可待因、强效阿片类药物(吗啡、芬太尼、舒芬太尼、羟考酮)、右美托咪定等。

4. 多模式镇痛常用的方法

区域阻滞、硬膜外镇痛、静脉镇痛、局部浸润阻滞以及非药物疗法如安抚奶嘴、蔗糖、按摩、音乐等。

(1)开腹、开胸术、大血管(主动脉)手术、全膝、髋关节置换术等。①单独超声引导下外周神经阻滞,或配合 NSAIDs 或阿片类药物 PCEA。②对乙酰氨基酚+NSAIDs 药物和局麻药切口浸润(或超声引导下外周神经阻滞)。③NSAIDs(除外禁忌证)与阿片类药物(或曲马多)的联合。④硬膜外局麻药复合高脂溶性阿片类药物 PCEA。

(2)膝关节及膝以下下肢手术、肩背部手术、子宫切除术、颌面外科手术等。①超声引导下外周神经阻滞或与局麻药局部阻滞配伍。②方案①+对乙酰氨基酚或 NSAIDs 药物。③硬膜外局麻药复合高脂溶性阿片类药物 PCEA。④NSAIDs 药物与阿片类药物联合行患者自控静脉镇痛(PCIA)。

(3)腹股沟疝修补术、静脉曲张、腹腔镜手术等。①局部局麻药切口浸润和(或)外周神经阻滞,或全身应用对乙酰氨基酚或 NSAIDs 药物或曲马多。②方案①+小剂量阿片类药物。③对乙酰氨基酚+NSAIDs 药物。

(三)患者自控镇痛

患者自控镇痛(patient controlled analgesia,PCA)是依据 1965 年 Sechzer 提出的镇痛

"反馈回路"原理设计的 PCA 系统。即疼痛刺激出现,由患者启动镇痛控制器(PCA)的给药系统,由麻醉医师设定给药剂量和给药时间,根据患者镇痛需要来实现个体化镇痛治疗。

PCA 具有起效较快、无镇痛盲区、血药浓度相对稳定、可通过冲击剂量及时控制爆发痛,以及用药个体化、患者满意度高等优点,是目前术后最常用和最理想的镇痛方法,适用于手术后中、重度疼痛。

1. PCA 常用参数

(1)负荷剂量(loading dose):指在 PCA 开始时的首次用药剂量,其目的是迅速达到镇痛所需的血浆药物浓度,即最低有效镇痛浓度,使患者迅速达到无痛状态。

(2)单次给药剂量:单次给药剂量(bolus)是指患者疼痛未消除或疼痛复发时追加的药物剂量,其目的是维持一定的血药浓度,又不产生过度镇静。Bolus 是 PCA 克服镇痛药物个体差异的主要手段。根据疼痛的程度和患者镇静情况,每次调整 25% ~ 50% 用药剂量。Bolus 剂量过大,血药浓度过高,副作用发生概率增加;剂量过小,增加患者按压次数,降低患者对 PCA 的依从性。

(3)锁定时间:锁定时间(lockout time,LT)是指 PCA 装置两次单次剂量间的间隔时间。锁定时间是 PCA 的安全保护方式之一,锁定时间的目的是防止前次单次剂量尚未起效患者再次给药,预防药物过量中毒。

(4)最大用药量:最大用药量(maximal dose)是 PCA 的另一安全保护装置。有 1 h 剂量限制(1-hour limit)和 4 h 剂量限制(4-hour limit),其目的是对超过平均用药量的情况引起注意并加以限制。

2. PCA 常用给药途径

根据不同给药途径分为静脉 PCA(PCIA)、硬膜外 PCA(PCEA)、皮下 PCA(PCSA)和外周神经阻滞 PCA(PCNA)。

3. PCA 相关副作用

(1)恶心、呕吐:发生率很高,主要由阿片类药物引起。

(2)尿潴留:多见,好发于老年男性患者。除可由阿片类药物引起外,腰骶部硬膜外用局麻药也可引起。

(3)皮肤瘙痒:较多见,主要由吗啡引起,其发生率是剂量依赖型的,即剂量越大,发生率越高。

(4)下肢无力,活动受限:多由腰段 PCEA 用局麻药引起。

(5)呼吸抑制:多由阿片类药物引起。

(6)PCA 装置有关的副作用:按钮失灵、电源中断、注药泵意外破裂等。

4. PCIA

采用的主要镇痛药有阿片类药(吗啡、羟考酮、舒芬太尼、氢吗啡酮、芬太尼、布托啡诺等)、曲马多、氟比洛芬酯、酮咯酸等。阿片类药物镇痛强度的相对效价比如下:哌替啶 100 mg ≈ 曲马多 100 mg ≈ 吗啡 10 mg ≈ 阿芬太尼 1 mg ≈ 芬太尼 0.1 mg ≈ 舒芬太尼 0.01 mg ≈ 羟考酮 10 mg ≈ 布托啡诺 2 mg。

5. PCEA

适用于术后中、重度疼痛。常采用低浓度罗哌卡因或布比卡因等局麻药复合芬太尼、舒芬太尼、吗啡等。

6. PCSA

适用于静脉穿刺困难的患者。PCSA起效比静脉给药慢,镇痛效果与PCIA相似,如采用留置管时应注意可能发生导管堵塞或感染。常用药物为吗啡、曲马多、羟考酮、氯胺酮和丁丙诺啡。哌替啶具有组织刺激性不宜用于PCSA。

7. PCNA

神经丛或神经干留置导管采用PCA持续给予局麻药。

(四)局部给予局麻药

局部给予局麻药有3种方法:切口局部浸润、外周神经阻滞和椎管内给药。

术后切口局部浸润局麻药可明显减少术后镇痛药物的使用,但依赖于外科医师的配合。四肢和躯干部位手术后镇痛方法可单独采用超声引导下外周神经阻滞,也可联合全身使用NSAIDs或阿片类药物。在术后早期,未使用抗凝药和抗栓药,以及无出血倾向的患者,若术中采用硬膜外麻醉,术后可延用硬膜外镇痛。硬膜外镇痛效果确切,抑制术后过度的应激反应更完全,也有助于预防心肌缺血(胸段脊神经阻滞)或下肢深静脉血栓的形成。硬膜外镇痛常采用局部麻醉药复合高脂溶性阿片类药物(如芬太尼、舒芬太尼)。

(五)全身给药

1. 口服给药

口服给药具有无创、使用方便、患者可自行服用等优点,但因肝-肠"首过效应"及部分药物可与胃肠道受体结合,生物利用度不一。药物起效较慢,调整剂量时既要考虑到药物的达峰时间,又要参考血浆蛋白结合率和组织分布容积。口服给药适用于神志清醒、非胃肠手术或术后胃肠功能良好患者的轻、中度疼痛的控制;也可在使用其他方法(如静脉)镇痛后,以口服镇痛药物作为延续。口服给药禁用于吞咽功能障碍(如颈部手术后)和肠梗阻患者,术后重度恶心、呕吐和便秘者慎用。

2. 皮下注射给药、肌内注射给药及胸膜腔或腹膜腔给药

肌内注射给药起效快于口服给药,但注射痛、单次注射用药量大等副作用明显,重复给药易出现镇痛盲区,不推荐用于术后镇痛。皮下给药虽有注射痛,但可通过皮下植入导管实现长时间给药。胸膜腔或腹膜腔给药镇痛效果不确切,且易发生局麻药中毒,不推荐常规使用。

3. 静脉注射给药

单次或间断静脉注射给药适用于门诊手术和短小手术,但药物血浆浓度波动大,镇痛效应不稳定,术后应根据个体情况按时给药。常用药物有对乙酰氨基酚、NSAIDs、曲马多、阿片类药物(包括激动药和激动拮抗药)等。对静脉有刺激的药物,常见静脉炎等并发症。

持续静脉注射给药是使用生理盐水将镇痛药稀释后持续静脉泵注。先给负荷量,阿

片类药物最好以小剂量分次注入的方式滴定,达到满意镇痛效果后,以维持量或按药物的作用时间持续或间断给药。由于术后疼痛阈值会发生改变,药物恒量输注的效应不易预测,所以推荐使用患者自控镇痛的方法。

五、常用镇痛药物

(一)阿片类镇痛药

麻醉性镇痛药,是治疗中重度急、慢性疼痛的最常用药物。通过激动外周和中枢神经系统(脊髓及脑)阿片受体发挥镇痛作用。阿片类药物种类繁多,根据镇痛强度的不同可分为强阿片药和弱阿片药。强阿片药物有吗啡、芬太尼、哌替啶、舒芬太尼、羟考酮和氢吗啡酮等,主要用于术后中、重度疼痛治疗。弱阿片药有可待因、双氢可待因等,主要用于术后轻、中度急性疼痛治疗。激动-拮抗药和部分激动药,如布托啡诺、地佐辛、喷他佐辛、纳布啡、丁丙诺啡等,主要用于术后中度疼痛的治疗,也可作为多模式镇痛的组成部分用于重度疼痛治疗。

1. 阿片类药物的种类

(1)吗啡:吗啡是使用最广泛和研究最多的阿片类药物,是纯粹的阿片受体激动剂,有强大的镇痛作用。吗啡的剂型很多,除普通的片剂、胶囊和针剂外,还有缓释片、高浓度口服液、栓剂等。给药途径也最多,可经皮下、口腔、胃肠道、直肠、静脉、肌内和椎管内给药。吗啡主要用于其他镇痛药无效的急性剧烈疼痛,如严重创伤、战伤、烧伤、晚期癌痛等。正确的用药范围内对所有年龄的儿童均安全有效,儿童的药代动力学与成人相似。但新生儿和 2 岁以内的婴幼儿,其蛋白结合率和代谢率降低,半衰期延长,制定用药方案时要考虑上述因素。

(2)哌替啶:作用机制与吗啡相同,效力约为吗啡的 1/10 ~ 1/8,与吗啡在等效剂量下可产生同样的镇痛、镇静及呼吸抑制作用,但后者维持时间较短,无吗啡的镇咳作用。哌替啶为强效镇痛药,适用于各种剧痛,如创伤性疼痛、手术后疼痛,用于分娩镇痛时,须监护其对新生儿的呼吸抑制作用。

(3)可待因和二氢可待因:两者镇痛效果比吗啡稍弱,常用于轻中度疼痛的治疗,并与 NSAIDs 或对乙酰氨基酚联合使用。可待因和二氢可待因进入体内需转化为吗啡后才能发挥镇痛作用,可口服、肌内注射或直肠给药。

(4)芬太尼:芬太尼是一种强效镇痛药,为阿片受体激动剂,较吗啡脂溶性更强,起效较快,作用时间较短,作用强度为吗啡的 80 ~ 100 倍。芬太尼透皮贴剂使用方便,镇痛效果确切,每片贴剂可提供 72 h 的镇痛作用。手术后可以小剂量冲击给药(bolus)镇痛,也可用于 PCA 镇痛。芬太尼具有亲脂性,所以冲击给药和持续输注的药代动力学有所不同;随着持续输注时间的延长,其半衰期也相应延长。新生儿因药物清除率降低,半衰期延长,应当在严密监测下使用才能保证安全。

(5)羟考酮:主要作用于中枢神经系统和平滑肌,为阿片类激动剂,用于镇痛没有封顶效应。临床证据表明,羟考酮单一制剂对中重度疼痛疗效良好。羟考酮还可以与对乙酰氨基酚制成复方制剂用于术后疼痛治疗。

（6）舒芬太尼：舒芬太尼镇痛效应是芬太尼的 7～10 倍，比芬太尼的脂溶性更高，容易透过血脑屏障，起效迅速。新生儿转氨酶系统不成熟，清除率降低。

（7）布托啡诺：是一种新型的阿片类镇痛药，可激动 κ-阿片肽受体，对 μ-阿片受体则具有激动和拮抗双重作用。布托啡诺可用于治疗手术后急性疼痛，18 岁以下患者禁用。

2. 阿片类药物常见副作用及处理

（1）恶心、呕吐：恶心、呕吐是术后最常见及患者最不易耐受的不良反应，应积极预防和治疗。

（2）呼吸抑制：阿片类药物可导致呼吸减慢。术后单次用较大剂量，或用于老年、慢性阻塞性肺疾病或合并使用镇静剂，易发生呼吸抑制。呼吸频率≤8 次/min、呼吸空气时 $SpO_2<90\%$ 或出现浅呼吸即可诊断为呼吸抑制，应立即给予治疗。治疗方法包括立即停止使用阿片类药物，吸氧，必要时建立人工气道或机械通气，静脉注射纳洛酮或纳美芬。

（3）耐受、躯体依赖和精神依赖：耐受是指在恒量给药时药物效能降低，首先表现为镇痛药作用时间缩短。便秘、瞳孔缩小等副作用可持续较长时间（6 个月以上），患者常不可耐受，而其他不良反应如恶心、呕吐、瘙痒等持续短时间较短（3～14 d），患者可耐受。躯体依赖为规律给药的患者，停药或骤然减量导致停药反应，表现为焦虑、易激惹、震颤、皮肤潮红、全身关节痛、出汗、卡他症状、发热、恶心、呕吐、腹痛、腹泻等。镇静药和 α_2 肾上腺素受体激动剂可对症治疗躯体依赖症状。精神依赖最难治疗，为强制性觅药意愿和行为，将使用药物视为第一需要，可伴有或不伴有躯体症状。

（4）瘙痒：小剂量丙泊酚（40～50 mg）、小剂量纳洛酮或 μ 受体激动拮抗剂布托啡诺、地佐辛、纳布啡等常用于治疗瘙痒。第二代抗组胺药氯雷他定作用时间长，镇静作用轻，也常用于治疗瘙痒。

（5）肌僵直、肌阵挛和惊厥：肌僵直主要是胸壁和腹壁肌肉僵直，见于静脉给予阿片类药物速度过快及长期使用吗啡治疗，尤其是大剂量长期治疗时。使用阿片受体拮抗药可消除肌僵直。肌阵挛通常是轻度的，具有自限性，在困倦和浅睡眠状态下更容易发作，偶有持续全身发作呈惊厥状态。阿片受体拮抗药对阿片类药物引起的惊厥有拮抗作用，但由于哌替啶的代谢产物去甲哌替啶本身有致惊厥作用，故对哌替啶所引起的惊厥治疗作用较弱。

（6）嗜睡、过度镇静：少部分患者在使用阿片类药物之后，尤其是老年人，会出现嗜睡，一般 3～5 天后症状多自行消失。如果患者出现过度镇静状态，则需要减少阿片类药物用量，待症状减轻后再逐渐调整剂量至满意的镇痛剂量。

（7）缩瞳：μ 受体和 κ 受体激动剂兴奋动眼神经副交感核，缩小瞳孔。长期使用阿片类药物的患者可发生耐受，但若增加剂量仍可表现为瞳孔缩小。

（8）体温下降：阿片类药物可导致血管扩张，改变下丘脑体温调节机制而引起降温作用。哌替啶、曲马多、布托啡诺、纳布啡可抑制或减轻全身麻醉后寒战。

（9）免疫功能抑制：强阿片类药物可造成免疫功能抑制，严重疼痛也导致免疫抑制，但曲马多、阿片部分激动药和激动拮抗药对免疫功能影响较小。

（10）便秘：长期使用阿片类药物可出现此类副作用，但在急性手术后镇痛患者难以出现。

(二) 对乙酰氨基酚和非甾体抗炎药(NSAIDs)类药物

1. 对乙酰氨基酚

对乙酰氨基酚是一种常用的解热镇痛药,有调节抑制下行的5-HT通路和抑制中枢NO合成的作用。由于其毒副作用小,可以定时规律用药,几乎可以用于各类手术术后疼痛的治疗。轻度疼痛可以单独使用对乙酰氨基酚镇痛。中度疼痛可以与NSAIDs或可待因等弱阿片药物联合应用。其镇痛剂量高于解热镇痛剂量,但达到一定剂量后产生封顶效应。一般口服后在30~60 min药物浓度达到峰值,直肠给药后1.0~2.5 h达到最大血药浓度,静脉给药起效快但需在15 min内缓慢输入。对乙酰氨基酚在肝脏代谢,新生儿因肝脏某些酶类未发育成熟而药物清除率低;而对于2~6岁的儿童,因为肝脏的相对比重大而药物代谢快。对乙酰氨基酚使用超过最大日用剂量后可产生肝脏毒性。

2. NSAIDs

此类药物具有解热、镇痛、抗炎、抗风湿作用,主要作用机制是抑制环氧合酶(COX),减少前列腺素(PG)和血栓素的合成发挥作用。NSAIDs类药物是治疗轻到中度疼痛的有效药物,与阿片类药物合用时可以增强镇痛效果,并减少阿片类药物的使用剂量,降低其相关不良反应如恶心、呕吐、嗜睡、呼吸抑制、肠蠕动减少等。在我国临床上用于术后镇痛的口服药物主要有布洛芬、双氯芬酸、美洛昔康、塞来昔布和氯诺昔康;注射药物有氟比洛芬酯、帕瑞昔布、酮咯酸、氯诺昔康、双氯芬酸等。本类药物在儿童使用的有效性尤其是安全性还没有系统验证,因此,药物说明书不建议儿童使用。但是,国内外都有大量NSAIDs类药物用于儿童镇痛的报道,但一般不推荐作为镇痛药物用于3个月以下婴儿。

(1)NSAIDs类药物用于术后镇痛的主要指征是:①中小手术后镇痛;②大手术与阿片类药物或曲马多联合或多模式镇痛,有显著的阿片类药物节俭作用;③大手术后PCA停用后,残留的镇痛;④术前给药,发挥术前抗炎和抑制超敏作用。

(2)使用NSAIDs类药物可能的不良反应和注意事项:非选择性NSAIDs抑制体内所有前列腺素类物质生成,在抑制炎性前列腺素发挥解热镇痛抗炎效应的同时,也抑制对生理功能有重要保护作用的前列腺素,由此可导致血液(血小板)、消化道、肾脏和心血管副作用,其他副作用还包括过敏反应及肝脏损害等。选择性COX-2抑制药的上述不良反应有不同程度减轻,但也可能加重心肌缺血,对心脏手术患者和脑卒中风险的患者应视为相对或绝对禁忌。①NSAIDs抑制血小板聚集,延长出血时间,故禁用于有出血性疾病和接受抗凝治疗的患者。手术范围广的外科大手术后最好不用此类药物。②NSAIDs抑制前列腺素介导的肾功能,因此,NSAIDs不能与有肾脏毒性的药物合用。③NSAIDs引起消化道出血,消化道出血高风险的患者,联用质子泵抑制剂如奥美拉唑和H_2受体拮抗剂可以降低风险。④心血管损害:非选择性NSAIDs和选择性COX-2抑制药都可通过COX-2而增加心血管风险,该类药物禁用于冠状动脉旁路移植术后镇痛。⑤NSAIDs可使白三烯增加,故可加重哮喘。对有哮喘病史的患者,必须询问以前是否安全地使用过NSAIDs药物,重症哮喘患者禁用。⑥对NSAIDs过敏的患者禁用,过敏体质患者慎用,肝功能衰竭者禁用。⑦动物实验证实,大剂量NSAIDs类药物可影响骨发育,因此,不建议儿童长时间大剂量使用此类药物。⑧对于新生儿,NSAIDs 药物可能影响脑和肺的血流调节,故不推荐使用。⑨NSAIDs 类药物均有"封顶"效应,不能超量给药;缓慢静脉滴注不易达到有效血药浓度,应给予负荷量再给维持量;NSAIDs 药物的血浆蛋白结合率高,故不能同时使用两种药物。

(三)曲马多(tramadol)

曲马多为人工合成的非阿片类中枢性镇痛药,研究证实,曲马多至少通过两种截然不同但又互补的作用机制产生镇痛作用,即弱阿片机制和非阿片机制。研究发现,曲马多还可通过抑制神经元突触对 NE 的再摄取,并增加神经元外 5-HT 浓度,从而增强中枢神经系统对疼痛的下行性抑制作用而产生镇痛作用。曲马多的镇痛作用为吗啡的 1/10,曲马多剂型有胶囊、针剂、滴剂、栓剂及缓释片剂,可口服、静脉(间断或持续泵注)、直肠给药,也可以作为 PCA 用药的一部分。与对乙酰氨基酚、NSAIDs 药物合用有协同效应。其主要副作用为恶心、呕吐、眩晕、嗜睡、出汗和口干,便秘和躯体依赖的发生率低于阿片类药物。镇痛剂量的曲马多亦有防治术后寒战的作用。

(四)局部麻醉药

局部麻醉药主要通过椎管内用药、外周神经阻滞以及局部浸润等用于术后疼痛治疗。常用于术后镇痛的局部麻醉药有:布比卡因、左旋布比卡因和罗哌卡因。布比卡因作用时间长,广泛用于术后镇痛,但药物过量易导致中枢神经系统毒性和心脏毒性。左旋布比卡因的药理特性与布比卡因类似,心脏毒性低于布比卡因。罗哌卡因的显著特点是"运动感觉分离",即低药物浓度(0.0625%~0.15%)产生有效镇痛的同时对运动神经阻滞作用相对较弱,且其毒性低于布比卡因和左旋布比卡因。

(五)右美托咪定

右美托咪定是高选择性、高特异性 α_2 肾上腺素受体激动剂,其受体选择性($\alpha_2 : \alpha_1$)为 1 620 : 1,右美托咪定对 α_2 受体结合的亲和力是可乐定的 7~8 倍,内在活性也强于可乐定。与可乐定类似,分为中枢和外周作用。中枢作用的部位主要在脑干的蓝斑核,因此,具有镇静和抗焦虑作用,以及抑制交感活性的作用;此外,还有源于脊髓以及外周部位的镇痛作用。右美托咪定已被广泛应用于手术后疼痛治疗,且右美托咪定复合阿片类药物可有效缓解术后疼痛并减少阿片类药物用量。右美托咪定复合 NSAIDs 类药物术后镇痛效果更好,且能提高患者术后的免疫功能。

(六)其他

氯胺酮是 NMDA 受体拮抗药,加巴喷丁和普瑞巴林是 α_2、δ 受体阻滞剂。术前静脉注射小剂量氯胺酮(0.2~0.5 mg/kg)或口服普瑞巴林(150 mg)、加巴喷丁(900~1 200 mg)对术后镇痛和预防中枢外周敏化形成有重要作用,同时可减少阿片类药物用量。右旋氯胺酮镇痛作用为消旋体的 2 倍,且困倦、梦境、谵妄、呕吐等副作用明显低于消旋或左旋氯胺酮。

第四节　中医在围手术期麻醉治疗中的应用

一、中医麻醉的发展历史

中国古代很早就有关于药物用于麻醉的记录,最早的文献记载见于 1973 年湖南长沙马王堆 3 号汉墓出土的医学帛书《五十二病方》,其中在"令金伤毋痛"中记有"已饮,有顷不痛。复痛,饮药如数。不痛,毋饮药"。《神农本草经》中记载了羊踯躅、乌头、附子、大麻、莨菪子等具有麻醉镇痛作用。《史记·扁鹊列传》和《列子·汤问》中均有战国时期名医扁鹊用药酒为人施术的记载。

《三国志》《后汉书》《列子·汤问》中都有关于华佗利用"麻沸散"实施手术并取得成功的案例,比西方乙醚麻醉的出现早了 1 600 多年。中国古代医者从来没有停止过探索麻醉奥秘的脚步:晋代葛洪的《肘后方》、隋朝巢元方的《诸病源候论》、唐代段成式的《酉阳杂俎》和蔺道人的《仙受理伤续断秘方》、唐文学家薛用弱的《集异记》、南宋初针灸医家窦材的《扁鹊心书》、元代危亦林的《世医得效方》、明代梅元实的《药性会元》、李时珍的《本草纲目》、王肯堂的《证治准绳·外科》、清代赵学敏的《串雅内编》以及《医宗金鉴》等医学典籍,记录着中药和针灸在麻醉和外科手术领域丰富多彩的应用,不胜枚举。常被用于中药麻醉的药物主要有洋金花(曼陀罗花、山茄花)、羊踯躅(闹羊花)、川乌、草乌、天南星、莨菪子、火麻花、蟾酥、番木鳖等,这些药物的麻醉与镇痛作用逐渐被现代医学所证实。从医圣张仲景的"甘草煮汁"内服治疗水莨蘼中毒,到赵学敏的"人参、生甘草、陈皮、半夏、白薇、菖蒲、茯苓"组成的复方药物用于催醒,这是中国古代医家对麻醉拮抗方法的不断探索。

中医是宏观医学,是整体医学。中医理论指导下的医学体系,充满着哲学的智慧和辨证的思想。几千年来,中国历代医者大怀仁爱之心,不断探索治病救人的良方,从未间断的华夏文明在世界上闪耀着璀璨星光。伴随着现代医学高速发展的脚步,我们应当乘着前人智慧的东风,带着现代麻醉学前辈的嘱托,昂首阔步,奋起直追,力争攀登世界麻醉学领域之巅。

二、围手术期中医药应用的常用技术

(一)四诊与八纲辨证

四诊,即中医诊法中的望、闻、问、切四种诊断疾病的方法。《难经·六十一难》说:"望而知之谓之神,闻而知之谓之圣,问而知之谓之工,切而知之谓之巧。"通过望闻问切,可收集到患者的病情资料,主要包括症状、体征和病史等,也包含一切有用的与疾病诊断相关的生命活动和社会、自然环境状态等等。

八纲,是指表、里、寒、热、虚、实、阴、阳八个纲领。八纲辨证是根据病情资料,运用八纲进行综合分析,从而辨别疾病现阶段病变部位的深浅、病情性质的寒热、邪正斗争的盛衰和病症类别的阴阳。对于任何一种证候,从答题病位来说,总离不开表或里;从基本性质来说,一般可区分为寒与热;从邪正斗争的关系来说,主要反映为实与虚;从病症类别来说,都可以归属于阴或阳。八纲辨证,在中医诊断中起着执简驭繁、提纲挈领的作用,充分体现了中医学的辨证思维。

(二)针灸

针灸技术主要包括刺法和灸法。针灸是根据阴阳、脏腑、经络理论,运用"四诊"获取患者病情资料,进而辨证、处方,依方施术,或针或灸,或针灸并用,从而治疗疾病的一种方法。

1. 刺法

毫针法:是日常诊疗活动中最常用的针刺方法。

三棱针法:用三棱针刺破血络或腧穴,放出适量血液,或挤出少量液体,或挑断皮下纤维组织,以医疗疾病的刺法。

皮肤针法:运用皮肤针叩刺人体一定部位或穴位,激发经络之气,调整脏腑气血,以达到防病治病目的的刺法。

皮内针法:指将特制的小型针具刺入并固定于腧穴部的皮内或皮下作较长时间留针的方法,其通过柔和而较长久的刺激,已调整经络脏腑功能,达到防治疾病目的的方法,又称"埋针法"。

小针刀法:小针刀是形状上既似针又似刀的一种针具。该法是在切开性手术法的基础上结合针刺方法,利用特制的针具刺入深部病变处进行切割、剥离等不同形式的刺激,以达到疏通经络、止痛祛病目的的方法。

电针法:指将毫针刺入腧穴得气后,再通以接近人体生物电的脉冲电流,利用针和电的两种刺激,激发调整经络之气,以防治疾病的方法。

头针法:又称头皮针法,是指在头皮部特定的穴线进行针刺以防治疾病的方法。头面部是脏腑经络之气汇集的重要部位,《素问·脉要精微论篇》说"头者精明之府"即为此意。

耳针:是指在相应的耳穴上采取针刺或其他方法进行刺激以防治疾病的方法。

浮针:是用一次性的特制针具采取水平进针的方式在局限性病痛的周围皮下浅筋膜进行扫散的针刺疗法。浮针针法源于传统针灸疗法,又结合了现代康复医学最新的研究成果。浮针主要的作用位点是皮下疏松的结缔组织。浮针可以刺激皮下疏松结缔组织液晶状态的产生并导致细胞发生空间构型的变化,从而产生生物电,进而传导至病变部位组织,能够利用反压电效应改变患处的细胞离子通道,调动人体生物调节机制,达到缓解病症和治疗疾病的目的。

颊针:是通过针刺面颊部特定穴位来治疗全身疾病的一种针法方法,使用的针具主要是毫针。颊针疗法的理论基础主要为生物全息理论、大三焦理论和身心整合理论。有研究发现,术中持续应用颊针疗法,可以减少老年患者术后恶心、呕吐的发生率,减轻应激反应,加强术中及术后镇痛效果。

2.灸法

灸法是指以艾绒为主要燃烧材料,烧灼、熏熨体表的一定部位或腧穴,通过经络腧穴的作用,以达到防治疾病的一种方法。

灸法的作用主要有以下几方面。防病保健:灸法可以激发人体正气,增强抗病能力,可以日常无病时施灸保健。温经散寒:灸火的温和热力具有直接的温通经络、驱散寒邪的功用,《素问·调经论篇》说:"血气者,喜温而恶寒,寒则泣而不能流,温则消而去之。"因此,灸法更适合治疗寒性疾病。扶阳固脱:灸火的热力具有扶助阳气、举陷固脱的功能。临床上,各种虚寒证、寒厥证、虚脱证和中气不足、阳气下陷而引起的遗尿、脱肛、阴挺、崩漏、带下等病症皆可用灸法治疗。消瘀散结:艾灸具有行气活血、消瘀散结的作用。引热外行:艾火的温热能使皮肤腠理开放,毛窍通常,热有去路,从而引热外行。阴虚发热也可使用灸法。

灸法主要有以下几种:艾柱灸、艾条灸、温针灸、温灸器灸,以及灯火灸、天灸(又叫药物灸或发泡灸)等。

(三)拔罐

拔罐是一种以罐为工具,借助燃火、抽气等方法,排除罐内空气,形成负压,使之吸附于腧穴或病变部位,使局部皮肤充血、瘀血,以防治疾病的方法。罐的种类主要有玻璃罐、竹罐、陶罐、抽气罐等。吸罐的方法有火罐法、水罐法、抽气法等。拔罐的方法主要有留罐法、闪罐法、推罐法、刺血(刺络)拔罐法、留针拔罐法,以及药罐法等等。

拔罐法有温经通络、行气活血、消肿止痛、祛风散寒、吸毒拔脓等作用。目前常用于风湿痹痛、肩背腰腿痛;感冒、发热、咳嗽、哮喘;胃痛、腹痛、腹泻;痛经、闭经;痤疮、荨麻疹;中风偏瘫;面瘫;肥胖症等。

(四)穴位注射法与穴位埋线法

穴位注射法又称水针,是将适量中西药物的注射液注入一定的穴位,通过针刺与药物对穴位的双重治疗作用,以防治疾病的方法。水针的使用范围广泛,凡是针灸的适应证大部分可用本法治疗。

穴位埋线法是指将羊肠线或其他可吸收线体埋入穴位内,利用线体对穴位的持续刺激以治疗疾病的方法。线体在体内软化、分解、液化和吸收时,对穴位产生的生化和物理刺激持续时间长,对穴位产生一种缓慢、柔和、持久、良性的"长效针感效应",长时间发挥疏通经络的作用,达到"深纳而久留之,以治顽疾"的效果。该法主要用于慢性病症,如哮喘、胃痛、腹泻、遗尿、面神经麻痹、腰腿痛、痿证、癫痫、脊髓灰质炎后遗症、神经症等。

(五)耳穴压豆法

中医认为,人体的五脏六腑均可以在耳部找到相对应的位点。人体患病时,通过辨证,找到患病部位,针对性地在相应耳穴部位进行刺激,以达防病治病的目的。

耳穴压豆法,是在耳针基础上发展起来的一种治疗方法,是用胶布将药豆(主要是王不留行籽)准确地粘贴于耳穴处,给予适度的揉、按、捏、压,使其产生酸、麻、胀、痛等刺激感应,以达到治疗目的的一种外治疗法。又称耳郭穴区压迫疗法。

选择 1～2 组耳穴,进行耳穴探查,找出阳性反应点,并结合病情,确定主辅穴位。以酒精棉球轻擦消毒,左手手指托持耳郭,右手用镊子夹取割好的方块胶布,中心粘上准备好的药豆,对准穴位紧贴压其上,并轻轻揉按 1～2 min。每次以贴压 5～7 穴为宜,每日按压 3～5 次,隔 1～3 d 换 1 次,两组穴位交替贴压,两耳交替或同时贴用。

(六)经皮穴位电刺激

经皮穴位电刺激是在传统针灸基础上发展起来的一种基于经络理论的中医疗法,其将经皮神经电刺激与穴位相结合,通过在穴位皮肤表面放置电极片,控制输入脉冲电流来发挥作用。操作简单且无创,目前广泛应用于临床。研究发现,经皮穴位电刺激可减少术中麻醉药用量、降低手术应激反应、维持血流动力学稳定、减轻手术并发症、提高患者免疫功能和术后恢复质量,且对心、脑、肝、胃肠等器官具有保护作用。

(七)推拿

推拿,又称为"按摩""按跷",是指在中医理论和现代科学理论的指导下,运用各种不同的手法作用于人体的特定部位或穴位,以疏通经络、调整脏腑、调和气血,平衡阴阳,从而达到防治疾病的一种方法。推拿是一种中医外治的方法,可以有效改善或缓解骨伤科、内科、妇科、外科、五官科、儿科等领域某些疾病的病理过程,所以被广泛应用于某些运动、呼吸、神经、消化、泌尿等系统疾病的治疗。

成人推拿手法主要包括一指禅推法、𰀁法、擦法、推法、拿法、按法、摩法、揉法、摇法、搓法、抹法、捏法、捻法、点法、拍法、击法、拨法、抖法、振法、扳法等。

儿童推拿手法主要包括按法、摩法、掐法、揉法、推法、运法、搓法、摇法、捏法、拿法、擦法、捣法、捻法、刮法等。

(八)中药治疗

中药治疗建立在中医基础理论之上,运用"望闻问切"之法,综合气血津液神学说、五行学说、体质学说、经络学说等理论,判断疾病的阴阳虚实,制定不同的治法,以"君臣佐使"为原则进行组方,加以特定的药物煎制方法,内服或外用,最终使人体达到阴阳平衡从而治愈疾病。中药治疗疾病是利用药物的偏性纠正人体疾病的偏性,补虚泻实,始终贯穿着辨证论治的思想原则。

(九)食疗

食疗又称食治,中医也称药膳,是在中医理论指导下利用食物的特性来调节机体功能,使其获得健康或愈疾防病的一种方法。"药食同源"是中华原创医学之中对人类最有价值的贡献之一。这是建立在"以人为本"的基础上的实践科学。

食疗使用的都是我们日常生活中常见的食物,以准确搭配及精心制作而发挥其天然功效;日积月累,便协助人体激发了自我痊愈的能力,从而获得由内而外的自然健康。食疗也有原则:食不偏嗜;饮食有节;患病期间,宜食性质温和、易消化、营养合理的饮食,忌食坚硬、黏滞、腥臭和过于油腻的饮食;疾病初愈,食欲刚好转时宜以糜粥调养,不可骤进日常饭菜或肉食之类厚味的饮食,以免难于消化,脾胃受累,甚至病难痊愈或疾病复发。

三、术前中医药的应用

(一)术前体质评估

中医体质学说提出:形成不同体质的因素有先天、年龄、性别、精神、生活条件及饮食、地理环境、疾病、体育锻炼、社会因素等。体质因素与发病有很大的相关性,个体体质的特殊性,往往导致对某种致病因子或疾病的易感性。疾病的性质和病理过程,与患者的体质关系密切。疾病的演变往往取决于机体内部阴阳矛盾运动的倾向性,其中包括机体平素阴阳盛衰、阴阳动静等情况和趋势,由此规定病势发展和阴阳表里寒热虚实的八纲类型。根据中医基本理论,结合临床体质调查,提出了正常质、阳虚质、阴虚质、湿热质、气虚质、痰湿质、血瘀质等九种临床体质分型设计。临证必须注意素禀特点、年龄长幼、男女之别、生活条件、地区差异等体质因素,重视体质与治病求本的关系,认识体质是同病异治、异病同治的重要物质基础,以及体质差异与针刺和药物的耐受性、反应性的关系,体质与用药宜忌的关系等。中医体质学说还认为,探讨体质的本质应与研究阴阳学说、脏腑经络的实质相结合,与探讨八纲和机体反应性的关系相结合。

1. 平和质

阴阳气血调和,以体态适中、面色红润、精力充沛等为主要特征。体形匀称健壮,面色、肤色润泽,头发稠密有光泽,目光有神,鼻色明润,嗅觉通利,唇色红润,不易疲劳,精力充沛,耐受寒热,睡眠良好,胃纳佳,二便正常,舌色淡红,苔薄白,脉和缓有力。性格随和开朗,平素患病较少,对自然环境和社会环境适应能力较强。

2. 气虚质

元气不足,以疲乏、气短、自汗等气虚表现为主要特征。肌肉松软不实;平素语音低弱,气短懒言,容易疲乏,精神不振,易出汗,舌淡红,舌边有齿痕,脉弱;性格内向,不喜冒险;易患感冒、内脏下垂等病;病后康复缓慢;不耐受风、寒、暑、湿邪。

3. 阳虚质

阳气不足,以畏寒怕冷、手足不温等虚寒表现为主要特征。肌肉松软不实,平素畏冷,手足不温,喜热饮食,精神不振,舌淡胖嫩,脉沉迟;性格多沉静、内向;易患痰饮、肿胀、泄泻等病;感邪易从寒化;耐夏不耐冬;易感风、寒、湿邪。

4. 阴虚质

阴液亏少,以口燥咽干、手足心热等虚热表现为主要特征。体形偏瘦,手足心热,口燥咽干,鼻微干,喜冷饮,大便干燥,舌红少津,脉细数;性情急躁,外向好动,活泼;易患虚劳、失精、不寐等病;感邪易从热化;耐冬不耐夏;不耐受暑、热、燥邪。

5. 痰湿质

痰湿凝聚,以形体肥胖、腹部肥满、口黏苔腻等痰湿表现为主要特征。体形肥胖,腹部肥满松软,面部皮肤油脂较多,多汗且黏,胸闷,痰多,口黏腻或甜,喜食肥甘甜黏,苔腻,脉滑;性格偏温和、稳重,多善于忍耐;易患消渴、中风、胸痹等病;对梅雨季节及湿重环境适应能力差。

6. 湿热质

湿热内蕴,以面垢油光、口苦、苔黄腻等湿热表现为主要特征。形体中等或偏瘦,面垢油光,易生痤疮,口苦口干,身重困倦,大便黏滞不畅或燥结,小便短黄,男性易阴囊潮湿,女性易带下增多,舌质偏红,苔黄腻,脉滑数;容易心烦急躁;易患疮疖、黄疸、热淋等病;对夏末秋初湿热气候、湿重或气温偏高环境较难适应。

7. 血瘀质

血行不畅,以肤色晦黯、舌质紫黯等血瘀表现为主要特征。胖瘦均见,肤色晦黯,色素沉着,容易出现瘀斑,口唇黯淡,舌黯或有瘀点,舌下络脉紫黯或增粗,脉涩;易烦,健忘;易患症瘕及痛证、血证等;不耐受寒邪。

8. 气郁质

气机郁滞,以神情抑郁、忧虑脆弱等气郁表现为主要特征。形体瘦者为多,神情抑郁,情感脆弱,烦闷不乐,舌淡红,苔薄白,脉弦;性格内向不稳定、敏感多虑;易患脏躁、梅核气、百合病及郁证等;对精神刺激适应能力较差;不适应阴雨天气。

9. 特禀质

先天失常,以生理缺陷、过敏反应等为主要特征。过敏体质者一般无特殊;先天禀赋异常者或有畸形,或有生理缺陷;过敏体质者常见哮喘、风团、咽痒、鼻塞、喷嚏等;患遗传性疾病者有垂直遗传、先天性、家族性特征;患胎传性疾病者具有母体影响胎儿个体生长发育及相关疾病特征。随禀质不同情况各异。过敏体质者易患哮喘、荨麻疹、花粉症及药物过敏等;遗传性疾病如血友病、唐氏综合征等;胎传性疾病如五迟(立迟、行迟、发迟、齿迟、语迟)、五软(头软、项软、手足软、肌肉软、口软)、解颅、胎惊等;适应能力差,如过敏体质者对易致过敏季节适应能力差,易引发宿疾。

(二)术前沟通宣教

研究表明大多数患者术前有明显的心理不安和焦虑反应,这对手术过程和术后恢复均会产生负面影响,这种状态在中医学中归属于"郁证""惊悸""怔忡"等范畴。基于中医情志学说理论,术前沟通应包括告知患者术前需要做何准备、术中期望什么样的结局、术后是否会放置引流等情况,让患者积极参与到术后康复过程中。这样的准备通常能让患者的满意度提升,亦有助于缩短住院时间和控制疼痛。情志疗法中还包括语言开导疗法、移情易性疗法、顺意疗法、行为干预疗法等,这些措施可使患者从被动接受的焦虑心理状态转变为积极配合并信任接受的乐观心理状态,也有利于创造良好的医患关系,为手术及术后治疗打下良好的基础。目前,中医的针刺疗法包括传统针刺、电针及穴位注射等,在治疗术前焦虑方面均有非常重要的地位,不仅疗效显著,而且经济方便,甚至有改善患者免疫力和脏器保护的作用。

(三)术前肠道准备

传统的术前准备要求患者在手术前夜禁食以防止术中误吸,但是禁食可以导致脱水和胰岛素抵抗,引起术后机体处于分解代谢状态,这对手术结局会产生不利影响。麻醉学界很早就开始尝试择期手术 6 h 前不禁食固体食物,2 h 前不禁食清流质,结果并不增加误吸风险,在术前2 h可以进食碳水化合物流质和中药汤剂,使手术期间细胞代谢更多地处在合成代谢状态。中药中的理气通肠汤剂有明显增加胃肠蠕动和洗涤肠胃的作用,且方法简单易行。例如,将大承气汤、小承气汤和调胃承气汤用于结、直肠术前肠道准备,除具有泻下攻实、洗涤肠胃积滞作用外,还能促进术后肠功能早期恢复。一些比较温和的促进肠道蠕动的中药制剂可以减少抗生素带来的不良反应,也更容易被患者接受。在手术前晚及手术晨给患者口服莱菔子汤剂200 mL,对患者术后肠道功能的恢复很有帮助。

(四)术前中医药辅助治疗

术前根据患者病情服用对症中药汤剂,可改善全身营养状况和抗病能力,提高患者对手术麻醉的耐受力。许多腹部外科疾病潜在发病时间长,致使患者伴有营养不良、低蛋白血症等。这些并发症直接影响患者接受手术治疗及术后效果。对这些患者近年来有人主张采取胃肠外营养等治疗措施。这些措施能改善患者全身营养状况,但因治疗费用昂贵且并发症多而难于推广。中医理论认为这些需手术治疗的患者往往存在着各种"虚证",采取"虚则补之"的治疗法则,能改善机体全身状况,为手术创造良机。按照中医理论"整体观念、辨证论治"的特点选用十全大补汤、补中益气汤加减对手术前的气血虚证患者具有良好的疗效;采用静脉滴注参麦或黄芪注射液治疗术前虚证患者,也获得较好疗效。在乳腺癌手术前给予患者积极的中医药治疗,可改善机体一般状况,增强体力,调理因疾病引起的肝肾功能障碍,有利于手术进行,对控制肿瘤的发展和潜在的转移也有帮助。此外,针灸在术前应用,可以补益气血、调畅气机、通经活络、活血化瘀,具有脏腑器官功能保护和免疫调节作用,也可以提高患者痛阈,减轻术后疼痛,加快术后康复。

四、术中中医药的应用

(一)中药注射液的应用

从固本培元、通经活络、回阳救逆、活血化瘀的角度看,术中应用中药注射液的目的,是提高患者组织器官功能储备,调理脏腑及免疫功能,减轻应激,防治术后应激紊乱和并发症。目前参麦注射液和参附注射液的作用较为明确,应用较多,主要用于创伤大、严重出血、休克患者、年老体弱、伴随多器官功能障碍患者及重要脏器部位手术的患者。

(二)术中穴位刺激

对于术中特殊情况的处理,中医疗法主要作为辅助手段,尤其是遇到紧急情况时,应综合判断患者病情的缓急,选择恰当的处理措施,切不可延误治疗时机。

术中穴位刺激的主要方法有穴位按压、经皮穴位电刺激、针刺、穴位注射等。

1. 高血压

主要选择内关穴、曲池穴、足三里穴、三阴交穴、神门穴,奇穴有血压点与新奇穴等。针刺手法应采用"泻法"。

2.低血压

主要选择足三里穴、三阴交穴、内关穴、曲池穴、神门穴、水沟穴、大椎穴及百会穴等。针刺手法应采用"补法"。

3.低体温

主要选择关元穴、大椎穴、百会穴、足三里穴、三阴交穴、内关穴、曲池穴等。针刺手法应采用"补法"。

4.心律失常

主要选择内关穴、神门穴、心俞穴、三阴交穴等,辅穴主要有胆俞穴、足三里穴、太溪穴、气海穴、膈俞穴、大陵穴、血海穴、阳陵泉穴、劳公穴等。

5.寒战

主要按揉大椎穴、百会穴,严重时可加足三里穴和内关穴。

6.苏醒期烦躁

主要选择合谷穴、内关穴、太冲穴等,辅穴主要有三阴交穴、足三里穴、百会穴、水沟穴、印堂穴等,应采用较强的刺激手法。

7.苏醒延迟的处理

主要选择水沟穴、合谷穴、太冲穴,可加大椎穴、丰隆穴等,手法以泻法为主。倘若判断为脱证,则应救阴敛阳固脱,刺激百会穴、关元穴、复溜穴、太渊穴、太溪穴、足三里穴等。

(三)针刺麻醉

针刺麻醉是针灸与麻醉相结合的产物,根据不同手术部位、手术方式等的需求,按照辨证取穴、循经取穴和局部取穴的原则进行选穴和针刺,通过捻针或电针刺激方式降低患者的疼痛敏感性,并使患者保持清醒状态,以达到一定麻醉效果,为手术提供无痛环境的一种非药物麻醉方法。

1.针刺麻醉机制

(1)中医机制:针刺之所以能够止痛,主要是因其具有"调气"的作用。《灵枢·终始》曰:"凡刺之道,气调而止""用针之类,在于调气"。《灵枢·九针十二原》中亦有"刺之要,气至而有效"。调气是指局部得气和行气以促使气至病所,且"气为血之帅,血为气之母",气行则血行,气的运行正常则血行也能够正常。针刺一方面能够调理脏腑气机,疏通经络,使气血运行通畅,脏腑经络得到濡养,解决"不通则痛""不荣则痛"的问题;另一方面,针灸能治神,使患者在疼痛发生时安定心神,抑制疼痛。

(2)西医机制:针刺镇痛的西医机制目前尚未完全阐明,主要包括神经机制(中枢及外周神经)、神经化学机制、分子机制3个方面。通过对针刺镇痛神经机制的研究发现,针刺镇痛是通过针刺穴位使针刺产生的神经冲动和痛源部位的疼痛信号传入脊髓,然后通过脊髓的负反馈调节机制,使针刺产生的神经冲动与痛源部位的疼痛信号在脊髓水平相互作用、整合,减少或抑制冲动继续传入中枢神经系统,使痛觉阈值改变,达到麻醉的目的。还有学说认为,针刺镇痛的机制是以痛止痛,另外针刺得气感抑制了手术创伤引起的疼痛。

2. 穴位选择

临床常用的针刺麻醉的选穴原则主要包括循经取穴、远道取穴、局部取穴等。循经取穴和远道取穴主要依据"经络所在,主治所及"的特点,选取手术部位所在经络的穴位或与手术相关脏腑所络属的经穴进行针刺麻醉。局部取穴根据"腧穴所在,主治所在"的特点,在手术切口周围局部选取穴位进行针刺麻醉。此外,还可根据解剖学和生理学等现代医学理论,按照同神经取穴(直接刺激支配手术区的神经干)和针刺脊髓硬膜外腔等方法进行穴位的选取。目前医学界多主张根据经脉循行和经筋分布进一步优化选穴和配伍,以提高针刺麻醉的效果,同时也有利于临床的实际应用和操作。

3. 操作方法

(1)在手术开始前,先对穴位进行一定时间的刺激,称为诱导,一般诱导的时间为20~30 min。诱导又可分为普遍诱导和重点诱导两种。普通诱导是对所有穴位按顺序进行刺激,时间稍长;重点诱导是对重点穴位进行刺激,在术前5 min进行。

(2)手术过程中一般为轻刺激,对手术部位刺激小的穴位可暂停刺激,予以留针;对手术部位敏感的穴位可加强针刺感应。

术中针刺方法可采用手法运针,也可采用电针刺激。手法运针时,体针宜提插与捻转相结合;耳针只捻转,不提插。运针频率每分钟120~200次为宜,捻转幅度为90°~360°之间,提插幅度在5~10 mm。要求始终处于"得气"状态。手法运针要求熟练、均匀、稳定,这是针麻的基本功。使用电针时,切口部位穴位以高频密波为主,远距离穴位以低频连续波为主,刺激量以患者能耐受的中等强度为宜。

4. 注意事项

针刺麻醉应用于临床主要包括单纯针刺麻醉和针药复合麻醉两种方式。单纯针刺麻醉避免了麻醉药物过敏及其不良反应的发生,但其麻醉效果一般,且存在麻醉不全、肌肉松弛不足、操作费时费力等缺点,因此,目前临床上多采用针刺麻醉复合小剂量麻醉药物进行麻醉的方法(针药复合麻醉),这种麻醉方式既发挥了针刺麻醉的优越性,又可以获得良好的镇痛效果,减少药物用量,减缓药物的副作用,具有广阔的应用前景。

(四)中药麻醉

中药麻醉是在传统中药方的基础上发展来的。从1970年7月,徐州医学院附属医院首次把以洋金花为主的复合全身麻醉应用于临床以来,在中国曾有4.6万例中药麻醉手术获得了成功,涉及病种达一百多种。年龄最小为5天的婴儿,最大为91岁的老年人,手术时间最长达12 h以上,用药也从复方改为单方,并摸清了药物起作用的主要成分是洋金花所含的东莨菪碱。由于中药麻醉有其麻醉特点,同时也存在问题,故需加以开发总结和提高。

1. 麻醉剂

曾经所用的麻醉剂可分为复方和单方二类。复方:以洋金花为主,配以川乌、草乌、天南星、当归、川芎等具有一定麻醉、镇静、止痛作用的中草药制成的汤剂、散剂、酊剂和注射剂。给药途径有口服、外用、灌肠、肌内或静脉及穴位注射。以静脉注射给药最为常用。

单方:有下列几种。①洋金花生物总碱(针剂,简称中麻Ⅰ号);②由洋金花提纯的东莨菪碱(简称中麻Ⅱ号);③樟柳碱(化学结构与东莨菪碱相似,但副作用少)。

2. 用量

既往使用的配方不同,所用剂量也有所不同,一般用量洋金花生药量为 10 ~ 120 mg/kg,生物碱量为 0.02 ~ 0.30 mg/kg,可达三期一级的麻醉深度。加大剂量并不能加深麻醉,故多主张尽量减少用量,从而减少所引起的副作用和缩短麻醉的苏醒时间。1974 年,山东医学院附属医院麻醉科的中药麻醉 1 167 例临床总结认为,洋金花生物碱以每千克体重 0.02 ~ 0.30 mg(相当于生药 10 mg)为宜,该剂量的有效作用时间一般可维持 3 h,患者肌张力也无明显亢进。其他报道的相关用量如下。

洋金花总碱:最小量 0.02 ~ 0.03 mg/kg ;中量 0.08 ~ 0.12 mg/kg ;最大量 0.15 ~ 0.30 mg/kg。

东莨菪碱:最小量 0.06 ~ 0.08 mg/kg ;中量 0.08 ~ 0.10 mg/kg ;最大量 0.10 ~ 0.15 mg/kg。

樟柳碱:0.5 ~ 0.8 mg/kg。

3. 辅助用药

主要为氯丙嗪、哌替啶、地西泮、普萘洛尔、汉肌松(碘化二甲基汉防己碱)、毒扁豆碱、催醒宁等。

4. 催醒剂

初期的中药麻醉存在麻醉时间过长,苏醒后多有一些精神症状。上海市中麻协作组在 1972 年 1 月首次应用毒扁豆碱催醒。据统计,促醒率达 89%,清醒者 71% ;1974 年 12 月,我国自己合成了抗胆碱酯酶药——催醒宁,静脉用药后一般在 10 min 内清醒,催醒率达 95.5%,清醒者 85.2%,均高于毒扁豆碱,且催醒宁对患者的脉搏、血压、呼吸、心电、脑电,以及消化和运动系统均无明显影响。中药麻醉能用药物催醒,是麻醉史上的一个创举。

5. 适应证与禁忌证

根据徐州中麻研究协作组报告,1971 年 6 月—1973 年 5 月共进行 1 884 例中药麻醉手术(包括百种以上大小手术),其效果评为一级(中药麻醉完全成功)的占 67%,二级(中药麻醉中需追加辅助药物)的占 31.8%,三级(失败)的仅占 1.2%。山东医学院附属医院的 1 167 例中药麻醉中,失败率为 0.34%。总的来看,中药麻醉的适用范围较为广泛,并不受患者年龄的限制,但青光眼、严重甲状腺功能亢进患者应列为禁忌。严重的高血压、高热及心、肺、肝、肾功能不良的患者应慎用。有研究对 20 多例患者的术前术后对比观察,中药麻醉对肝、肾功能影响不大。江苏省太兴县医院和新沂市医院还应用中药麻醉于剖宫产手术 153 例,均对胎儿无明显影响。

6. 副作用与防治

20 世纪 70 年代初应用中药麻醉由于经验不足,副作用较多,甚至有死亡的事故发生。1973 年后就很少见有死亡病例的报道。

对中药麻醉所引起的副作用及其防治方法如下。①心率增快:适当减少中药麻醉用量,术前或术中应用普萘洛尔、地西泮即可控制。②术后长时间不醒和躁动等精神症状:应用催醒剂可解决。③术后或术中体温升高:多见于儿童,可用物理降温的方法来解决。④视力障碍:主要是瞳孔散大,可用0.25%毒扁豆碱溶液滴眼。其他极少的副作用可对症处理,未发现有永久性的后遗症。

7. 中药麻醉的优点和特点

中药麻醉与其他麻醉相比,具有下述优点和特点:①有抗休克与麻醉双重功能,可为休克状态下手术提供一种中西医结合的新型抗休克麻醉;②药源丰富,经济实用;③操作简便,效果确实,迅速安全;④术后镇痛时间长,并发症少;⑤可用药物催醒,因此,麻醉时间可根据需要任意缩短或延长,催醒后可防止舌根后坠引起的窒息和肺部分泌物滞留引起的感染;⑥适用范围广;⑦用于表面麻醉而不用注射,不会发生过敏,无毒副作用。

8. 存在问题与解决方法

(1)麻醉深度不够,可辅以镇静、镇痛药物。

(2)肌肉紧张,则应用肌松剂,但需进行呼吸管理。

(3)渗血较多,术前应用止血剂,术中用含有肾上腺素的盐水纱布填塞和湿敷。

五、术后中医药的应用

(一)术后疼痛治疗

术后疼痛属于急性疼痛的范畴。中医在治疗疼痛方面有独到见解,认为"不通则痛"和"不荣则痛"。前者是指各种病理因素如寒邪、痰湿、湿热、瘀血等导致脏腑经络受阻,气血运行不畅,引发疼痛,一般属实性疼痛;后者指气血不足、阴精耗散而导致脏腑组织经络等失于濡养,引发疼痛。手术创伤本身会造成瘀血、痰湿等病理产物,加之术后抗病能力较差,寒邪入侵导致寒凝,则因不通而疼痛;手术失血导致气虚血虚,尤其是大量失血时,脏腑经络失去滋养,则因不荣而疼痛。

中医治疗急、慢性疼痛,大多从活血化瘀、温经散寒、通经活络等方面着手治疗实痛,从扶正补虚、滋阴潜阳、气血双补等方面治疗虚痛。中医药辅助治疗术后疼痛,效果显著,能够减少阿片类药物的应用,结合情志调理,可以加速快速康复。

中医药治疗术后疼痛的方法主要有:①中药内服或外用,但要注意需结合病因,从根本入手,辨别寒热虚实,对症下药;②针灸治疗,对于各种疼痛疗效显著,研究发现,针刺信号可引起神经系统产生化学递质类物质,主要为神经肽,包括阿片肽、5-HT、NE、乙酰胆碱等;同时,外周组织释放的抗炎物质也与针刺镇痛作用相关;③推拿按摩,具有舒筋活络、缓解痉挛、改善血液循环、减轻炎症反应的作用,从而缓解疼痛。

(二)术后肠道功能恢复

术后补液应适量,过多的晶体和水分会导致术后并发症增加并减缓肠道功能恢复。快速康复措施的实施缩短了禁食时间,减少了肠道准备,使患者需要补充的液体相对较少。术后鼓励早期饮食,患者在可以饮食时要及时停止补液,早期进食也给中药汤剂的口服创造了条件。几乎所有腹部大手术都要经历胃肠功能恢复过程,即使不是胃肠道手术,腹部手术后患者也常出现胃肠功能紊乱。目前,对术后胃肠功能紊乱的发生机制尚未明了。一般认为术后肠交感神经系统过度激活是主要原因;其次是术中对胃肠道的损伤或刺激,以及麻醉药物的作用;而术后腹腔内炎症和电解质紊乱等多种因素对胃肠功能有抑制作用。目前,西医促进肠道运动的措施不多。胃肠处于麻痹状态时,除了胃肠减压,有研究认为咀嚼口香糖可以促进肠蠕动,该方法简单、安全,但效果并不明显。

在中医认识中,手术出现并发症的原因是手术损伤了人体元气,并导致血失津亏和脉断血瘀,由于术后存在脾胃升降功能失常,运化失司,腑气不通而致胃肠功能紊乱。在胃肠功能允许进食时,及早选择中药内服可加快恢复肠道功能。可根据情况选择大承气汤等攻下通腑法,四磨汤等理气通调法,六君子汤等健脾和胃法,对于术后胃瘫患者可选择大柴胡汤治疗等。此外,针灸也可取得较好的疗效,可取足三里、上巨虚、大肠下合穴等,针刺这些穴位可以理脾合胃,通脏导滞。而在某些情况下,可选择多种给药方式,比如腹部外敷、敷贴、直肠给药等。

(三)术后免疫调节

通常患者在手术后处以免疫抑制状态,系列措施如微创手术、术前进食适量碳水化合物,甚至护理措施均可改善多项免疫指标。中医辨证研究发现,患者在术后存在不同程度的气虚和血虚,可以使用扶正方进行免疫调节,如补中益气汤、四君子汤、六味地黄汤等。多种单药也有免疫增强作用,如黄芪、人参、白术等。中药药理研究发现,具有免疫调节作用的成分主要是多糖类、生物碱、黄酮等,这种调节具有增强和抑制人体免疫功能的双重作用。针灸也具有调节术后免疫状态的作用,其对免疫功能的调节具有整体性和双向性特点,既可扶正提高免疫功能低下者,又可祛邪抑制免疫功能亢进者。针刺可以提高中枢神经系统和血浆 β 内啡肽,以及 5-HT 等物质,这些神经传导物质可以通过免疫系统影响机体免疫功能的调节,对于吞噬细胞和 T 淋巴细胞的各种免疫指标,几乎都可以明显提高。

(四)术后疲劳

术后疲劳是患者在手术后的一段时间内出现乏力、失眠、注意力不集中、抑郁、紧张、焦虑等一系列证候群,临床上以症状、量表、实验室指标等多种方法综合评估。中医学认为其病机缘于手术耗伤气血,脏腑气机升降失调。根据中医药理论进行术后疲劳的研究,主要是从调理气血、健运脾胃、疏肝养阴等方面进行治疗。单味药如红景天、人参、刺五加等,复方药如八珍汤、补中益气汤、降浊升清方等均有改善术后疲劳的效果,从而利于术后快速康复。其机制与改善应激、炎症,调节体内代谢变化引起的脑内 5-HT 合成增多、血液循环功能减弱、能量供给障碍,以及营养免疫功能相关。

(五)术后并发症的治疗

1. 术后恶心、呕吐

(1)穴位刺激:穴位刺激是中医用于治疗术后恶心、呕吐的有效方法。穴位刺激主要包括针灸、穴位注射、穴位埋线、刺络放血及拔罐等方法,临床常用的穴位刺激方法有耳穴压豆、针刺、电针、经皮神经电刺激和经皮穴位电刺激等。通过技术刺激腧穴部位,以产生针刺的感应(即得气),并通过经络的传导、不同经络间的交通络属、脏腑的反应,从而促进全身气血运行和脏腑功能,使其恢复到阴阳平衡协调的状态。

主要应用的穴位有:内关、合谷、手三里、曲池、天枢、足三里、三阴交、承山、气海、太冲、阳陵泉、上脘、中脘等,可根据手术类型和部位的不同,将这些穴位进行配伍,以达到有效防止 PONV 的作用。

(2)中药治疗:术后恶心、呕吐的中医病机主要是胃失和降,胃气不能下行而上逆;或脾失健运,脾胃失和;或寒浊中阻、聚饮成痰,饮邪上逆。治法当益气、健脾、和胃。根据辨证可选用附子理中丸、补中益气汤、藿香正气散、保和丸等。

2. 术后尿潴留

术后尿潴留属中医学"癃闭"范畴。癃闭是以排尿困难、小腹胀闷,甚则小便闭塞、点滴不通为主症的疾病,病势较重者称"癃",欲解不得解、胀急难通、病势较急者称"闭",一般多合称为"癃闭",为水道关隘发生障碍的病变。人体津液代谢与肾、膀胱、三焦、脾、肺等脏腑密切相关。癃闭的病位在膀胱,主要病因有外邪、内伤、肿块结石所致尿道梗阻、败精等。癃闭总的病机为肾与膀胱气化不利,且与五脏、小肠、膀胱和三焦均有关。手术后出现的癃闭与手术导致脉络不畅、气血瘀滞有关,或手术耗伤气血,或术后疼痛所致情志不舒,或上述因素相互影响,从而导致膀胱气化失司。

治疗原则以通利为法。膀胱湿热、肺热壅盛、肝郁气滞、浊瘀阻塞所致膀胱气化不利者属实证,当清湿热,利气机,散瘀结,以通水道;中气下陷、肾阳虚衰而致膀胱气化无权者属虚证,宜补脾肾,助气化,气化则水行;对虚实夹杂者,应标本同治,切记一味利尿。

治疗方法:①中药,代表方为八正散、清肺饮、沉香散、代抵当丸、补中益气汤和春泽汤、济生肾气丸等,分别对应不同的证型,可适当加减;②针灸,常用穴位以足太阴脾经、任脉腧穴为主,可选关元穴、漏谷穴、地机穴、三阴交穴等。

3. 术后认知功能障碍

现代医学研究发现,针刺穴位的方法可以扩张脑血管,降低脑血管紧张度,改善脑部血液循环,增加脑组织供血,并且能够触发和强化机体的自我调节机制来恢复自身稳态,从而达到减轻老年患者术后认知功能障碍的作用。

选穴的原则主要有近部选穴、远部选穴、辨证选穴和对症选穴等,常用穴位包括四神聪、百会、内关、合谷、曲池、足三里、三阴交等穴位,同时应注意行针手法和患者"得气"感,从而保证针刺疗效。

中医对术后并发症的防治,仍要以整体观为基础,辨证论治,并强调治未病的作用。要谨记具体问题具体分析,围手术期任何一个阶段患者的疾病状态都不是一成不变的,应抓住当前阶段的主要矛盾,准确辨证,方可施治。治疗方法上可综合运用中药、针灸、推拿、食疗、运动疗法、音乐疗法等,只要用法得当,均可收获良效。

六、围手术期中医药的应用展望

中医药是中华五千年璀璨文明的传承。从古至今,历代医者,从未停止过对中医中药深刻内涵的探索。在围手术期医学飞速发展的今天,伴随着加速康复外科(ERAS)理念的诞生,中医药迎来了在围手术期麻醉治疗中应用的契机。中西医结合也成为践行 ERAS 理念的突破点。

中医有着天然的优势,是中国古代劳动人民长期实践积累的宝贵财富。中医的诊疗思维充满着哲学的智慧,"辨证论治""阴阳五行""脏腑经络""四诊八纲""气血营卫""未病先治"等无不发挥着巨大的诊疗作用;"中药""针灸""推拿"等渗透到围手术期治疗的各个领域。

整体来说,中医在今后围手术期麻醉治疗的应用方向有以下几个方面。①术前治疗:提高患者整体器官功能储备,调节免疫功能,增强抗病能力。②术中治疗:秉承"阴平阳秘,精神乃治"的总体观,实现围手术期全脏器功能保护;针灸麻醉、中药麻醉,配合西医麻醉学的应用,加强麻醉镇痛作用,减少麻醉药物应用,以最小的代价收获最好的临床结局。③术后治疗:中医特色疗法在治疗术后并发症中也蕴藏着巨大潜力,同时对于患者远期的康复和养生也有重要的指导意义。相信随着中医药学的不断发展,我们必将开辟中医药围手术期麻醉治疗领域应用的新篇章。

第四章

肿瘤患者的麻醉治疗

第一节　恶性肿瘤的疼痛治疗

癌性疼痛(简称癌痛)是指由癌症引起或抗癌治疗所致的疼痛。癌痛常表现为慢性疼痛,是肿瘤常见的主要症状之一。据统计,约1/3接受抗癌治疗的癌症患者和超过2/3的进展期癌症患者出现疼痛,约50%疼痛为中度至重度,其中约30%为重度疼痛。癌性疼痛给患者造成极大的身心负担,严重影响了患者的生活质量。

一、癌性疼痛

(一)癌痛的病因

癌痛是多种原因形成的一个复杂的、反复出现的过程。目前认为有3种引起癌痛的原因,即癌症发展直接造成的疼痛、诊断和治疗癌症引起的疼痛、癌症患者并发疼痛性疾病。

1. 癌症发展直接造成的疼痛

①癌瘤侵犯神经;②硬膜外转移、脊髓压迫;③癌瘤侵犯管腔脏器;④癌瘤侵犯脉管系统;⑤癌瘤侵犯骨骼;⑥癌瘤本身分泌致痛物质。

2. 诊断和治疗癌症引起的疼痛

①诊断性检查引起的疼痛;②手术后疼痛;③放射治疗后疼痛;④化学治疗后疼痛;⑤介入治疗后疼痛;⑥激素治疗后疼痛;⑦免疫治疗后疼痛;⑧心理因素引起的疼痛。

3. 癌症患者并发疼痛性疾病

①癌症合并感染;②癌症合并慢性疼痛性疾病;③癌症合并精神系统疾病。

(二)癌痛的类型

美国综合癌症网(National Comprehensive Cancer Network,NCCN)认为,癌症长期生存者疼痛类型主要有8种。

1. 神经病变性疼痛

患者多描述为麻木感、烧灼感、针刺感、电击感或枪击感。神经病变性疼痛多与某些化疗药物密切相关,如紫杉类、长春碱类等。

2. 慢性疼痛综合征

常由外科手术引起,包括截肢、颈部淋巴结清扫术、乳房切除术,以及胸廓切开术等;

其发生率与手术方式及部位有关,乳腺手术后发生率高达 60%,而胸部手术后发生率为 50% 左右。

3. 肌肉/关节痛

主要表现为关节的疼痛和僵硬,在接受芳香化酶抑制剂内分泌治疗的乳腺癌患者中,约有一半人群会发生肌肉关节痛。

4. 骨骼痛

与骨质疏松及脊髓压迫密切相关,长期接受内分泌治疗的患者多见。

5. 肌筋膜痛

疼痛部位几乎可遍布全身,但是以颈项部、上背部、上臂及腰臀部等区域最常发生,多有疼痛触发点,常见于手术及放疗导致的肌肉挛缩。

6. 胃肠道/泌尿系统/盆腔痛

多发生在胃肠道、泌尿系统或是盆腔放疗后,常常由骨折、瘘、直肠炎、膀胱炎、性交或肠炎引起。

7. 淋巴水肿痛

手术或是放化疗导致的淋巴回流障碍引起淋巴水肿压迫周围组织所致。

8. 放疗后痛

放疗产生的并发症,常导致生命质量明显降低。

(三) 癌痛的危害

疼痛是恶性肿瘤患者最恐惧的症状之一,常比癌症引起的死亡更令人畏惧。各个临床期的癌症患者都可能出现疼痛。癌痛不仅使患者精神和肉体都遭受痛苦,而且还会造成多方面的严重影响。

1. 生理影响

癌痛本身就是癌症引起的严重的生理改变,癌痛不仅造成患者肉体和精神的极大痛苦,还会带来一系列的生理影响,包括睡眠障碍、食欲减退、恶心呕吐、各种功能减退、免疫功能下降,使患者体质进一步恶化,严重影响患者的生活质量。

2. 心理影响

癌痛患者,尤其晚期癌痛常常呈重度疼痛、顽固性疼痛,甚至出现爆发性痛,令患者痛不欲生。此时,患者常出现焦虑、恐惧、抑郁、精神异常等,不愿与人交往,失去治疗的耐心,放弃根治癌症的机会,结果不仅影响抗癌治疗和镇痛治疗的实施和效果,部分患者因疼痛未得到有效控制而失去生存的希望,甚至导致自杀。

3. 社会影响

由于癌症患者剧烈和持续的疼痛,以及由此产生的精神心理障碍,使得患者的家庭、工作单位要花大量的时间和精力照顾患者,无疑增加了家庭和社会的负担,这也是导致患者家庭人财两空的重要因素,甚至危及社会稳定。

(四) 癌痛治疗的意义

癌痛不仅是一个医学问题,它还是一个社会问题。控制癌痛是全球性的抗癌治疗的重要策略。癌性疼痛和疾病分期无关。无论是轻、中度疼痛还是重度疼痛均严重影响患者日常生活、情绪、行为能力、工作、睡眠,疼痛越严重影响越深。理想的癌痛控制目标为:夜间睡眠良好、消除安静时疼痛和消除身体活动时疼痛,终极目标为提高患者的生活质量。因此,采取积极、有效的措施控制癌痛,对于提高癌症患者的生活质量有着非常重要的临床和社会意义。

对于各期癌症患者的疼痛都应治疗,镇痛治疗除减轻患者的痛苦外,还有助于提高生活质量,进而有助于抗癌治疗的顺利完成。抗癌治疗本身能控制疼痛,但镇痛显效需要一定的时间。因此,在根治性抗癌治疗显效前,也有必要积极进行镇痛治疗,以便抗癌治疗能顺利完成。此外,对于已失去根治性抗癌治疗机会的患者来说,镇痛可能是部分患者唯一可接受的治疗方法,因为镇痛治疗可能使癌症患者在无痛状态下长期带癌生存,争取治疗时间和机会。

二、癌性疼痛的治疗

(一)癌痛的治疗原则与目标

癌痛的治疗原则有:①首先应进行全面、系统的疼痛评估;②镇痛药物科学合理的选择与应用;③预防和处理药物引起的不良反应;④当药物治疗无效或效果不佳时,选择合适的非药物治疗方法。

癌痛治疗的目标是持续、有效地缓解疼痛,限制药物的不良反应,降低疼痛及治疗所致的心理负担,提高生活质量。宏观而言,对处于早期、正接受积极抗癌治疗的患者,可以充分缓解癌痛,使患者能耐受抗癌治疗所必需的诊治措施,从而提高抗癌治疗效果;对于晚期患者,目的是充分缓解癌痛、改善其生活质量,使其能相对无痛苦地死亡。微观而言,最初以疼痛不影响睡眠(增加无痛睡眠时间)为目标,其次以在白天安静时无疼痛(解除休息时疼痛)为目标,最后以站立、活动时无疼痛(解除站立或活动时疼痛)为目标。有效控制疼痛的标准是:①NRS≤3或达到0;②24 h爆发痛次数≤3;③24 h需要解救药的次数≤3;④或者达到无痛睡眠、无痛休息、无痛活动。

(二)三阶梯疗法

药物是控制和治疗癌痛最基本、最主要的治疗方法。1986年,WHO发布《癌症三阶梯镇痛治疗原则》,建议在全球范围内推行癌症三阶梯镇痛治疗方案(A Three-step "ladder" for Cancer Pain)。1990年我国原卫生部与WHO癌症疼痛治疗专家委员会的专家合作,正式开始在我国推行WHO癌症三阶梯镇痛治疗方案。大量的国内外临床实践证明,严格按照"三阶梯疗法"原则进行规范化治疗,可以有效地缓解和控制癌症患者的疼痛,提高他们的生活质量。

"三阶梯疗法"的5个基本原则是:①首选无创(口服、透皮等)给药;②按阶梯给药;③按时给药;④个体化给药;⑤注意具体细节。

1.首选无创(口服、透皮等)给药

(1)口服药物:无创、方便、安全、经济。

(2)其他无创性给药途径:透皮贴剂、直肠栓剂、口腔和鼻黏膜喷剂和口含服剂等。

2.按阶梯给药

选择镇痛药物应根据控制疼痛的需要逐渐由弱到强。根据 WHO 癌症疼痛治疗指导原则,人为地根据镇痛药物作用的强度和性质划分为三级阶梯,规范了用药,增强了镇痛效果,减轻了不良反应,提高了患者对镇痛药物的依从性。WHO 经典的三阶梯用药方案如下。

(1)轻度疼痛:主要用非甾体抗炎药(nonsteroidal anti-inflammatory drugs,NSAIDs),以阿司匹林(aspirin)为代表,为第一阶梯用药,必要时加其他辅助药物。

(2)中度疼痛:主要用弱阿片类药物,以可待因(codeine)为代表,为第二阶梯用药,必要时加 NSAIDs 或其他辅助药物。

(3)重度疼痛:主要用强阿片类药物,以吗啡(morphine)为代表,为第三阶梯用药,必要时加 NSAIDs 或其他辅助药物。

3.按时给药

根据时间药理学原理,按时用药能维持平稳、有效的血药浓度,有利于持续有效地镇痛,减少药物的不良反应。

4.个体化给药

癌痛个体对麻醉性镇痛药的剂量、疗效、不良反应有较大的差异,因此,需要个体化选择药物,个体化滴定药物剂量。

5.注意具体细节

强调癌痛治疗前,应有一定的时间对患者及其家属进行癌痛治疗的知识宣教,主要内容有:有癌痛应及时镇痛;用于癌痛的阿片类药物不会"成瘾";如何进行疼痛程度的评估;了解镇痛药物的作用与不良反应及其处理;如何提高用药依从性等。注意具体细节的目的是监测用药效果及不良反应,及时调整药物剂量,提高镇痛治疗效果,减少不良反应的发生。

多数癌痛患者严格按三阶梯治疗原则治疗后,疼痛往往得到明显的控制。但是,临床上仍有 10%~30% 的癌痛患者因镇痛效果不满意,或因不能进食,或有药物禁忌证,或不能耐受镇痛药等原因,无法充分接受"三阶梯方案"的治疗,需要使用三阶梯以外的治疗方法。因此,有学者建议在原来三阶梯止痛疗法——口服药物疗法的基础上,增加第四阶梯止痛疗法,即创伤性(或称侵袭性)疗法,如神经阻滞、介入治疗等。然而早在 2006 年《NCCN 成人癌痛临床实践指南》就曾经指出:WHO 三阶梯原则作为癌痛治疗指南及教育工具已被广泛接受,但癌痛治疗临床实际工作远比三阶梯原则复杂。目前在临床上也并非一步一步地按阶梯实施三阶梯止痛疗法,对于难治性顽固性癌痛是趋向于提前实施创伤性介入治疗,以便及时充分缓解疼痛并减少全身给药的不良反应。

总之,癌痛的治疗原则是:①综合治疗;②WHO 的"三阶梯止痛"是基本的、主要的治疗方法;③从无创性和低危险性方法开始,然后再考虑有创性和高危险性方法。

(三)三阶梯疗法常用镇痛药物的选择

首先,按疼痛强度选择相应阶梯的镇痛药(NSAIDs、阿片类药物或其复方制剂)同时滴定剂量。所谓滴定剂量,就是用药时由小量到大量直至达到有效的血药浓度,目的是测定该患者所需镇痛药的适宜剂量。然后,根据疼痛类型、部位、性质选用辅助药。

1. NSAIDs

用于轻度疼痛,尤其适用于合并骨及软组织癌转移性疼痛,也可联合阿片类药物用于中、重度癌痛。常用的药物有:双氯芬酸钠,以及选择性 COX-2 抑制药塞来昔布(celecoxib)等。当其剂量已接近限制剂量而疗效不佳时,再增加剂量已无临床意义,反而会增加不良反应的发生,故应改用或合用阿片类药物,如第二阶梯药物曲马多。

NSAIDs 常见的不良反应有:消化性溃疡、消化道出血、血小板功能障碍、肾功能损伤、肝功能损伤等。其不良反应的发生,与患者年龄、用药剂量、使用持续时间等密切相关,应注意防治。

2. 阿片类镇痛药

用于中、重度疼痛。应根据患者的疼痛程度、身体状况和个体需要选择不同的药物:中度癌痛,可选用第二阶梯弱阿片类药物或其复方制剂;如原来已用过弱阿片类药物,或效果不佳,可改用第三阶梯强阿片类药物,如吗啡、羟考酮和芬太尼。重度癌痛,如一般情况尚可,或原来已用过弱阿片类药,可直接应用吗啡片进行滴定。

阿片类药常见的不良反应有便秘、恶心、呕吐、瘙痒、头晕等。除便秘外,阿片类药物的不良反应大多是暂时性或可耐受的。应把预防和处理阿片类镇痛药不良反应作为镇痛治疗计划的重要组成部分。恶心、呕吐、头晕等不良反应,大多出现在未使用过阿片类药物患者的用药最初几天。初用阿片类药物的数天内,可考虑同时给予止吐药预防恶心、呕吐,如无恶心症状,则可停用止吐药。便秘症状通常会持续发生于阿片类药物镇痛治疗全过程,多数患者需要使用缓泻药防治便秘。出现过度镇静、精神异常等不良反应,需要减少阿片类药物用药剂量。用药过程中,应当注意肾功能不全、高钙血症、代谢异常、合用精神类药物等的影响。

3. 辅助用药

辅助用药具有辅助镇痛作用,适用于三阶梯治疗中任何一个阶段,有骨转移性疼痛、神经病理性疼痛者尤应使用。辅助用药可增强疗效、减少阿片类镇痛药用量及不良反应,改善终末期癌症患者的其他症状。常用的辅助药物有:①甾体药:泼尼松(prednisone)、地塞米松(dexamethasone);②抗抑郁药:阿米替林(amitriptyline)、去甲替林(nortriptyline);③抗惊厥药:加巴喷丁(gabapentin)、普瑞巴林(pregabalin);④NMDA 受体拮抗药:如氯胺酮(ketamine);⑤α 肾上腺素受体激动药:如可乐定(clonidine);⑥抗焦虑的苯二氮䓬类:如地西泮(diazepam),但地西泮有潜在药物依赖与停药惊厥危险,不鼓励长期使用。

4. 中成药使用

在 WHO 三阶梯镇痛原则指导下,根据疼痛程度和目前中成药的临床证据,合理使用止痛中成药。轻度疼痛:可根据患者意愿、基础疾病情况选择中成药止痛或非甾体类消炎镇痛药。中重度疼痛:依据疼痛性质特点选择适宜中成药或阿片类药物镇痛。同时密切观察,及时调整药物。复杂疼痛建议及时请疼痛专科或多学科会诊,以使患者的疼痛得到快速有效地缓解。

止痛中成药是指可以缓解疼痛症状的中药。根据肿瘤和疼痛的病因和病理机制,药物的功能主治,分为活血消癥止痛、解毒消癥止痛、理气止痛、清热止痛、散寒止痛等。常用剂型包括口服剂型、注射剂型、外用剂型等。在临床应用时,应该首选口服剂型,在中医辨证前提下酌情选用。

(1)口服剂型代表药物。①活血消癥止痛类:金龙胶囊、复方斑蝥胶囊、复方夏天无片等。②解毒消癥止痛类:华蟾素胶囊(片)、西黄丸等。③理气止痛类:元胡止痛片、气滞胃痛颗粒等。④散寒止痛类:桂参止痛合剂、草乌甲素片等。⑤清热止痛类:六神丸、新癀片等。⑥益气止痛类:参芍片。⑦养阴止痛类:阴虚胃痛颗粒。

(2)注射剂型代表药物:复方苦参注射液、华蟾素注射液、康莱特注射液等。

(3)外用剂型代表药物:湿润烧伤膏、如意金黄散、消痛贴膏等。

(四)心理行为疗法

1.心理社会支持和行为干预疗法

认知行为治疗(cognitive behavioral therapy,CBT)是常用的心理行为干预措施之一,其宗旨在于提高患者控制疼痛或是疼痛重要诱因的感知能力,研究显示 CBT 可以减轻疼痛。其他的行为干预措施包括呼吸训练、放松疗法、催眠术等,也已被证明可以减轻癌性疼痛。催眠术尤其可以减轻癌性神经病变性疼痛,但对于长期生存者的神经病变性疼痛数据仍较少。镜像治疗是指利用平面镜成像原理,将健侧活动的画面复制到患侧,让患者想象患侧运动,通过视错觉、视觉反馈以及虚拟现实结合康复训练项目而成的治疗方法。镜像治疗对于癌症长期生存者截肢后产生的幻肢痛尤其有效。虽然心理、社会支持和行为干预疗法在癌症长期生存者疼痛管理中有一定作用,但仍然需要高级别的证据数据来进一步支撑。

2.物理治疗与运动

已有大量研究证实,物理治疗和运动可以减轻癌性疼痛,同时增加肌体的活动性。渐进式抗阻训练(progressive resistance exercise training,PRET)是常用的训练方式。研究显示,对于乳腺癌长期生存者接受口服芳香化酶抑制剂导致的关节痛,每周 150 min 的有氧锻炼加上每周 2 次的督导力量锻炼可以明显降低疼痛强度,改善关节功能。

3.其他疗法

其他疗法包括冷敷、局部外用药膏,以及电刺激等治疗措施均能在一定程度上改善癌症长期生存者的疼痛。

伴有疼痛的生存者往往合并有其他问题的困扰,包括躯体和心理,以及精神等层面。荷兰格罗宁根大学医学院采用德尔菲法建立的一项癌症生存者生命质量评价体系显示,包括疼痛症状在内,生存者往往伴随着认知功能、活动,以及周围社会关系的受损。而适度的体力锻炼,保持健康的体重既有利于疼痛的控制,也能改善总体的生命质量。

(五)介入疗法

1.神经阻滞疗法

(1)外周神经阻滞:外周神经阻滞常用药物为长效局部麻醉药、神经破坏药,也有使用医用三氧(O_3)或超氧化水作治疗,但远期效果仍在评估之中。

（2）硬膜外腔神经阻滞：根据疼痛部位选择相应的穿刺点，可单次注药，亦可留置硬膜外导管行间断或连续注药，或使用患者自控硬膜外镇痛（PCEA）方法给药。

（3）蛛网膜下腔神经阻滞：用药同外周神经阻滞。目前临床上多使用有电脑程序控制的镇痛泵，经蛛网膜下腔连续给药进行持续镇痛。

（4）交感神经阻滞：星状神经节阻滞常用于头颈部癌痛的治疗；腹腔神经丛阻滞多用于腹部癌痛的治疗；腰交感神经节阻滞则用于下肢癌痛的治疗。交感神经阻滞用于癌痛治疗其效果优于周围神经阻滞。

2. 神经射频治疗

可选用脉冲射频（pulsed radio frequency）和连续射频（continuous radio frequency）对支配疼痛区域的神经进行热凝和毁损。

3. 脊髓电刺激疗法

脊髓电刺激疗法（spinal cord stimulation, SCS）最初用于治疗慢性顽固性神经源性疼痛，目前也越来越多地应用于癌痛的治疗。

4. 鞘内给药系统疗法

鞘内给药系统（intrathecal drug delivery systems, IDDS），是治疗癌痛和慢性顽固性疼痛的终极方法之一，对许多其他镇痛方法不能缓解的疼痛，该方法具有较理想的疗效。IDDS 安装技术与蛛网膜下腔神经阻滞的穿刺技术相同，当蛛网膜下腔穿刺成功后，将一根特殊导管一端放置于蛛网膜下腔，另一端通过皮下隧道方式与系统的可编程自动给药泵连接，然后植入患者皮下，泵内有储药器，可储存吗啡、氢吗啡酮、芬太尼、舒芬太尼、布比卡因等药物。泵的输注系统可自动将药液经导管持续、缓慢、匀速地输注到蛛网膜下腔的脑脊液中。这种方法使微量药物即可产生满意、有效的镇痛效果，极大地减少了大量口服药物带来的不良反应。储药器可反复加药，同时可使用体外遥控器来调节药液的速度。

5. 患者自控镇痛

患者自控镇痛（patient controlled analgesia, PCA）本质上是给药方式的改变，以适应患者的用药个体差异，同时能维持最低有效镇痛药物浓度，提高镇痛效果，减少不良反应。PCA 最初用于术后疼痛的治疗，近年来也越来越广泛地应用于癌痛患者的治疗。

（1）患者自控静脉镇痛（patient controlled intravenous analgesia, PCIA）：是应用最广泛、最主要的给药途径，可以方便地使用于外周静脉和中心静脉。PCIA 还可以滴定出最低有效镇痛药物浓度的用药量，然后改用其他给药途径。PCIA 的适应证有①全身有两处以上疼痛，现有的镇痛方法不能有效地缓解疼痛的患者；②胃肠道功能紊乱，已不能口服镇痛药物的患者；③生存期较短的晚期癌症疼痛患者；④癌症患者的急性疼痛，需紧急控制疼痛，可以通过静脉给药途径快速滴定镇痛，然后进行自控镇痛。

（2）患者自控皮下镇痛（patient controlled subcutaneously analgesia, PCSA）：多用于需长期胃肠道外给药的癌痛患者，其管理较静脉给药途径简便，并发症也较静脉途径少。PCSA 药物的生物利用度是静脉给药的 80%，临床上多经过静脉给药，控制疼痛后，改用皮下给药途径。但应注意使用 PCSA 时应定期（7~10 d）更换皮下针头的放置部位，以免吸收不良造成镇痛不足。此外,对皮下组织有刺激的镇痛药物,如哌替啶不能用于PCSA。

(3)患者自控硬膜外镇痛(patient controlled epidural analgesia, PCEA):适用于头面部以外的癌痛患者,镇痛效果确切,节段性好,但硬膜外导管不易保留,也不能长时间保留,是其不足之处。

(4)患者自控神经丛镇痛(patient controlled neuroplex analgesia, PCNA):指通过神经丛鞘或神经根鞘给药的PCA方法,适用于治疗顽固性的、疼痛剧烈的神经源性疼痛,如经臂丛神经鞘行PCNA治疗上肢癌痛。

(六)癌痛的康复理疗

康复理疗又称为康复物理治疗,是利用康复技术和物理治疗方法作用于患者,减轻或解除患者身体和心理上痛苦的治疗方法。尽管康复理疗技术对恶性肿瘤疼痛的镇痛效果还不能与三阶梯镇痛方案相比,更不能替代三阶梯镇痛方案,但这些方法无副作用,作为癌痛综合治疗的方法之一,具有一定意义。实施康复理疗时在治疗全过程要进行疼痛评估。

有些康复理疗方法如短波、超短波、微波、蜡疗、红光、红外线、超声波等治疗对于恶性肿瘤患者来说属于禁忌。因此,应用时一定要注意,严格掌握适应证与禁忌证。对于中晚期癌症,治疗以缓解疼痛为主但需要配合以上康复理疗时,一定要对患者和其家属详细说明并取得理解,避免发生医疗纠纷。

1. 磁疗法

磁疗法是应用磁场作用于人体治疗疾病的方法,将磁体作用于穴位以调整经穴而治疗疾病的方法称磁穴疗法,是磁疗法的一种治疗形式。通过磁场对生物体的作用,使生物体产生一系列的生理、生物化学反应,继而起到消炎、镇痛及其他治疗作用。

磁疗法的作用原理主要为:①提高致痛物质分解酶活性,使缓激肽、组胺、5-HT、钾离子等致痛物质分解转化;②降低末梢神经兴奋性及阻滞感觉神经传导,提高痛觉阈值;③促进局部血液循环,改善组织营养,纠正组织缺氧、缺血,加速炎性渗出物吸收消散,缓解神经末梢压迫;④促使脑垂体及丘脑下部内啡肽含量升高;⑤缓解肌肉痉挛,减低肌张力等。

在临床应用中,由于磁场作用范围不大,衰减比较明显,主要用于浅层的病灶。也就是说,磁疗对身体浅层的疼痛镇痛效果明显,对深部疼痛的镇痛效果不如其他几个治疗方法。

2. 半导体激光疗法

半导体激光疗法是利用激光束照射人体病变组织,达到减轻或消除病痛、改善局部血液循环、修复组织、快速消炎等目的的治疗方法。

半导体激光属于弱激光范畴,照射组织不会造成不可逆性损伤,有很高的安全系数。而在弱激光范畴中,半导体激光的输出功率较大。加上半导体激光有46点束式治疗头(包含6种660~950 nm波长的激光束),具有不同波长的特点,适合不同组织细胞对不同波长激光的反应和吸收,因而半导体激光对机体组织有很强的穿透能力,穿透深度可达皮下 5 ~ 7 cm。半导体激光具有热、光化学、电磁波和机械等效应,其与机体生物分子相互作用,对机体产生刺激和调节作用,能直接刺激神经末梢感受器、游离神经末梢及神经系统,使其电位发生变化,引起冲动,降低神经末梢兴奋性,提高疼痛阈值;可使机体内啡肽被激活,还能使组织内镇痛物质——吗啡样物质释放、局部 5-HT 含量降低、从而起到镇痛作用。另外,半导体激光可改善照射区的血液循环,增进代谢过程,有效地解除局部组织痉挛,也可起到镇痛作用。临床已广泛应用于带状疱疹性神经痛、三叉神经痛、扭挫伤导致疼痛、腰椎间盘突出症引发的疼痛等各种疼痛性疾病的镇痛。

3. 红外偏振光疗法

红外偏振光亦称为超激光。红外偏振光疗法是指利用红外偏振光通过对神经节、神经干、神经根和病灶的局部照射,达到对人体炎症性、神经性和创伤性疾病进行有效治疗的方法。红外偏振光的波长较长,输出功率大,穿透深度达 5 ~ 7 cm,适用于中晚期较深部的癌痛。

在临床应用于多种急慢性疼痛。治疗疼痛的主要作用机制是:①减弱肌张力,解除肌痉挛,缓解疼痛;②促进局部血液循环和淋巴回流,促进镇痛物质产生及加速致痛物质的代谢,产生镇痛效果;③可有效抑制神经兴奋性、提高神经的疼痛阈值;④调节机体免疫系统,产生抗炎镇痛作用。

(七)癌痛的作业疗法

作业疗法是通过有目的的作业和行动,促进人们的健康而建立起来的治疗方法。具有增加躯体感觉和运动功能、改善认知和感知功能、提高生活活动自理能力、改善心理功能等作用。

在癌痛治疗和临终关怀方面扮演了一个重要的角色。作业疗法针对癌性疼痛患者的应用主要是综合技术的应用。疼痛导致睡眠及食欲的紊乱,活动减少和情绪变化。造成疼痛的原因很多,如癌症本身及其转移、癌症治疗(放疗、化疗)等。而影响患者控制疼痛的因素也是多方面的,如患者的情绪、身体状态、伴随症状、周围环境等。因此,除了适用镇痛药物治疗外,还包括对患者日常活动状态、生活方式、认知功能等多方面的调节。

目前,癌痛的治疗仍然以三阶梯镇痛治疗为基础。但仍有部分患者难以取得满意的镇痛效果或出现阿片类镇痛药的不良反应,如恶心、呕吐、便秘、昏睡和尿潴留等。同时镇痛药物也可影响其他非药物镇痛措施的实施,如镇痛药物可使患者昏睡和虚弱,导致无法进行作业疗法。作业疗法与镇痛药物同时应用,可以提高止痛效果,所以作业疗法在癌痛治疗中有其重要意义。

(八)癌痛的中医疗法

1. 癌痛的病因病机

根据中医理论,癌痛的病因病机分为"不通则痛"与"不荣则痛"两大类,即癌痛主要为邪实与正虚两大类,而以邪实为多。

(1)"不通则痛":多因癌毒蓄积、寒邪凝滞、气机郁结、血脉瘀阻、湿痰胶结、热毒蕴结等导致经脉闭阻、瘀塞不通而致疼痛发生,以中期患者多见,此时正气尚盛,邪毒壅盛,邪正相搏剧烈,临床表现为疼痛较甚。如《证治要诀》云:"脾积在胃脘,大如覆杯,痞塞不通,背痛心痛。"

(2)"不荣则痛":多因阳气亏虚、营血不足、精气耗竭等导致脏腑经脉失养而致疼痛发生,以晚期患者多见,正虚主要为气血阴阳虚损为主,正气虚弱,经脉失养,不荣则痛,临床表现以慢性疼痛为主,特点是疼痛时轻时重,延绵不断。

2.癌痛的中医治疗原则

根据癌痛"不通则痛"与"不荣则痛"两大基本病因病机,即"虚"与"实"两大证型,癌痛的治疗原则可概括为"实则攻之,虚则补之"。就癌症发生的本质而言,在于本虚标实,虚实错杂,而癌症不同的阶段发展过程中病机有异,虚实亦有偏重之别。一般而言,肿瘤早期、中期以实痛为主,晚期以虚痛为主,或虚实并见。所以,癌痛的治疗宜根据病情进行补虚、攻实或攻补兼施。

3.癌痛的中医治疗方法

辨证用药:根据中医辨证论治的原则,目前,中医多将癌痛分为八法论治:①行气止痛法;②活血止痛法;③散寒止痛法;④清热止痛法;⑤化痰止痛法;⑥补虚止痛法;⑦固涩止痛法;⑧安神止痛法。以上诸法基本概括了临床中癌痛的主要辨证治法,并以前6种为常用治法。辨病用药:根据不同器官和部位的癌症,在辨证论治的基础上选择方剂和药物。如肺癌、肝癌、胃癌常用的方剂和药物可有不同。对症用药:重点是针对患者癌痛的性质和分级,结合三阶梯止痛法,选取有止痛、解痉作用的中草药,同时兼顾使用抗癌药和改善全身状况的药。

(九)癌痛的外治法

中药外用治疗癌痛多采用活血、化瘀、通络、止痛之品,配合芳香渗透之物,结合现代先进的制剂工艺,制成各种制剂应用于临床。由于中药外治为体表直接给药,经皮肤或黏膜表面吸收后,药物的作用直接到达病变部位,止痛迅速有效,且可避免口服经消化道吸收所引起的多环节灭活作用及一些药物本身带来的某些毒副作用,特别是癌症晚期患者正气已虚,脾胃吸收功能减弱,攻伐之品使正气更虚,更适合用外治法。外治法操作简便,使用较安全,毒副作用少,无依赖性和成瘾性。目前,常用的外治法有中药熏洗法、直肠点滴法、敷贴法、涂擦法、搐鼻疗法、穴位注射法、穴位离子导入法等。

三、癌性爆发痛的治疗

癌性爆发痛(break through cancer pain,BTCP)是指阿片类药物对持续性疼痛已形成相对稳定的控制,突然出现的短暂疼痛强度增强的感受。爆发痛分为诱发痛和自发痛,前者可因运动等而诱发,后者无明显诱因,随机发生,不可预测。爆发性癌痛的机制还不十分清楚,动物研究提示阿片类药物在有效控制持续性疼痛的剂量下仅作用于部分外周μ受体,运动可激活未被阿片类药物阻滞的感觉纤维。在癌痛患者中,癌性爆发痛的发生率可达33%~95%。

《癌性爆发痛专家共识(2019年版)》提出确诊爆发痛需要全部满足以下3个条件:①在过去的1周患者是否存在持续性疼痛(背景痛);②在过去的1周患者的背景痛是否

充分控制(数字化疼痛评分≤3 分);③患者是否存在短暂疼痛加重的现象(数字化疼痛评分≥4 分)。若上述问题的答案均为"是",则可确诊患者存在 BTCP。

在国外较为常用的多维评估量表主要包括爆发痛问卷(break through pain questionnaire,BPQ)和爆发痛评估工具(brea kthrough pain assessment tool,BAT)。BPQ 通过患者自我监测,对爆发痛的时间特征、严重程度、部位、病理生理机制、病因、诱发及缓解因素,以及与止痛药物的关系进行评估,具有全面及有针对性的特点,已广泛应用于 BTCP 的流行病学研究和药物研究。

对于有明确诱因的爆发痛,若病因能去除,以病因治疗为主。对于难以去除病因的诱发性疼痛和自发性疼痛,则可在适当提高基础镇痛药物用量的基础上增加救援镇痛药物处理爆发痛。

爆发痛的药物治疗在缓释阿片类药物基础上追加速释阿片类药物。在国内,速释吗啡片在爆发痛的治疗中占有主导地位。特殊情况下,还可以选择通过皮下、静脉等非胃肠道途径使患者达到快速镇痛。近几年也有通过口腔或鼻腔黏膜等新型给药方式用于快速缓解爆发痛,如酒石酸布托啡诺鼻喷剂。

四、疼痛治疗对带瘤生存的影响

癌症长期生存者的疼痛有两种主要作用机制:伤害感受性和神经病变性机制。躯体、内脏的各种伤害激活伤害感受器并传导至中枢神经系统产生伤害感受性疼痛。而外周和(或)中枢神经系统的伤害导致了神经病变性疼痛。

"带瘤生存"的理念是中医治疗肿瘤的特色所在。肿瘤的发展始终贯穿着正邪相争的病理过程,中医扶正祛邪的目标旨在使正邪力量达到相对平衡,从而有效改善患者的临床症状、提高其生活质量,最终实现患者带瘤生存。中医带瘤生存治疗肿瘤要点为辨邪正盛衰、辨气血强弱、注重调护脏腑功能尤其是肝肾功能、注重顾护脾胃之气。

能量代谢是指有机体在物质代谢过程中能量的产生、释放、转换及利用的过程,而肿瘤细胞的异常代谢为肿瘤供能以维持肿瘤生长、转移的主要途径,故打破肿瘤异常代谢对肿瘤的治疗起着积极作用。中医药作为恶性肿瘤综合治疗措施中的一个重要组成部分,具有长期服用不良反应少、肝肾损害小、提高生活质量、抗复发和转移而呈现"带瘤生存"的特点。中医认为用"扶正抗癌"的治疗理念扶助正气,抑制异常的能量代谢,稳定瘤体可以实现"带瘤生存"的目的。

为了提高"带瘤生存"患者的生活质量,疼痛控制尤为重要。要个体化制定每位患者的疼痛治疗方案,根据具体情况,采取不同的治疗手段。有大量的证据表明,良好的镇痛不仅为"带瘤生存"患者提高了生存舒适度,还会有效延长患者生存时间。

第二节 肿瘤介入治疗的麻醉

肿瘤介入治疗(interventional therapy)是介入放射学(interventional radiology)的重要分支之一,是指将肿瘤诊疗和介入放射学技术有机结合,在医学影像技术和设备(血管造影、超声、CT、磁共振、腔镜等）引导下,利用穿刺针、导管、导丝等器材对肿瘤进行药物灌注、局部栓塞、减压引流,以及结构功能重建等治疗,或将物理能量（射频、微波、超声等）或化学物质聚集到肿瘤部位来杀灭肿瘤,以达到控制肿瘤、缓解症状、提高生活质量的目的。

　　肿瘤介入治疗的特点是创伤小、并发症少、定位精确、治疗安全,目前已成为肿瘤诊断、治疗的重要手段之一。按照操作方式进行分类,肿瘤介入治疗可分为血管性介入治疗和非血管性介入治疗。

一、肿瘤的血管性介入治疗技术

　　肿瘤的血管性介入治疗是指采用 Seldinger 技术,经皮穿刺动脉血管,并沿着血管径路将导管选择性地插入肿瘤靶血管,实施介入治疗的一种技术手段。主要是针对肿瘤的供血动脉,或将抗癌药物注射到肿瘤区,提高肿瘤局部化疗药物浓度;或栓塞肿瘤供血动脉,阻断肿瘤的营养供应,使肿瘤体积缩小;或施行双介入,即将抗癌药物和栓塞剂有机结合在一起注入靶动脉,既阻断供血,同时药物停留于肿瘤区起到局部化疗的作用。肿瘤的血管性介入治疗技术主要包括经导管动脉灌注化疗术（transcatheter arterial infusion chemotherapy,TAI）和经导管动脉化疗栓塞术（transcatheter arterial chemoembolization,TACE）。

（一）经导管动脉灌注化疗术

　　TAI 是指通过导管选择性将抗肿瘤药物直接注入肿瘤供血动脉,达到提高肿瘤组织药物浓度,增强抗肿瘤作用的目的。TAI 的理论基础是:通过导管将化疗药物灌注至肿瘤供血动脉,药物直接作用于肿瘤区域,提高肿瘤细胞与化疗药物的接触时间和作用浓度。从理论上讲,作用于肿瘤细胞的细胞周期非特异性细胞性毒药物浓度提高 10 倍以上,药物的作用效果可以提高 100 倍以上。这样,局部的高药物浓度可以获得显著的抗肿瘤作用,同时又可减少全身的不良反应。

　　1. 适应证

　　TAI 目前在临床上可用于治疗全身各处的原发或转移性肿瘤,常用于肝癌、腹盆腔恶性肿瘤、肺癌等的治疗。

　　2. 疗效评价

　　恶性肿瘤动脉灌注化疗的疗效除了受化疗药物本身因素、灌注化疗方法的影响之外,还受肿瘤的部位、肿瘤的血供程度和肿瘤组织学类型的影响。总体上,恶性肿瘤局部灌注化疗有利于提高手术切除率,延缓肿瘤生长速度,提高患者的生活质量。

（二）经导管动脉化疗栓塞术

　　TACE 是指通过导管技术找到肿瘤的供养动脉,将抗肿瘤药物和栓塞剂混合在一起直接注入肿瘤供养动脉,即栓塞肿瘤组织末梢分支,阻断血供,同时药物又可以停留于肿瘤区域缓慢释放,起到局部化疗作用。

　　这种疗法主要有两大优势:一方面,将高浓度的药物直接作用于局部,发挥最大的抗肿瘤作用,全身毒副作用小;另一方面,将肿瘤的供血血管阻塞,使肿瘤失去血供,从而达到控制肿瘤生长、使肿瘤缩小或坏死的目的。

1. 适应证

可用于各种实体富血供肿瘤(如肝癌、肾癌及盆腔肿瘤)的术前和姑息性治疗。

2. 疗效评价

良、恶性肿瘤术前行供血动脉 TACE,不仅可以使肿瘤发生缺血萎缩,便于手术中分离切除,而且可以减少术中出血。对于晚期恶性肿瘤行 TACE,可以减轻疼痛、减少出血,促进肿瘤变性坏死,是姑息性治疗的重要措施,也常常是某些中晚期恶性肿瘤的唯一治疗手段。由于栓塞剂的免疫原性,恶性肿瘤栓塞治疗后还有提高免疫功能的作用。

二、肿瘤的非血管性介入治疗技术

肿瘤的非血管性介入治疗是指在医学影像设备如 X 射线、CT 或 MRI 的导引下,利用各种器械,通过血管以外的途径,如经人体生理腔道的自然开口或经皮直接穿刺脏器,对肿瘤进行治疗的技术。主要包括经皮肿瘤消融术(percutaneous tumor ablation)、自然生理管腔扩张和内支架成形术、经皮穿刺引流术和放射性粒子植入术等,此外还有通过聚焦于生物组织中的高强度超声所产生的热效应及其他效应的超声消融术(high intensity focused ultrasound, HIFU)。

(一)肿瘤消融术

肿瘤消融术是指在明确肿瘤的部位和性质后,在影像引导下,通过经皮穿刺技术或超声聚焦准确命中肿瘤,并利用物理或化学的及包含物理化学生物反应复杂过程的方法直接消灭或溶解肿瘤组织的方法。

1. 分类和主要技术简介

肿瘤消融分为物理消融和化学消融。物理消融主要包括射频消融、微波消融、超声消融和冷冻消融等。化学消融是指经穿刺针直接向肿瘤内注射无水乙醇等药物。

(1)射频消融术:射频消融术(radiofrequency ablation, RFA)是热物理消融代表性技术。射频针准确穿刺到瘤体后,射频针与发生器连接后发出 460 kHz 频率的频率波,激发肿瘤组织细胞内离子振荡,离子间相互撞击摩擦起热,局部达到 80 ~ 100 ℃ 的高温,快速、有效地使局部组织脱水,凝固坏死;同时还可在肿瘤组织与周围正常组织间形成 0.5 ~ 1.0 cm 厚的凝固带,切断肿瘤血供,防止肿瘤转移。

(2)超声消融术:HIFU 是一种非侵入性局部热消融技术,特点是利用高强度的超声波穿透力强、易聚焦、对组织无损伤等特点,将能量密度较低的声束汇聚至体内肿瘤靶区,使肿瘤局部产生瞬间高温,并通过热效应、机械效应等复合效应造成肿瘤组织凝固性坏死或不可逆的严重损伤,最终达到无创治疗肿瘤的目的,此外有可能存在全身免疫增强效应。我国是最早将 HIFU 技术应用于临床的国家。

(3)冷冻消融术:也称为氩氦靶向治疗技术(argon – helium targeted cryoablation therapy)。冷冻消融术是最早在临床应用的物理消融方法,是一种低温消融技术,是指局部应用液氮或氩气使瘤体区域温度迅速降至 -20 ℃ 或以下,通过超低温导致肿瘤快速形成不可逆的凝固性坏死冷冻区,使细胞变性、崩解和死亡,从而消融肿瘤。

(4)经皮无水乙醇注射术:经皮无水乙醇注射术(percutaneous ethanol injection,PEI)实现肿瘤局部根治的原理是高浓度乙醇能够渗透入肿瘤组织并迅速引起细胞脱水、蛋白质变性,以及血小板聚集,从而引起组织坏死、小血管栓塞,以及纤维组织形成;同时伴随着肿瘤细胞坏死,G2/M 期肿瘤细胞的百分比明显下降,恶性度降低。

2.适应证

(1)肝癌:早期原发性肝癌,不愿手术或患者年龄较大或合并心力衰竭、严重糖尿病、免疫力低下;中晚期原发性肝癌失去手术机会;转移性肝癌。

(2)肺癌:由于肺癌的综合治疗进展快,治疗原则以全身治疗为主。目前仅限于少许无驱动基因突变及不适宜手术和放疗的周围型肺癌及肺转移癌。

(3)其他良恶性肿瘤:如 HIFU 治疗子宫肌瘤、肾癌及肾上腺肿瘤、颅内肿瘤(需开放式 MRI 作影像介导)、软组织肉瘤、盆腔、肢体、骨的原发或转移瘤等。

3.疗效评价

经皮肿瘤消融术对肝、肺、肾、肾上腺和骨转移癌等实体肿瘤均取得了很好的治疗效果。特别是以 RFA 为代表的经皮消融术及超声消融术在肝癌治疗中应用,与手术切除及器官移植一样,被公认为是小肝癌的根治性治疗方法,患者 5 年生存率可达 50% ~ 70%,与切除术和移植术疗效相当。而对手术难以切除的、多处转移的中晚期恶性肿瘤,经皮消融术和 HIFU 都是一种较为有效的重要姑息治疗手段。

(二)非血管管腔狭窄扩张成形术

非血管管腔主要指体内的消化道、气管、胆管、尿道及输尿管等软组织的中空管腔。当这些管腔由于肿瘤侵犯发生狭窄或阻塞时,可通过球囊成形术及内支架置入术进行管腔重建。

1.分类和主要技术介绍

非血管管腔成形术,分为球囊成形术和支架成形术。球囊成形术即用球囊导管对狭窄或闭塞病变进行扩张,一般用于良性腔道狭窄的成形。支架成形术是指将金属支架或塑料支架(又称内涵管,多用于胆管)放置于狭窄的腔道处,通常用于恶性肿瘤引起的腔道狭窄或闭塞。

2.适应证

气管或支气管狭窄,消化道(食管、胃肠道)及胆管的良性或恶性狭窄,输尿管良、恶性狭窄。

3.疗效评价

对于消化道、泌尿道等中空器官出现狭窄时,应用扩张成形术可有效地缓解症状,提高生活质量,是肿瘤特别是晚期肿瘤的重要治疗措施之一。

(三)经皮穿刺引流术

经皮穿刺引流术是指在影像设备的引导下,利用穿刺针和引流管等器材,对人体管道、体腔或器官组织内的病理性积液、血肿、脓肿或胆汁、胰液、尿液等体液淤积进行穿刺抽吸、引流,达到减压和治疗的目的。

1. 临床应用

常用于全身各部位的脓肿、囊肿、浆膜腔积液、胆管或泌尿道梗阻、颅内血肿的穿刺引流。常见临床应用如下。

（1）经皮肝穿胆管引流术：胆管及周围的恶性肿瘤或肝门区转移瘤可阻塞胆管造成梗阻性黄疸，进而引起继发性感染和肝衰竭。有效的胆管引流可使黄疸消退，肝功能恢复，为以后手术和放、化疗创造条件。

（2）经皮肾穿刺肾盂造瘘术：盆腔肿瘤及输尿管肿瘤可造成输尿管梗阻合并肾盂积水和肾功能损害，进而影响对肿瘤的放疗、化疗或手术治疗。经皮肾盂引流术的目的在于通过尿液引流保持良好的肾功能，使后续治疗得以进行，或作为姑息性治疗手段。

2. 疗效评价

经皮穿刺引流术并不能对恶性肿瘤本身进行针对性治疗，但通过此类技术解决了肿瘤造成的管道阻塞，恢复相应器官的功能，经引流导管进行局部抗炎、引流等治疗，达到消炎、减压等作用；同时还可以对抽出液进行细胞学、细菌学和生化检测，作出鉴别诊断和指导用药。可延长患者生存期，提高生活质量，为进一步的治疗打下基础。

（四）放射性粒子组织间近距离治疗

放射性粒子组织间近距离治疗是指通过影像引导技术（超声、CT 或 MRI）将具有放射性的核素直接植入到肿瘤靶体积内或肿瘤周围，通过放射性核素持续释放射线对肿瘤细胞进行杀伤，达到治疗肿瘤的目的。

三、介入操作的麻醉

虽然介入手术属于微创手术，创口较小，但是依旧会对患者造成身体上的创伤、疼痛。因肿瘤介入治疗的方式不同，以及患者对疼痛耐受差异等原因，肿瘤介入治疗操作中会引起患者不同程度的疼痛。而这种急性疼痛控制不当将影响患者制动，导致介入治疗操作受到影响，进而影响治疗效果，降低患者的生存率或增加并发症的发生率，可能导致慢性疼痛、焦虑和抑郁等，进一步影响患者后续的生活质量。因此，在肿瘤介入治疗中尽可能地消除患者的疼痛、提供舒适的治疗条件极为重要。

（一）麻醉前准备

手术前应由麻醉医师进行常规术前访视、评估手术患者，并根据病情，以及手术需要制定麻醉计划。评估患者时除了进行标准常规病史采集和体格检查外，还要注意有无新发生疾病，如急性上呼吸道感染或难以解释的胸痛等。如患者伴有慢性疾病，如高血压、糖尿病等，应根据患者血压及血糖情况指导用药。手术医师与麻醉医师应该加强沟通，共同对患者介入手术中可能出现的并发症等特殊情况进行评估，并提前制定处理计划。

1. 药品准备

（1）麻醉药品：①局麻药，利多卡因、布比卡因、罗哌卡因等；②镇痛药，包括吗啡、芬太尼、瑞芬太尼、舒芬太尼、阿芬太尼、氢吗啡酮、羟考酮、纳布啡等阿片类镇痛药，阿片拮抗剂（纳洛酮、纳美芬等）、非甾体抗炎药和（或）对乙酰氨基酚等；③镇静药或全身麻醉药，咪达唑仑、瑞马唑仑、丙泊酚、依托咪酯、艾司氯胺酮、右美托咪定等。

（2）抢救药品：阿托品、异丙肾上腺素、肾上腺素、多巴胺、间羟胺、去氧肾上腺素、NE、利多卡因、洛贝林、尼可刹米（可拉明）、毛花苷 C（西地兰）、呋塞米、氨茶碱、异丙嗪、硝酸甘油、酚妥拉明、硝普钠、艾司洛尔、甘露醇等常用抢救药品。

（3）其他药品：止吐药、糖皮质激素类药、血浆代用品等。

2. 麻醉设备及相关设备

（1）麻醉机或呼吸机：有条件配置麻醉机，或至少配置可以进行间歇正压通气的呼吸机。

（2）心肺复苏的器械和急救箱：喉镜（有条件者配备可视喉镜）、气管导管、导丝、面罩、牙垫、喉罩、鼻咽通气道、口咽通气道、简易呼吸器。困难气道的气管插管器材及工具。

（3）除颤仪：介入治疗中疼痛与牵拉反射可以导致突然心室颤动，除颤仪是必备设备，24 h 在备用状态。

（4）不间断供氧设备：氧气瓶供氧或中心管道供氧。如采取氧气瓶供氧，则必须有专人负责检查设备的可靠性，并常规维护和登记使用情况。

（5）多功能床边监护仪：含心电监测、脉搏血氧监测、自动呼吸和血压监测功能，有呼气末二氧化碳（$ETCO_2$）指标监测更佳。MRI 引导的消融采用磁兼容监护仪器（MRI 引导下消融所有设备均需要符合 MRI 条件）。

（6）负压吸引设备：手术与麻醉均可能导致患者呕吐和误吸。处于麻醉状态下，迷走神经兴奋，咳嗽反射减弱甚至被抑制，一旦发生呕吐未能及时处理，极易发生误吸。

（7）其他：与常规麻醉手术科人员快捷联络的通信设备，复苏/转运推车等。

（二）麻醉方法

1. 全身麻醉

全身麻醉（简称全麻）产生中枢神经系统的抑制，临床表现为意识消失、全身的痛觉丧失、遗忘、反射抑制和不同程度的肌肉松弛。全麻具有确切的麻醉镇痛效果，能使患者配合医师完成介入治疗相关的操作。全麻充分的镇静效果，可明显降低患者术后焦虑的发生率；其遗忘作用使患者清醒后对介入治疗操作过程不留记忆，避免对患者造成潜在的心理和精神创伤。

同时全麻也有其缺点，如相关并发症较多。全麻下患者的恶心、呕吐等的发生率明显增高，可能导致患者的住院费用和住院时间增加。此外，全麻需要气道管理及生命体征监测，不适合某些门诊介入治疗。

尽管全身麻醉的麻醉效果完全，但因为不同介入治疗操作时间长短不一，对患者的创伤大小不一等特点，并非所有介入操作均需全麻，应结合实际情况，综合考量下确定麻醉方案。

2. 椎管内麻醉

与全麻比较，椎管内麻醉对呼吸和循环的影响较小。但麻醉中患者意识清醒，容易受介入手术操作环境的影响，造成一系列身体应激反应；对有出血倾向、凝血功能异常和穿刺部位感染等患者不宜行椎管内麻醉。椎管内麻醉包括蛛网膜下腔麻醉（腰麻）、硬膜外麻醉、骶管阻滞及腰-硬联合麻醉。

(1)蛛网膜下腔麻醉(腰麻):随着对腰麻阻滞范围的调控,以及对并发症的有效防治,对于有全麻禁忌证且对镇痛要求高的患者,腰麻在介入治疗中的应用有所增加。由于单次腰麻作用时间有限,因此,对于手术时间较短的介入治疗操作可以考虑采用腰麻。

(2)硬膜外麻醉:硬膜外麻醉因其特有的优势,如可以通过硬膜外置管重复注射,因此,可以用于手术时间较长的介入治疗操作。需要注意的是,麻醉后可能引起短时间内尿潴留,因此需要留置导尿。根据病情需要,硬膜外置管还有助于术后患者在住院期间的疼痛管理,有其独特的优势。

(3)骶管阻滞:骶管阻滞是硬膜外麻醉的一种类型,经骶裂孔穿过骶尾韧带,将局部麻醉药注入骶尾部的硬膜外腔,从而阻滞骶、尾部感觉及运动,常用于直肠、肛门及会阴部的手术。与腰麻和低位硬膜外麻醉比较,骶管阻滞的特殊穿刺位置带来了独特的优势,如会阴部麻醉效果完全,穿刺损伤发生率低,使肛门括约肌松弛因而有利于经直肠的相关操作,如经直肠超声的放置等。但对于肥胖、老年患者可能存在穿刺困难等缺点。

3. 区域神经阻滞

区域神经阻滞是指在神经干、丛、节的周围注射局麻药,阻滞其冲动传导,使所支配的区域产生麻醉作用。目前借助超声引导可直接穿刺到目标神经周围,实现精准的神经阻滞,从而保证了神经阻滞的效果,并避免神经损伤、误穿血管和胸膜等造成局麻药中毒和气胸等严重并发症。因其镇痛作用的局限性,常需复合其他麻醉方法。因为对全身血流动力学影响小,并发症少,尤其适合合并基础疾病多,体能储备差,心肺功能不全且长期服用各类药物的高龄患者,减少复合麻醉药的用量。根据介入治疗操作部位,选择不同的穿刺点实施神经分布范围的区域神经阻滞。

4. 局部麻醉

局部麻醉(简称局麻),指在患者神志清醒状态下,将局麻药应用于身体局部,使机体某一部分的感觉神经传导功能暂时被阻断,运动神经传导保持完好或同时有程度不等的阻滞状态。局麻因具有简便易行、安全和并发症少等特点,可由放疗医师独立实施,不需要麻醉医师的参与,同时可为患者减轻经济负担,适用于门诊患者。同时因其在很多情况下镇痛作用不够完善,需要与其他麻醉方法联合应用。

四、常见并发症及其处理

(一)低氧血症

无论是麻醉下介入治疗过程中还是在 PACU 患者均容易发生低氧血症,需紧急处理。常见处理包括:①气管插管人工通气,迅速纠正存在的低氧状态;②大多数患者低氧血症的同时存在严重的高碳酸血症,应该在过度通气的同时,行血气分析和电解质检测,及时纠正可能存在的酸碱失衡和电解质紊乱;③适时进行脑复苏处理,缺氧后脑损伤是非常严重的并发症,无论是低氧血症、高碳酸血症还是低血压休克或者循环骤停,均可以引起脑损伤。所以,一旦出现低氧血症,在其它急救措施的同时,应该紧急使用糖皮质激素如醋酸泼尼松龙或者地塞米松注射液迅速稳定受损的细胞膜,防止脑水肿;查看瞳孔是否正常,必要时给予甘露醇脱水治疗。注意在全身麻醉过程中严密监测患者,预防低氧血症发生。

(二)局麻药中毒

局麻药物意外注入血管导致局麻药全身毒性反应。临床表现为中枢神经系统症状,如烦躁不安、头晕、耳鸣、口周异常感觉、说话困难、抽搐、意识丧失等,可伴有心血管系统症状,如血压升高、心动过缓、室性心动过速、心室颤动等。最重要措施是临床工作中细致规范的操作,并且及时处理前驱征象。预防的主要措施包括:①避免局麻药的血管内注射;②减轻神经周围软组织对局麻药的吸收;③提高医务人员对局麻药中毒风险防范的意识。治疗原则包括气道管理、循环支持和进一步减轻局麻药的全身毒性。越来越多的证据支持局麻药中毒早期使用脂肪乳剂可降低严重并发症的发生率。如出现惊厥应迅速控制,以防止继发伤害,避免缺氧和酸中毒。

(三)神经损伤

1. 预防

在行局部麻醉、神经阻滞麻醉和椎管内麻醉时,有可能损伤穿刺部位的外周神经。超声及神经刺激仪等技术的应用,可提高神经阻滞的准确性及成功率,但神经损伤也不可完全避免。目前可采取的预防措施包括:①实施操作前仔细询问病史,对于已有弥漫性神经病变或者亚临床表现的患者,应尽量避免实施神经阻滞,确因病情需要时应权衡利弊,签署知情同意书。避免深度镇静下实施神经阻滞,使患者保留一定的沟通能力。合理摆放手术体位,特别是对于肥胖患者和消瘦患者要避免体位相关性神经压迫损伤,上肢外展不要超过90°,肘部保护垫避免局部压迫,正确使用止血带或加压包扎。②不建议使用异感法行神经阻滞。③避免使用长斜面穿刺针。超声引导神经阻滞时,尽量清楚显示针尖与目标神经的位置关系,避免神经内穿刺注射。超声联合神经刺激器穿刺时,避免在电流阈值<0.2 mA 仍有相应肌肉收缩时进针和给药。④当穿刺、注药时患者出现异感、疼痛或出现阻力过大时应立即停止进针或注药。⑤避免使用较大容量注射器进行注药以免压力反馈错误所导致的压力性神经损伤。⑥推荐"水分离""水定位"技术,避免穿刺针与神经的直接接触。⑦选择最低有效浓度和剂量的局麻药,慎用局麻药佐剂。⑧术后随访以使早期发现可能出现的神经损伤,并做好记录以应对可能出现的纠纷。

2. 处理措施

一般轻微的神经损伤可以自行恢复,但是大多需要治疗:①可早期使用糖皮质激素、维生素 B_{12} 等和物理疗法,短暂性神经损伤可自行恢复;②对于局部血肿压迫神经或者神经离断和严重轴索断伤的患者,必要时可行外科手术探查。

(四)高平面阻滞或全脊麻

见于硬膜外镇痛时局麻药误入蛛网膜下腔引起的高平面阻滞或全脊麻。临床表现为患者躁动、严重低血压、呼吸困难、失声、意识丧失等。处理原则是维持患者循环和呼吸功能。患者意识消失应立即行气管插管人工通气,加快输液速度,并联合血管收缩药维持血压。

（五）心搏骤停预防与处理

热消融过程中由于疼痛或者牵拉刺激均可能兴奋迷走神经引起反射性心搏骤停,也可能因为缺氧与二氧化碳蓄积引起心搏骤停。反射性心搏骤停只要发现及时、处理及时,一般预后较好,而缺氧性心搏骤停往往后果严重,即使复苏成功,也常有各种后遗症,如永久性脑损伤等。消融之前必须严格控制疼痛,操作轻柔,防止牵拉反射;麻醉医师应该严密监测,发现异常,消融医师应该立即停止操作,麻醉医师按照心肺脑复苏流程紧急处置。

（六）恶心、呕吐

可能与阿片类药物使用有关,或继发于镇痛后低血压。疼痛、胃排空延迟也可能导致恶心、呕吐。一旦发生严重的恶心、呕吐呕吐,应立即测量血压,如出现低血压时应及时纠正,还可给予甲氧氯普胺及 $5-HT_3$ 受体拮抗剂等。对术后恶心、呕吐呕吐(postoperative nausea and vomiting,PONV)高危患者可联合应用不同作用机制的 PONV 防治药物,同时考虑药物的起效时间和作用时间。可考虑采用糖皮质激素(地塞米松)、$5-HT_3$ 受体拮抗剂(昂丹司琼、阿扎司琼、托烷司琼等)、NK_1 受体拮抗剂(阿瑞匹坦)和苯甲酰胺类(甲氧氯普胺)等。

第五章
慢性疼痛的麻醉治疗

第一节　头部疼痛

一、偏头痛

偏头痛(migraine)是由发作性血管舒缩功能不稳定,以及某些体液物质暂时性改变所致的一种伴有或不伴有脑及自主神经系统功能暂时性障碍的头痛。偏头痛影响着世界15%~18%的人口,女性是男性的3倍,其分型较多,但在实际临床工作中,很少仅有单一类型的偏头痛存在,常常表现为几个类型的偏头痛,甚至和其他类型头痛如紧张型头痛等同时存在。

(一)病因
可能与下列因素有关。

1. 遗传因素

偏头痛发病具有家族聚集现象,据统计,患者的直系亲属发生偏头痛的概率约为50%,且约60%的患者有家族史,女性患者尤为显著。

2. 内分泌因素

内分泌因素对偏头痛发病机制的影响也被普遍承认。大约有60%的女性患者偏头痛发作与月经有关,本病青春期女性发病率较高,许多是月经初期时开始患病,而60%~80%的患者在怀孕后偏头痛发作减少甚至停止,口服避孕药时则加重,但在分娩后又重新发作,而在绝经期后偏头痛减轻或停止。也有报道认为,偏头痛发作与雌激素、孕酮(黄体酮)及催乳素等水平过高有关。这些均支持本病与内分泌因素的相关性。

3. 生化改变因素

许多学者对生化改变与偏头痛的关系做过大量的研究,认为偏头痛与5-HT、NE、缓激肽、前列腺素E及内源性阿片样物质(OLS)有关,其中以5-HT和OLS最引人瞩目。

(1)5-HT与偏头痛发作的关系:血浆中5-HT增加,导致脑血管收缩,于是产生头痛前兆症状,而后又逐渐减少直至耗竭,导致血管扩张产生头痛,大约有87%的患者在偏头痛发作时血浆中5-HT下降达40%左右,而尿中其代谢产物排泄增多。

(2)内源性OLS与偏头痛的关系:内源性OLS与疼痛的关系已成为疼痛学家们研究疼痛机制的热点,脑脊液中的OLS同中枢的阿片受体结合与镇痛的关系密切。以往有人证实,偏头痛发作时脑脊液中脑啡肽减少,而缓解期正常。但近几年多数研究结果否认本病与阿片肽有关。

4. 血管功能因素

20 世纪 80 年代前,血管学说一度占主导地位,该学说认为血管的异常舒缩是导致偏头痛的主要原因。一般认为,头痛前期是脑血管收缩,头痛期为脑血管扩张;也有人认为,头痛期是颅外动脉扩张之故,麦角胺、普萘洛尔等药物有效,脑血流量改变等许多临床和实验资料支持这种说法,但引起血管变化的确切原因尚不清楚。

5. 其他因素

其他因素包括心理因素、对某些物质的过敏、药物、食品等也可能与本病发作有关。

(二)临床表现

1. 先兆症状

(1)视觉异常:典型偏头痛患者几乎均有视觉的异常。发作时视野中心有发光亮点,其边缘为彩色或锯齿样闪光,甚至出现城堡样光谱,亮点边缘以内视觉消失,严重时出现象限性偏盲、同侧偏盲或管状视野。一般持续 15~30 min,然后消退。少数患者有暂时性全盲或永久性视野缺损。

(2)躯体感觉异常:属于皮质感觉障碍,一般影响肢体或其他较局限部位,为针刺或麻木感,也可见于口唇、舌及面部,持续 15~30 min。感觉异常发生稍迟于视觉异常,也可单独发生,极少数患者有味、听幻觉。

(3)运动障碍:肢体发生感觉异常后,可继发有乏力或轻瘫,主要见于上肢,也可发生偏瘫,即家族性偏瘫型偏头痛(family hemiplegic migraine)。眼运动神经麻痹称为眼肌瘫痪性偏头痛(ophthalmoplegic migraine)。少数患者可表现有暂时性失语或癫痫样抽搐。

(4)自主神经系统功能紊乱:患者疼痛发作前、发作中和发作后均可能有该系统的异常,如情绪高涨或低迷、眩晕、出汗、皮肤苍白、恶心、呕吐等,心血管系统可表现为心率快、血压高等。

2. 头痛特征

头痛多为钻刺样疼痛或搏动性疼痛,首先位于一侧太阳穴,然后扩展到整个一侧头部,低头及体力活动使疼痛加重。一般疼痛经历数小时,严重者可持续数天。

偏头痛发作持续超过 72 h 以上,但其间可有短于 4 h 的缓解期为偏头痛持续状态(status migraino-sus)。

(三)诊断与鉴别诊断

偏头痛的类型较多,下面介绍几种主要类型偏头痛的诊断标准。

1. 无先兆偏头痛

无先兆偏头痛(migrainewithout aura)又称普通型偏头痛(common migraine)或非典型偏头痛(atypical migraine)。其诊断依据如下。

(1)头痛持续 4~72 h(未经治疗或治疗无效者)。

(2)至少具备以下 2 条:①单侧性;②搏动性;③中度或重度(影响日常生活);④上下

楼梯或类似的活动使头痛加重。

（3）头痛期间至少有下列一项：①恶心和（或）呕吐；②畏光和畏声。

（4）病史和体格检查提示，无器质性和其他系统代谢性疼痛证据，或经相关检查已排除，或虽1种器质性疾病，但偏头痛初次发作与该病无密切关系。

（5）至少5次发作符合以上（1）、（2）、（3）所列条件。

2. 有先兆偏头痛的依据

有先兆偏头痛（migaine with aura）亦称典型偏头痛（classieinigraine）。其诊断依据如下。

（1）具备以下特征至少3条：①1次以上的先兆症状；②至少1次先兆症状超过4 min或2种以上的先兆症状先后出现；③先兆症状持续时间不超过60 min；④头痛于先兆症状后发生，但头痛也可出现于先兆前或同时发生。

（2）至少有2次发作符合（1）各项。

3. 有典型先兆的偏头痛

有典型先兆的偏头痛（migraine with typical aura）诊断依据如下。

（1）符合上述有先兆偏头痛（1）的全部4项。

（2）有下列1项或1项以上先兆症状：①同侧视觉异常；②单侧感觉异常和（或）麻木；③单侧肌无力或轻瘫；④言语障碍。

除上述诊断标准外，可行脑电图及头颅CT排除其他器质性疾病。另外，由于偏头痛分类复杂，有人认为临床上具备以下5条中的2条以上即可诊断为偏头痛：①一侧性头痛；②恶心、呕吐；③有视觉或其他神经功能障碍；④有偏头痛家族史；⑤有情绪异常或过敏史。

（四）治疗

1. 一般治疗

心理疏导、保持健康生活方式（健康饮食、营养均衡以及生活规律），以及避免偏头痛的各类诱因等。

2. 药物治疗

预防性治疗的目的是降低偏头痛发作频率、缩短偏头痛发作持续时间、减轻偏头痛发作的严重程度以及减少功能损害，从而提高偏头痛急性发作期治疗的疗效。药物主要包括β受体阻滞剂、钙通道阻滞剂、抗癫痫剂、抗抑郁剂、NSAIDs，以及其他种类的药物等。

急性发作期治疗药物包括非特异性止痛药如非甾体抗炎药（non-steroid anti-inflammatory drugs，NSAIDs）和阿片类药物，以及特异性药物如麦角类制剂和曲普坦类药物。单用止痛剂，如对乙酰氨基酚、萘普生、布洛芬、吲哚美辛等有效，无效时通常对麦角制剂或5-HT激动剂舒马普坦有效。2015年，美国头痛协会基于循证医学原则对急性偏头痛药物治疗指南进行修订，提出将任何形式的曲普坦类药物、对乙酰氨基酚、NSAIDs（包括阿司匹林、双氯芬酸钠、布洛芬和萘普生）、舒马曲坦，以及咖啡因复方制剂等作为急性偏头痛的A级推荐。

（1）前列腺素抑制剂：①阿司匹林，一般 75 mg/次，2 次/d，口服。②萘普生，首量 750 mg，必要时 2 h 后再追加，250 mg/次。③吲哚美辛，20 mg/次，3 次/d，口服。

（2）血管收缩剂：①麦角胺，作用机制是收缩偏头痛发作期扩张的颈外动脉分支，可能是阻止 NE 与 α 肾上腺素受体结合从而引起强烈的血管收缩，同时与 5-HT 受体结合使血管收缩，并关闭发作期开放的动静脉分流。高血压、冠心病、周围血管疾病及严重肝、肾功能不全、孕妇禁用。

（3）曲普坦类：如琥珀酸舒马普坦（sumatriptan）口服或皮下注射；佐米曲普坦（zolmitriptan）口服。其不良反应包括恶心、呕吐、心悸、烦躁和焦虑等。

如果头痛剧烈，用上述药物不能缓解，可肌内注射哌替啶及安定。甲氧氯普胺可选用。亦可联合用药，晕痛定、普萘洛尔、谷维素、吲哚美辛，常在 1~2 d 终止头痛，连续服用 3~4 周可抑制发作。

3. 神经阻滞治疗

（1）颞骨骨膜下阻滞：颞骨骨膜下有耳颞神经及颞深神经前、后支分布，因此，在太阳穴周围阻滞很难定位某支神经。方法：选用的穴位包括前发际、太阳、印堂、百会、双侧头维穴等，用 6~7 号针头斜面向下与头皮呈 45°角刺入上述穴位之深层，直达颞骨骨膜下，注入局麻药 5~8 mL，每天 1 次，1 周为 1 个疗程。大多数患者 1~2 次后便有明显好转，1 个疗程即可痊愈。对于疼痛严重、难以控制的病例，2 次治疗的间隔期可用同样的方法注入局麻药，最多可每日 2 次，利于控制病情、缩短疗程。其机制可能是有纠正神经肽代谢紊乱及调节自主神经功能失调作用。

（2）星状神经节阻滞：用 1% 利多卡因或利布合剂（2% 利多卡因与 0.5% 布比卡因等容量混合）8~10 mL 行患侧星状神经节阻滞，如疼痛为双侧性，则可左右两侧星状神经节交替阻滞，1 次/d，5 次为 1 个疗程，通常 1~2 次即可见效，10~20 次可使疗效得以巩固。

4. 其他疗法

其他疗法还有针刺镇痛、经皮电刺激镇痛、生物反馈疗法及中医药等。

二、紧张性头痛

紧张性头痛（tension-type headache，TH）是双侧枕部或全头部紧缩性或压迫性头痛。本病为临床上最常见的慢性头痛，约占头痛患者的 40%。一般 20 岁左右发病，女性多见，患者记不清具体发病时间。

（一）病因

紧张性头痛的病理生理基础是头部与颈部肌肉持久的收缩。对引起这种收缩的原因，近年的研究主要集中在以下几方面：①焦虑、抑郁、应激、心理紧张、疲劳等，可使颈肩部的肌肉痉挛和血管收缩；②肌肉、肌筋膜的血液循环障碍；③细胞内、外钾离子转运障碍；④5-HT、乳酸、缓缴肽等致痛物质的局部积贮，少数则由姿势或头颈部病变引起。

（二）临床表现

20 岁左右起病，女性多见。头痛发作在早晨开始，下午最重，无明显缓解期。特征是双侧枕部非搏动性头痛,也可见于双侧额颞部或全头,通常为持续钝痛,有压迫感或紧箍感,不伴恶心、呕吐、畏光和畏声、视力障碍等前驱症状。头痛期间日常活动不受影响。有的患者伴有精神紧张、抑郁或焦虑不安。

体格检查一般无阳性体征,有时患者可有斜方肌或后颈肌肉压痛。

(三)诊断依据

根据 1988 年国际头痛学会所订的诊断标准。

1. 发作性紧张型头痛

(1)至少有 10 次头痛发作,每年头痛发作时间少于 180 d,每月发作时间少于 15 d。

(2)头痛持续 30 min 至 7 h。

(3)至少具有下列 2 项头痛的特点:①压迫和(或)束紧感(非搏动性);②疼痛程度为轻、中度(可能影响活动,但不限制活动);③双侧头痛;④上下楼梯或类似的日常活动不加剧疼痛;⑤无恶心呕吐,可有畏光和畏声,但不并存。

(4)通过病史、体检及神经系统检查排除其他疾病。

2. 慢性紧张型头痛

(1)在 6 个月中,平均头痛频率每月 15 次,每年超过 180 d。

(2)至少具有下列 2 项头痛的特点:①压迫和(或)束紧感(非搏动性);②疼痛程度为轻、中度呕吐,可有畏光和畏声,但不并存(可能影响活动,但不限制活动);③双侧头痛;④上下楼梯或类似的日常活动不加剧疼痛;⑤无恶心。

(四)治疗

1. 一般治疗

尽量保持稳定的心理状态,生活要有规律,禁烟酒,积极参加有兴趣的文体活动,同时需要注意预防生活中的各种应激或诱因。

2. 物理疗法

枕颈部、额颞部肌肉按摩,超声波、冲击波、电神经刺激、热生物反馈和针灸治疗等,可达到颈肩部肌肉松弛的目的。

3. 药物治疗

(1)常用止痛药:阿司匹林、吲哚美辛、非那西丁、布洛芬、萘普生、对乙酰氨基酚等。但应避免长期应用。

(2)三环类抑郁药:阿米替林,开始 25 mg/d,睡前服,每 3~4 d 增加 25 mg,一般的治疗剂量范围为 50~250 mg/d。该药起效较慢,只有在足量用药 4 周后,才可认为该药有效或无效。

(3)抗焦虑药:地西泮、劳拉西泮等药物。

4. 局部阻滞或神经阻滞

对局部压痛点可用局麻药和泼尼松龙混合液注射,也可行枕大、枕小神经及星状神经节阻滞。

5. 痛点或环形阻滞

对于有颅骨膜肌压痛者,根据压痛的面积大小,可选用颞骨膜下痛点阻滞、环形阻滞及十字形阻滞。所谓环形阻滞,就是围绕压痛部位的边缘,每隔 2~3 cm 选一个注射点。对于面积较大者,在环形阻滞的基础上,再在压痛范围内行十字形阻滞。头痛的预后常取决于颅骨膜肌压痛的减轻或消失。本法疗效确切,但常易复发,复发后重复治疗仍可获同样效果。

三、颈源性头痛

颈源性头痛(cervicogenic headache,CEH)是指由颈椎或颈部软组织的器质性或功能性病损所引起的,以慢性、单侧头部疼痛为主要表现的综合征。疼痛性质是一种牵涉痛,可牵涉至上臂和肩部。

(一)病因

目前认为引起 CEH 的病因尚不完全清楚。现学者多认为是炎症理论和会聚理论。

(1)就解剖特点而言,CEH 多源于 $C_1 \sim C_3$ 颈神经炎性刺激和卡压。颈部肌肉、筋膜和韧带等软组织,可因多种原因产生无菌性炎症,刺激血管收缩、损害肌肉组织,导致颈椎应力失衡,小关节错位或椎体间错位,从而卡压和(或)刺激 $C_1 \sim C_3$ 颈神经引起慢性、单侧头痛为主的一组症候群。

(2)颈部的 C_1、C_2 及 C_3,神经及其分支与某些支配头面部的神经节或神经核发生关联或会聚。CEH 的发生是由于高位颈神经所经过的结构发生病损而引起高位颈神经伤害性感受信息的传入,通过高位颈神经之间及高位颈神经与三叉神经等脑神经传入纤维在中枢会聚,使伤害感受性输入产生紊乱而形成神经支配区域的牵涉痛。

(二)临床表现

患者早期症状特征为头晕、视觉障碍、耳鸣和枕部疼痛等,头痛可放射至患侧头顶、颞部和额部。头痛多表现为一侧,或者两侧交替加重。部分患者伴有颈部僵硬感。转动头部时疼痛加重,伴有眩晕、恶心和呕吐等。严重的 CEH 可导致注意力分散、情绪低落、易怒、认知能力下降和精神萎靡等。头痛可随着病程进展,发作性疼痛逐渐加重,持续期延长。

(三)颈源性头痛的诊断

诊断标准为:①单侧头痛;②头颈部活动受限制;③颈部非常规体位时疼痛加重;④负重后疼痛加重;⑤疼痛发生在同一侧肩臂部,疼痛性质是一种牵涉痛。值得特别强调的是诊断性麻醉阻滞是 CEH 诊断标准之一。

颈部和肩部肌肉功能障碍是办公室工作者 CEH 病理改变的主要因素。另有学者认为病史、临床表现和神经系统检查无明显定位体征,但颈椎的影像学发现颈椎异常,或超声血流图提示有脑血管舒缩功能障碍即为诊断本病的重要依据。功能性平片、MRI 示有助于 CEH 其诊断。很多青少年由于长时间使用电脑、长期伏案及坐姿不正等不良习惯,极易发生颈椎曲度异常,应特别重视。这些患者反复发生的头痛、头晕,应予以必要的颈椎影像学检查,以早期诊断和治疗。

（四）鉴别诊断

1. 偏头痛的鉴别

主要包括多为①单侧疼痛；②搏动性头痛；③持续性（4～72 h）疼痛；④活动（爬楼梯等）后加重；⑤可伴有恶心/呕吐或畏光/畏声；⑥可有先兆症状：同侧视觉症状（闪光、暗点、线条或目盲）或感觉症状（麻木），持续时间>5 min；⑦头痛发生在先兆期或先兆期后60 min；⑧对麦角胺和曲坦类药物可能有效；⑨妊娠可缓解。

2. 紧张性头痛的鉴别

主要包括：①双侧疼痛；②压迫感、紧缩感；③持续性（数 10 min 到数日）疼痛；④活动后不加重；⑤无恶心、呕吐；⑥压迫额肌、颞肌、咬肌、翼内外肌、胸锁乳突肌、斜方肌等处可加重疼痛。

3. 丛集性头痛的鉴别

主要包括：①多为单侧头痛；②重～极重度疼痛；③眶周、颞部疼痛多见；④发作具有时间规律性；⑤可伴有结膜充血、流泪、鼻塞、流涕、眼睑浮肿、额面部出汗、瞳孔缩小、眼睑下垂；⑥无法冷静或表现兴奋。

（五）颈源性头痛的治疗

依据 CEH 的疼痛程度，可以采用不同的治疗方法。轻度疼痛可注意休息，辅以非甾体抗炎药、扩血管药和中药等口服，并施行针灸、牵引和理疗等多种治疗方法。重度疼痛宜采取神经阻滞治疗为主的综合治疗方法。急性期可使用脱水剂、激素冲击治疗等。随着神经阻滞治疗技术的完善与成熟，这种方法已成为 CEH 的主要治疗方法，得到广泛应用，并取得了显著的治疗效果。

1. 药物治疗

CEH 者经常需要使用药物治疗。非甾体抗炎药（NSAIDs）是药物治疗中的首选药，它们在减轻炎症反应的同时可以减轻疼痛。重度 CEH 短期使用糖皮质激素可以显著减轻疼痛。抗癫痫药、抗抑郁药、中枢性肌肉松弛药等可能对 CEH 者有一定的疗效。但是目前尚无特别针对 CEH 的有效药物。

2. 神经阻滞治疗

机制：通过阻滞感觉神经和交感神经，阻断头痛的传导通路缓解头痛；阻断头痛的恶性循环，解除头颈部肌肉挛缩及血管收缩，取得止痛效果；改善血液循环；抗炎症作用。

（1）颈椎旁神经阻滞：外周神经阻滞（枕大神经、枕小神经和耳大神经是引发 CEH 的主要神经，可根据头部相应疼痛部位的神经支配区域采用枕大神经、枕小神经、耳大神经等阻滞）、C_1 与 C_2 脊神经节阻滞、C_2～C_5 上关节突注射、颈深丛神经阻滞、颈部连续硬膜外神经阻滞、选择性颈神经根阻滞、颈神经后内侧支阻滞。

（2）星状神经节阻滞：通过改善机体的内稳态，使自主神经功能、内分泌功能和免疫功能保持正常，同时腺体分泌、肌肉紧张、支气管收缩及痛觉传导受到抑制，促进局部炎性渗出物和致痛物质的吸收，从而阻断了"头痛-肌肉组织缺血-头痛"的恶性循环。另外，星状神经节阻滞能在不降低脑灌注、不改变脑的自身调节功能的前提下，降低支配区域的血管紧张度，改善其支配区域血流，从而改善头颈部的血供。

3. 射频治疗

脉冲射频（pulsed radiofrequency，PRF）是用于治疗外周神经、颈神经根等神经病理性疼痛的一种选择。该技术利用射频仪间断发出的脉冲式电流传导至针尖垂直前方的神经组织，射频电流在局部引起分子移动、摩擦等产生微热量，电极尖端温度一般不超过 42 ℃，这种能量传递不是通过蛋白凝固作用而破坏痛觉冲动传递，而是从微观上对神经的突触活性、细胞因子等产生影响，通过神经调节作用达到治疗目的。PRF 对神经不会造成病理性的损毁，不会破坏运动神经功能，可重复应用。对于难治性 CEH，PRF 是一种有效的方法，并且操作简单、安全性高，可以减少镇痛药的使用，反复发作者可以重复治疗。另外，有报道称在寰枢椎外侧采取前外侧入路脉冲射频方法，对于长期头痛者 1 年有效率可达 50%。

4. 手法治疗

手法推拿是中医常用的治疗颈椎病的方法，通过按摩使紧张的肌肉、韧带松弛，恢复颈椎的内外平衡，减轻对神经的卡压。Ylinen 等的研究发现：颈部拉伸联合肌肉耐力及力量训练明显缓解 CEH 患者症状。Borusiak 等对于可疑 CEH 的儿童和青少年采用手法治疗。研究发现，该治疗方法治疗后患者未见明显头痛缓解。目前，该治疗方法尚有争议。

5. 体外冲击波治疗

体外冲击波治疗是针对颈肩部僵硬肌肉筋膜进行放松，再配合精准拉伸，减轻肌肉筋膜对血管的压迫，特别是斜方肌部位。目前，我们在临床上取得一定疗效，但是其具体作用机制以及远期疗效还有待进一步观察。

第二节　颈部疼痛

颈椎病（cervical spondylosis）是由于颈椎间盘退变及其继发性改变、刺激或压迫相邻组织并引起各种与颈椎相关的一组临床症状群，也称颈椎综合征（cervical spine syndrome）。颈椎病是一个广泛的综合征，包括颈部疼痛（cervical pain）、髓性症状（myelopathy，如步态不稳、行走无力等）和根性症状（radiculopathy，如上肢放射痛等）等，临床症状复杂多样。目前把颈椎间盘退行性变化本身及其继发性改变所致的颈椎失去稳定状态和压迫邻近组织，所引起的一系列症状和体征称之为颈椎病。

一、病因

1. 颈椎间盘的退行性变

颈椎间盘由髓核、纤维环和上下软骨板构成，是人体退变最早的组织之一，椎间盘出现退变后，由于形态的改变而失去正常的功能，进而影响或破坏了颈椎运动节段的生物力学平衡而产生相关结构的一系列变化。

2. 韧带-椎间盘间隙的出现与血肿形成

颈椎病的早期由于椎间盘的变性不仅使失水与硬化的髓核向椎体的后方或前方位移。最后突向韧带下方,使局部压力增高的同时,引起韧带连同骨膜与椎体周边皮质与骨间的分离,而且椎间盘变性的本身尚可造成椎体间关节的运动等异常活动,从而使韧带与骨膜的撕裂加剧,加速了韧带-椎间盘间隙的构成。椎间盘后方韧带下分离后所形成的间隙因多同时伴有局部微血管的撕裂与出血而形成韧带与椎间盘间隙血肿,可进一步刺激分布于后纵初带的窦椎神经末梢而引起各种症状,同时分离了韧带下方压力,因而可出现颈部不适、酸痛、头顶部沉重感等一系列症状。

3. 椎体后缘骨赘形成

颈椎间盘变性后椎节不稳导致该椎节上下椎体出现异常活动,椎体所受压力加大,椎体发生代偿性肥大,主要表现为椎体前后缘压力集中点骨质增生。

4. 颈椎其他部位的蜕变

小关节间隙变窄导致椎间孔前后径与上下径均变窄,刺激脊神经根、软脊膜、窦椎神经产生症状,黄韧带肥厚突入椎管内造成对脊髓的压迫,钩椎关节增生可能刺激神经根和椎动脉,前纵韧带和后纵韧带肥厚等都是导致颈椎病的因素。

5. 慢性劳损

慢性劳损有别于明显的外伤,易被忽视,但其对颈椎病的发生、发展、治疗及预后等有着直接的关系,此种劳损的产生与起因大多来自以下 3 种情况。①睡眠姿势不良:人的一生有 1/4～1/3 的时间是在床上度过的,枕头过高及睡眠姿势不当可导致颈椎间盘内部受力不均,以及椎旁肌肉、韧带及关节的平衡失调,张力大的一侧易因疲劳面造成程度不同的劳损,并有椎管外的平衡失调波及椎管内组织,从而加速了颈椎退变的进程。②工作姿势不当:从事长时间低头工作的人群,在屈颈状态下椎间盘压力大大高于正常体位时。③日常生活习惯不良及不适当的体育锻炼:长期打麻将、扑克、看电视,尤其是躺在床上看书都是容易引起劳损的不良习惯,正常的体育锻炼有助于健康,但超过颈部耐量的活动或运动,如以头颈部为负重点的人体倒立或头部承重时可加重颈椎的负荷,加速颈椎退变。

6. 颈椎的先天性畸形

颈椎畸形者患颈椎病的比例约为正常人群的 1 倍以上。临床上最常见的与颈椎病相关的畸形为椎体融合,多为双椎节融合,三椎节融合者罕见。部位以 $C_2 ～ C_3$, $C_3 ～ C_4$ 融合最为常见,其次为 $C_4 ～ C_5$ 融合。这种融合会导致上下相邻椎节负荷增加,退变加速。

二、临床表现与诊断

临床上根据受累的组织结构及症状的不同,将颈椎病相对的分为几种类型,即颈型、神经根型、脊髓型、椎动脉型、交感神经型及混合型。

(一)颈型颈椎病

此类型是颈椎退变后椎节的松动、失稳引起颈椎局部肌肉的防御性痉挛,并直接刺激分布于后纵韧带和两侧根袖的窦椎神经末梢,产生颈部症状。发病时间多在晨起或长时间低头工作或学习后,常在过劳或遇到寒冷刺激时症状加重。此型较常见,症状虽然较轻,但如果处理不当,则易发展成其他类型。

1. 临床特点

(1)症状:以青壮年居多,常见症状为颈肩部疼痛,酸胀及不适感。患者常诉颈部突然疼痛不适,颈部僵硬、无力或软弱,任何姿势都不舒服。部分患者有颈部活动受限,少数患者可有一过性上肢麻木,但无肌力下降及行走障碍。

(2)体征:颈椎生理曲度减少或消失,棘突间及棘突旁可有压痛。

(3)辅助检查:X射线片示颈段脊柱曲度改变或椎间关节不稳。MRI检查除髓核可有早期变性征象外,少数病例可发现髓核后突。

2. 诊断标准

(1)颈部、肩部及枕部疼痛、头颈部活动因疼痛而受限。

(2)查体可有颈肌紧张,枕神经有压痛,横突处压痛,棘间及棘旁可有压痛。

(3)X射线片上显示颈椎曲度改变,动力摄片上可显示椎间关节不稳与松动及梯形变。MRI检查可有轻度间盘变性。

(二)神经根型颈椎病

神经根型颈椎病是较常见的一型颈椎病,其发病年龄多在30岁以后,较其他类型为早,主要是由于颈椎间盘向后外侧突出和椎体边缘、关节突关节、钩突关节后侧陷凹以及椎间孔长出的骨赘,关节突关节上下错位,使椎间孔纵向狭窄;韧带松弛,椎体滑脱,使椎间孔横向变窄,神经根袖处粘连和瘢痕挛缩等原因,引起脊神经根的刺激或压迫,所产生的一系列症状。因为其病理变化复杂,临床症状也有很大差异。若以前根受压为主,则出现肌力的改变明显,肌张力减低,更甚者肌肉萎缩。若以后根为主,则表现感觉障碍为主。在神经根型颈椎病中,男性患者占大多数,神经根以 C_6、C_7 比较容易受累,这往往是 $C_5 \sim C_6$、$C_6 \sim C_7$ 椎间盘突出所引起的。

1. 临床表现

(1)伴有明显的颈部痛、椎旁肌肉压痛及颈部强迫立正式体位,颈椎棘突或棘间直接压痛或叩痛多为阳性。

(2)根性痛:多见,其范围与受累椎节的脊神经分布区相一致,表现出各神经根受压的临床表现。

(3)肌力障碍:常以前根受压者最明显,早期肌张力增高,腱反射活跃,但很快减弱,并出现肌萎缩症,严重者反射消失。应同干性及丛性肌萎缩相区别,并应与脊髓病变所引起的肌力改变相区别,单纯根性受压不会出现病理反射,若伴有病理反射则表示脊髓本身也有损害,必要时应行肌电图检查。

(4)腱反射改变:受累神经参与的反射弧出现异常,早期表现为活跃,中后期减弱或消失,单纯根性受累不应有病理反射,如伴有病理反射,则表示脊髓同时受累。

(5)特殊试验阳性:特殊实验如下。①引颈试验:患者端坐取中立位,检查者用双手分托下颌部和枕部或医师胸部紧贴患者枕部双手托其下颌,用力向上牵引颈部。椎间孔狭窄的患者,可出现患肢麻痛减轻或耳鸣,眩晕症状减轻,则为阳性。②臂丛神经牵拉试验:患者颈部前屈,检查者一手放于头部患侧,另一手握住患肢的腕部,呈反方向牵拉,患肢出现疼痛麻木则为阳性。③叩顶试验:患者端坐,检查者以一手平置于患者头部,掌心接触头顶,另一手握拳叩击放置于头顶部的手掌,患者感到颈部不适、疼痛或上肢(一侧或两侧)窜痛、酸痛,则试验为阳性。神经根型颈椎病患者上述实验常可呈阳性。

(6)影像学检查:X 射线侧位片可见颈椎生理前凸减小、变直、成"反曲线",椎间隙变窄,病变椎节有退变,前后缘有骨赘形成。伸屈位侧位片可见有椎间不稳,在病变椎节平面常见相应的项韧带骨化。斜位片可见椎间孔狭窄。MRI 成像可显示椎间盘变性,髓核后突,大多偏向患侧,亦可见黄韧带肥厚等相应改变。CT 检查对发现韧带钙化、骨化改变较好。

2.诊断要点

(1)具有典型的根性症状,其范围与受累椎节相一致,颈肩部、颈后部酸痛,并随着神经根分布区向下放射到前臂和手指,相应皮肤区域可有痛觉过敏,抚摸有触电感,神经根支配区域可有麻木及明显感觉减退。

(2)脊神经根牵拉试验多为阳性。

(3)X 射线正位所显示钩椎关节增生,侧位片生理曲度变直或消失,椎间隙变窄,骨刺形成,斜位片示相应椎间孔狭窄,伸屈动力位片示颈椎不稳。CT 及 MRI 检查,提示神经根受压。

(三)脊髓型颈椎病

脊髓型颈椎病(cervicalspondyloticmyelopathy,CSM)是以椎间盘退变为病理基础,通过一系列病理变化,引起相邻椎节椎体后缘骨赘的形成,对脊髓及其附属结构、血管产生压迫导致不同程度的脊髓功能障碍。本病多发于 55 岁以上的中老年人,脊髓型颈椎病较颈型和神经根型少,其症状发展隐匿,易误诊为其他疾病。由于其主要损害脊髓,且病程慢性进展,遇诱因后加重,因此,脊髓型颈椎病在颈椎病的各型中最应受到重视。

1.临床特点

(1)锥体束征:为脊髓型颈椎病的主要特点,产生机制是由于锥体束(皮质脊髓束)的直接压迫或局部血供减少与中断引起。症状先从双侧或单侧下肢发沉麻木开始,随之出现行走困难,下肢肌肉发紧,抬步慢,不能快走,重者有明显步态蹒跚,双下肢协调能力差。腹壁反射及提睾反射大多减退或消失。渐而呈现为典型痉挛性瘫痪。根据症状出现的先后和严重程度分:中央型(上肢为主型)、周围型(下肢为主型)和前中央血管型(四肢型)。

(2)肢体麻木:主要由于脊髓丘脑束同时受累所致。其出现症状的部位及分布与锥体束征相吻合,部分患者可出现痛温觉和触觉的分离性感觉障碍,注意要和脊髓空洞症相鉴别。

(3)反射障碍:生理反射早期多为亢进或活跃,后期则减弱或消失,腹壁反射、提睾反射和肛门反射可减弱消失,病理反射以 Hoffmann 征及掌颏反射阳性率最高,其次是踝阵挛、髌阵挛及 Babinski 征等。

(4)自主神经症状:以胃肠、心血管及泌尿系统症状多见,但临床上症状复杂,特异性差,常常在患者治愈颈椎病后才确诊为颈椎病的症状。

(5)大小便功能障碍:多出现于病程的后期,初起时尿急,排空不良,尿频及便秘多见,继而引发潴留或大小便失禁。

(6)肌力下降:肌力下降是脊髓型颈椎病的体征之一。手内在肌和肱三头肌肌力下降是脊髓型颈病的典型早期症状和脊髓严重损伤的表现。

2.影像学改变

X射线片常见椎管狭窄、颈椎不稳、骨赘形成等。其他征象还包括韧带钙化。MRI检查直观地反映了脊髓受压的情况,可以在多种退变表现中明确主要致压物,对颈椎病的诊断、分型及确定是否手术有着重要的意义。

3.诊断要点

(1)典型髓性症状。

(2)影像学明显退变征象或椎管狭窄,脊髓受压。

(3)除外其他疾病,如肌萎缩侧索硬化、脊髓肿瘤、脊髓空洞症、脊髓结核等。

(四)椎动脉型颈椎病

椎动脉型颈椎病(cervical spondylosis vertebral artery,CSA)为颈椎病的常见类型之一,临床症状复杂,诊断亦较困难,目前尚存在争议,其主要临床表现为脊椎基底动脉供血不足症状。由于钩椎关节退行性变,刺激或压迫引起椎动脉供血不足产生眩晕,甚至猝倒。椎动脉受压后可产生循环障碍,一侧椎动脉受压尚不致出现脑动脉缺血症状,若一侧已有病变,而做向健侧转颈使健侧椎动脉也受压迫后则可出现症状。枕寰关节及寰枢关节不稳错位,常加大椎动脉第3段的扭曲,极易引起双侧椎动脉供血不足而发生眩晕或晕厥。

1.临床表现

(1)一般症状:因此型也属于颈椎病,表现出颈椎病的一些症状,如颈痛、枕后痛和颈部活动受限。如果病变波及脊髓或神经根时,则出现相应的症状。

(2)椎基底动脉供血不足相关症状:主要表现为偏头痛,以颞部跳痛和刺痛常见,一般以单侧为主。

(3)迷路症状:主要为耳鸣、听力减退及耳聋等症状,发生率为80%~90%。

(4)前庭症状:主要表现为眩晕,约占70%;颈椎的旋转动作作为诱发其发作的主要原因。

(5)精神症状:以神经衰弱为主要表现的约占40%,另外猝倒的发病率约占20%,多因椎动脉痉挛引起锥体交叉处突然缺血所致,多突然发作,并有一定规律性,即当患者在某一体位头颈转动时突然头晕、头痛,患者立即抱头,双下肢似失控状,发软无力,随即跌倒在地,发作前多无任何先兆,发作过程中因无意识障碍,跌倒后即可自行爬起。

2.影像学特点

X射线检查除可发现颈型颈椎病特征外,尚可发现钩椎关节增生、椎间孔狭小及椎骨畸形。

3.诊断标准

(1)有椎基底动脉缺血症候群和猝倒史,但要除外耳源性及眼源性眩晕。

(2)旋颈诱发试验阳性。

(3)X 射线片显示椎体间关节失稳或钩椎关节骨质增生。

(五)交感型颈椎病

由于增生性突出物在椎间孔或横突孔处,刺激或压迫交感神经,所引起的复杂的临床症状。其症状累及范围特别广泛,可包括患侧的上半部躯干、头部及上肢,即颈交感神经分布的所谓"上象限区"。

1.临床表现

(1)疼痛与感觉障碍:交感神经痛的特点主要为酸痛,压迫性或灼性钝痛,其产生的部位多较深在,界限模糊,并具有弥漫扩散倾向,但并不沿周围神经干的经路传播。此外,疼痛还常伴有肌肉痉挛、强直的反应,如产生前斜角肌综合征等。

(2)血管运动与神经营养障碍:由于交感神经长期受刺激,可引起患侧上肢的血管运动及营养障碍。如表现为肢体发凉、发绀、水肿、汗腺分泌改变,皮肤变薄,关节周围组织萎缩,纤维化乃至关节强直,骨质疏松或钙化等。故有人认为颈椎退变以致交感神经功能长期失调,对诸如肩关节周围炎、肩-手综合征及肱骨上髁炎等疾病的发生有很大的影响。

(3)心脏症状:其主要表现为心前区疼痛(所以有人称之为颈性心绞痛),常呈持续时间较长的压迫痛或钻痛,亦可呈发作性特点而往往持续 1~2 h,发作期多只有肩痛,有些亦可始于心前区。其最大特点是转动颈部,向上高举手臂或咳嗽、打喷嚏时疼痛可明显加剧。亦常伴心跳加速,个别甚至出现期前收缩。心电图检查一般正常。

2.影像学检查

X 射线检查,侧位片生理前弧消失或变直,椎间隙变窄,骨赘形成,部分患者可有明显的颈椎椎体不稳表现。MRI 检查,一般有椎间盘变性、突出,硬膜囊受压表现。CT 检查可见椎间盘变性、突出、硬膜囊受压表现。

(1)交感神经兴奋症状:头部症状,头痛或偏头痛、头沉、头昏、枕部痛或颈后痛;但头部活动时这些症状并不加重;面部症状,眼裂增大、视物模糊、瞳孔散大、眼窝胀痛、眼目干涩、眼冒金星等症状;心脏病症状,心跳加快、心律失常、心前区疼痛和血压升高;周围血管症状,因为血管痉挛,肢体发凉怕冷,局部温度偏低,或肢体遇冷时有刺痒感,或出现红肿、疼痛加重现象;出汗障碍,表现为多汗。这种现象可局限于一个肢体、头部、颈部、双手、双足、四肢远端或半侧身体。

(2)交感神经抑制症状:头昏眼花、眼睑下垂、流泪鼻塞、心动过缓,以及血压偏低、胃肠蠕动增加等。

(3)X 射线检查:侧位片示生理曲度变直或消失,椎间隙变窄,部分患者有骨赘形成,部分患者可有明显的颈椎椎体不稳表现。MRI、CT 检查一般有椎间盘变性、突出,或硬膜囊受压表现。

(六)混合型颈椎病患

同时存在两型或两型以上的症状体征,此型症状复杂,诊断及鉴别诊断也较困难。

颈椎间盘及邻近组织退行性改变,压迫或刺激周围的脊髓、脊神经根、椎动脉和交感神经而起相应的临床症状,它可以是单一因素引起的 2 种或 2 种以上的组织受累,也可以是多因素引起 2 种或 2 种以上的组织同时受累。最常见的是颈型+神经根型。

1. 临床表现

同时并发 2 种或 2 种以上类型症状和体征,年轻者主要因颈椎椎节不稳引起颈椎局部遭受刺激与压力的同时,相邻的钩椎关节亦出现不稳,使脊神经根和椎动脉遭受激惹而同时出现 2 种或 2 种以上的症状,老年人则主要由于椎节局部骨质广泛增生,以致使多处组织受侵犯所致。X 射线片可出现如椎间隙狭窄、椎体小关节骨质增生或椎体不稳等表现。CT 及 MRI 表现可能出现椎间盘变性、膨隆、突出、黄韧带增厚、脊神经根受压。

2. 诊断

原发各型之间组合不同,症状与体征有明显的差异,此型症状复杂,诊断也较困难。需全面考虑,从病理上搞清楚前后顺序,主次之分,这样可减轻治疗上的复杂性,按轻重缓急依次处理。

三、治疗

各种类型颈椎病首先均以非手术治疗为主,但经正规系统的非手术治疗无效者应考虑微创手术或手术治疗

1. 非手术治疗

非手术治疗是对颈椎病行之有效的治疗方法,可使大多数患者病情减轻或明显好转,特别是疾病早期阶段患者甚至可以治愈。

(1)药物治疗:应用非甾体抗炎止痛药物、活血止痛药物及消除神经根水肿的药物有一定的疗效。急性期可辅用小剂量类固醇皮质激素以增强抗炎、消肿及止痛作用。有些患者可辅助应用肌肉松弛剂。对长期疼痛患者,可辅助应用抗抑郁药物如阿米替林和多虑平等。

(2)颈部固定:为限制颈部过度伸屈或旋转等活动,宜在白天围戴特制的脖领,夜间睡眠时枕中式圆枕。

(3)颈椎牵引治疗:引颈试验阳性的颈椎病患者均可采用颈椎牵引治疗。

(4)物理治疗:主要增强局部的血液循环,缓解肌肉痉挛,消除局部疼痛和不适。常用的方法有红外偏振光、电疗、光疗、超声波疗法、石蜡疗法、温热疗法、中药电熨疗法。因其无创舒适,患者易于接受,临床应用广泛。

(5)推拿按摩:对于劳损性及退变性慢性疾病和颈椎病治疗后残留肩颈部纤维组织炎或肌肉痉挛者。可用按摩疗法,主要缓解肌肉痉挛,改善局部血供。脊神经受损及脊髓受压者禁用,老年及骨质疏松者应慎用。推拿部位大多以椎旁压痛点或风池穴处为主,或选择其他压痛明显的部位,操作次数 3～5 次为准。

(6)中药熏蒸疗法及中药膏贴:多采用活血化瘀药物加水煮沸后产生蒸汽(40～50 ℃)熏蒸患部,也可将药物碾成粉末,采用自动控温加热器加热来产生蒸汽,以提高药物疗效和安全性,30～60 min/次,1 次/d,注意防止烫伤。熏蒸后可使用中药止痛膏贴,

增加疗效。如果无时间熏蒸,也可直接使用中药膏贴。

（7）针灸:一般选取主穴为风池、后溪,配穴可选用肩中俞、外关、天柱、悬钟、阿是穴等,临床上多以主穴为主。

（8）痛点注射及神经阻滞治疗:对于颈型颈椎病及其他类型颈椎病颈肩部压痛明显者,可行痛点、椎旁小关节、横突注射治疗。可阻断疼痛恶性循环,解除肌肉痉挛,促进无菌性炎症的吸收,治疗效果满意。神经根压迫症状明显者,颈部硬膜外阻滞治疗效果好,但操作要求较高,有一定的风险。住院患者可采用硬膜外置管治疗,安全性及疗效优于门诊反复单次穿刺给药者。对于椎动脉型及交感型颈椎病,星状神经节阻滞可消除交感神经的过度紧张,使颈总动脉及椎动脉的血流速度和血流量增加,改善头颈及上肢的血流供应,使症状得到改善,因而具有显著的疗效。

2. 微创手术治疗

颈椎病经非手术治疗无效,且颈椎间盘突出是引起症状的主要因素者,可行颈部椎间盘微创手术治疗,若适应证选择合适,疗效显著,这一点已在临床上得到初步证实。①经皮穿刺颈椎间盘切除术。②经皮激光椎间盘减压术。③胶原酶溶盘术。④臭氧（O_3）颈椎间盘内注射。

3. 手术治疗

适用于脊髓压迫症状进行性加重者;重型神经根型或椎动脉型颈椎病,传统的非手术治疗或微创手术无效,并严重影响日常生活和工作者。

四、预防

注意保护和合理使用颈椎,是延缓颈椎退变、预防颈椎病最好的方法。①纠正不良睡眠姿势。②纠正与改变工作中的不良体位。③减少看手机时间。④多做运动,如打羽毛球等。

第三节　肩关节周围疼痛

一、肩关节周围炎

肩关节周围炎简称肩周炎,也称冻结肩、五十肩,是临床最常见的肩部疼痛症之一。肩周炎不是独立的疾病,而是由肩关节周围肌肉、肌腱、滑囊和关节囊等软组织的慢性炎症、粘连引起的以肩关节周围疼痛、活动障碍为主要症状的一组症候群。

（一）病因与病理

肩关节周围炎的病因目前尚不十分清楚,可能与肩关节退行性变、肩部的慢性劳损、急性外伤、受凉、感染及活动少等因素有关。

肩关节是人体活动最多的关节,但肱骨头较关节盂大3倍,且关节韧带相对薄弱,稳定性很小,所以稳定肩关节的周围软组织易受损害。肩关节的关节囊薄而松弛,虽然这能够增加关节的灵活性,但易受损伤而发炎。肩关节的外侧为肩峰,前方是喙突,喙肩韧带和喙肱韧带形如顶盖罩在关节之上,也易受磨损而发炎,加之退行性变,导致顶盖变薄、钙化、断裂。在肩峰和三角肌下面的滑液囊有助于肱骨头在肩峰下滑动,使肩关节可以外展至水平面以上。

肩关节周围炎的病理过程可分为凝结期、冻结期和解冻期。凝结期主要表现为肩关节囊下皱褶相互粘连、消失,肱二头肌长头腱与腱鞘间有轻度粘连。病情逐渐加重,出现关节囊严重挛缩、关节周围软组织受累、滑囊充血、水肿、增厚、组织弹性降低,即进入冻结期。此期喙肱韧带、冈上肌、冈下肌、肩胛下肌发生挛缩,同时伴发肱二头肌长头腱鞘炎,使肩关节活动明显受限。一般冻结期经 6 ~ 12 个月后局部炎症可逐渐减轻、消退、疼痛消失,肩关节活动恢复,称为解冻期。

(二)临床表现与诊断

肩关节周围炎起病缓慢,逐渐出现肩关节疼痛及肩关节活动受限,多无明显的外伤史、受凉史。该病多发于 40 ~ 70 岁左右,50 岁高发,女性多于男性,约 3:1,左侧少于右侧,也有少数患者双侧同时发生,但在同一侧关节很少重复两次发病。主要症状和体征如下。

1. 疼痛

疼痛主要位于肩关节前外侧,初为轻度疼痛,逐渐加重。疼痛的性质为钝痛,部位深,按压时反而减轻。有时可向肘、手、肩胛部放射,夜间疼痛加重,或夜不能眠。患者为减轻疼痛往往不能卧向患侧。平时患者多呈自卫姿势,将患侧上肢紧靠于体侧,并用健肢托扶以保护患肢。

2. 活动受限

肩关节活动逐渐受限,外展、上举、外旋、内旋受限,严重者不能完成提裤、扎腰带、梳头、摸背、穿衣、脱衣等动作,影响日常生活和劳动。

3. 压痛

肩关节周围有数个压痛点,主要是肌腱与骨组织的附着点及滑囊、肌腱等处,如喙突、肩峰、三角肌止点、肩峰下、结节间沟、四边孔、肱二头肌长头腱部、冈下肌群及其联合腱等。于冈下窝、肩胛骨外缘、冈上窝处可触及硬性条索,并有明显压痛,冈下窝压痛可放射到上臂内侧及前臂背侧。

4. 肌肉萎缩

病程持续较久者可因神经营养障碍及失用导致肌肉萎缩,尤以三角肌最明显。

5. 肌肉抗阻试验

主要发生病变的肌肉,不仅在其起止点、肌腹及腹腱衔接处有明显压痛,且抗阻试验阳性。即让患者完成该肌应该完成的动作时,给予一定的阻力,则疼痛加重。如检查三角肌时,让患者肩外展,并给予阻力,则疼痛加重,压痛点更明显。

6. 影像检查

X 射线肩部正侧位片仅部分患者可显示肌腱钙化影像,骨质稀疏或肱骨头上移及增生等。B 超可探出肩部肿块。X 射线颈椎正、侧、斜位片,可排除颈椎病变,有时须行颈椎

CT 或 MRI 检查。除 X 射线摄片外,还可以通过生化检查与关节结核、肿瘤、风湿性关节炎、痛风等鉴别。

(三)鉴别诊断

1. 肩峰下撞击综合征

肩峰下撞击综合征患者常有肩前方慢性钝痛,在上举或外展活动时症状加重,患臂出现上举 60°~120°疼痛弧,且因疼痛或肌腱断裂导致肌力减弱。常用的检查方法为撞击试验:检查者用手向下压迫患者患侧肩胛骨,并使其患臂上举,如因肱骨大结节与肩峰撞击而出现疼痛,即为试验结果阳性。X 射线检查可见肱骨大结节骨赘形成、钩状肩峰、肩峰下面致密变或有骨赘形成、肩锁关节退变、肩峰—肱骨头间距缩小等现象。

2. 钙化性冈上肌腱炎

钙化性冈上肌腱炎是由于患者反复进行上肢外展上举活动而使冈上肌腱反复受撞击损伤、加之随年龄增大发生的冈上肌退行性改变并伴钙盐沉积所形成的一种钙化性慢性炎症性疾病。该病早期疼痛不明显,X 射线片上可见冈上肌腱上有高密度影,后期因钙化逐渐被吸收变稀和突破肌腱组织而累及滑囊内神经末梢,可出现剧烈疼痛,这是钙化性冈上肌腱炎开始被吸收的表现之一。

3. 粘连性肩关节囊炎

粘连性肩关节囊炎患者常有肩关节活动受限症状,且主、被动活动度均明显减小,尤以外旋外展和内旋后伸时最为明显。粘连性肩关节囊炎常可在 1 年内自愈,但患者的肩关节活动度多不能恢复到最佳,MRI 检查可见关节囊增厚。

4. 肩峰下滑囊炎

肩部疼痛、活动受限和局限性压痛是肩峰下滑囊炎患者的主要症状,其中疼痛会逐渐加重,尤其是在外展和外旋时(会挤压滑囊)。疼痛一般位于肩部深处,涉及三角肌的止点等部位,亦可向肩胛部、颈部和手部等处放射。X 射线片上可发现冈上肌上的钙盐沉着,肩关节 MRI 检查可见三角肌下方的积液较多。

5. 肩袖损伤

肩袖损伤患者的大结节与肩峰间压痛明显,肩袖裂口经过肩峰下时还可出现弹响。肩袖部分撕裂,特别是冈上肌腱撕裂患者在肩关节外展时会出现 60°~120°疼痛弧;完全撕裂者,肩关节外展明显受限。肩袖损伤患者也常伴有肌肉萎缩和关节活动异常。疼痛弧、冈上肌试验、上臂下垂试验、肩峰撞击试验和撞击注射试验等可帮助明确诊断。

6. 肱二头肌长头腱炎

肱二头肌长头腱炎患者的肩关节前部疼痛可向上臂前外侧放射,并在肩部活动后加重,而休息后好转。在肱二头肌长头腱炎早期时,患者的肩关节活动尚不会明显受限,但外展、后伸和旋转时疼痛。症状逐渐加重后,患者的肩关节活动受限,肱骨结节间沟处压痛明显,体检中可见肱二头肌抗阻试验结果(Yergason 征)为阳性,即在抗阻力情况下,屈肘和前臂旋后时,肱二头肌长头肌腱周围出现剧烈疼痛。

(四)治疗

肩周炎有自愈倾向,但病程较长,痛苦大。治疗目的在于镇痛、解除肌肉痉挛和恢复关节功能。治疗时应尽可能寻找病因。

1. 一般治疗

通过局部保温、按摩、热敷、理疗等可减轻患者肩部疼痛。也可口服消炎镇痛药及活血化瘀中草药。适用于轻型及病程早期病例。

2. 药物治疗

用镇痛、镇静类药物常可以减轻疼痛,如布洛芬、双氯芬酸、美洛昔康或地西泮、艾司唑仑等。也可应用舒筋、散寒、活血类中药,如风湿液、活络丹等。

3. 神经阻滞疗法

肩关节主要由腋神经和肩胛上神经支配,司肩胛肌群的运动。且肩关节周围自主神经纤维分布密集,常因疼痛刺激引起反射性的局部血液循环障碍,从而形成疼痛的恶性循环。神经阻滞疗法通过阻滞相关支配神经,达到阻断恶性循环,改善局部血运,松弛肌肉痉挛、消除局部炎症,促进局部组织新陈代谢和利于关节功能恢复的作用。

(1)腋神经阻滞:一般在四边孔处进针。当针尖触肱骨外科颈后内侧受阻,退针少许,回吸无血可注射局麻药加地塞米松、维生素 B_{12} 50 μg,每周 1 ~ 2 次,5 次为 1 个疗程。

(2)肩胛上神经阻滞:肩胛上神经阻滞是治疗肩关节周围炎常用的神经阻方法,适用于肩部痛广泛、肩胛上神经走行部位有压痛者。注射时,针尖应刺入肩胛切迹内。此切迹位于肩脚骨中点外上方 2.0 cm 处,进入皮肤后,寻找切迹,找到切迹使针尖向深刺入 0.3 ~ 0.4 cm,回吸无血即可注入消炎镇痛液。有效者在注药数分钟后,肩部、上肢出现温暖感,僵硬、疼痛消失,肩关节活动范围增大。每周治疗 2 ~ 3 次,5 次为 1 个疗程。连续治疗 4 ~ 5 个疗程。

(3)局部痛点阻滞:准确的痛点定位和穿刺是决定治疗效果优劣的重要环节。治疗前要在肩关节周围寻找局限的压痛点,多见于肱骨大结节、小结节、肱二头肌沟、喙突、三角肌附着点、肩锁关节、肩峰下或四边孔等处。穿刺中有明显异感时每点注入局麻药加地塞米松 2 ~ 3 mL,1 ~ 3 次为 1 个疗程。

(4)星状神经节阻滞:适用于病情顽固或因外伤引起的单侧肩关节周围炎患者,或者是疼痛合并失眠的患者。早期行星状神经节阻滞可以起到预防反射性交感神经营养不良的作用。同时也可促进颈、肩、上肢的血液循环,改善局部营养状况,消除肩关节周围炎症,并改善睡眠。

4. 麻醉下手法松解

适用于发展成冻结肩,功能严重受限者,可采用肌间沟臂丛或肩胛上神经阻滞,待阻滞完善后,采用手法将肩关节周围的软组织粘连松解。

5. 针刺结合推拿

针刺是中医的常用方法之一,能够疏通经络,改善局部血液循环而加速对炎症因子的吸收,从而达到缓解疼痛的治疗目的;推拿主要通过对病变部位的直接刺激,运用一指禅、滚、按、揉等手法松解挛缩和痉挛的软组织,起到除去病根的作用。目前临床医师更倾向于两者结合治疗肩周炎,单独针刺或推拿效果不甚理想。

6. 功能锻炼

适用于慢性期患者。目前较好的功能锻炼的方法有肩关节"划圈"锻炼。方法:患者略弯腰,在患侧腕部绑一重 2～3 kg 的重物,放松肩部和上臂,以肩关节为中轴做划圈动作。每日做 2～3 次,根据患者不同情况对锻炼时间进行调整。

7. 物理治疗

物理治疗有助于缓解肌肉痉挛,并有一定的镇痛作用。常用的方法有冲击波、TENS、SSP 和 HANS 疗法、激光、偏振光等治疗方法。

8. 小针刀疗法

具有松解粘连、缓解肌肉痉挛和强直等作用。主要适用于病灶局限、压痛明显的滑囊、腱鞘及肌筋膜粘连等。

9. 手术治疗

对于经长期保守治疗无效者,可考虑进行手术治疗。

二、肩袖损伤

肩袖由肩胛下肌、冈上肌、冈下肌、小圆肌的肌腱组成,形成"袖口"包裹于肩关节前方、上方,以及后方。这四条肌肉的肌腱围绕着肩关节,形成像"套袖"一样的结构,被形象地称为肩袖。当这些肌腱软组织受损时,即为肩袖损伤。

(一)病因

1. 间接暴力

如摔倒时用手撑地、手臂外侧抵挡撞击时可出现肩袖损伤。

2. 退行性变

随着年龄的增长,老年人的肩袖组织可发生退行性变,提拉重物、过度活动,甚至轻微受力都可导致肩袖损伤。

3. 慢性劳损

类似搬运工工作的重体力劳动者、专业运动员由于长期过度用肩,反复的撞击、磨损,造成了慢性的肩袖损伤。

(二)临床表现及诊断

1. 疼痛

疼痛是肩袖断裂的早期主要症状。在外伤或无明显原因下出现疼痛,初期呈间歇性,以夜间为甚,不能卧向患侧。疼痛分布于肩前方及三角肌区域。有趣的是几乎所有单侧肩袖断裂均有疼痛,说明疼痛与肩袖断裂高度相关。

2. 功能障碍

患肢不能外展、上举或外展、上举无力,严重者有肩部不稳感。

3. 肌肉萎缩

病史长者可出现冈上肌、冈下肌和三角肌萎缩,以冈上肌明显。肩前方与大结节之间的间隙压痛。活动时可闻及摩擦音或触及摩擦感。

4. 疼痛弧和垂臂试验阳性

患肢外展上举60°～120°范围时由于肩袖受到的应力最大而出现肩前方疼痛,为疼痛弧综合征阳性。有的患者因不能主动上举或上举后因疼痛或无力,不能持住患肢而出现垂臂试验阳性。

5. 撞击试验和撞击注射试验

肱骨大结节与肩峰撞击出现疼痛为撞击试验阳性。撞击注射试验使肩部疼痛暂时性完全消失,则撞击征可以确立。如注射后疼痛仅有部分缓解,仍存在肩关节功能障碍,则冻结肩的可能性大。

6. 上臂外展韵律紊乱

因冈上肌断裂失去作用,往往借助健侧上肢的帮助或向前弯腰,使患肢下垂外展至90°,或先耸肩,旋转肩胛骨,然后扭身,使上臂外展达90°后才能上举。这种扭转和旋转上臂的动作,称上臂外展韵律紊乱,是冈上肌断裂的特有体征。

7. 辅助检查

(1)X 射线片:常规投照肩关节正位、内旋、外旋及轴位片。常规 X 射线片显示肩袖损伤者肱骨头上移和肱骨大结节畸形,其阳性率为 78%,特异性为 98%。X 射线片对肩袖撕裂无直接诊断价值,只有助于排除其他病变作为鉴别诊断的依据。

(2)肩关节造影:多数学者认为肩关节造影是诊断肩袖损伤的经典方法,包括单对比剂和双重对比剂造影。对全厚肩袖撕裂,肩袖关节面部分撕裂,肩袖间隙分裂和冻结肩均有较高的诊断价值。准确率可达 90%~100%。能提供肩袖的厚度、撕裂的大小、位置和残端退变情况,可了解关节软骨退变情况。对肩袖完全撕裂的诊断敏感性和特异性均非常高。

(3)超声诊断:超声诊断肩袖撕裂的优点是无创性,可动态观察,可重复性,诊断全层撕裂准确率高,能发现冈上肌以外的其他肩袖撕裂;操作方便,省时,费用低;能同时对肱二头肌长头疾患作出诊断;对肩袖撕裂术后随访有独特的价值。缺点是诊断标准不易掌握,诊断的准确率与个人的操作技术和经验有很大的相关性。

(4)关节镜检查:从 20 世纪 70 年代开始应用于肩关节,是一种直观的诊断方法,主要用于一些其他方法不能确诊的病例。但由于关节镜技术为创伤性诊断方法,多在决定手术的病例中,在肩关节镜下手术时作出诊断。而对能用其他方法确认的病例,单纯再用肩关节镜确认是不可取的。

(5)MRI 检查:是目前临床上常用的诊断肩袖损伤的方法。其完全无创、软组织分辨力高,而且能多平面成像,可更为直观地观察肩袖肌腱及其伤情,故其应用前景明显好于侵入性检查。常规 MRI 诊断肩袖撕裂的准确性和超声检查两者对肩袖损伤的敏感性和特异性无明显差别。MRI 在判别肩袖撕裂的损伤程度上可以起到重要作用,并强调肩关节造影与 MRI 检查应同时进行。

(三)诊断

主要依靠病史、正规的体检、X 射线、超声或磁共振、关节造影等,关节镜检查可以作为确诊的依据。目前,临床术前诊断准确率已经达到 90%~95%。不同的损伤类型有不同的治疗方法和预后。

（四）鉴别诊断

1. 肩周炎

一般 50 岁左右,肩关节被动活动差,肩周压痛点广泛,X 射线片示肩关节间隙窄,骨质疏松,而肩袖损伤一般被动活动可,压痛点仅限于冈上肌及冈下肌止点。

2. 颈椎病

压痛一般从颈部到胸部,呈放射状,颈部影像检查有异常,而肩袖损伤压痛在冈上肌止点,疼痛仅限三角肌附近,胸部影像检查有异常。

3. 四边孔综合征

压痛主要在四边孔,肌肉萎缩只有三角肌,其他肌肉不受累,胸外侧皮肤感觉障碍,而肩袖损伤压痛点在大结节,肌肉萎缩主要是冈上肌和冈下肌。

4. 肱二头肌长头腱炎

压痛点主要在二头肌间沟,虽也会出现疼痛弧,但是不典型,主要是上肢后背时疼痛较甚,二头肌间沟封闭可立即见效,而肩袖损伤压痛点在大结节,有典型疼痛,疼痛多在上举外旋时,大结节部位封闭可立即使疼痛减轻。MRI 可帮助鉴别诊断。

（五）治疗

1. 非手术治疗

非巨大撕裂,特别是伤后少于 3 个月者,多数学者偏向于非手术治疗。常见的方法有:休息制动、中药或非甾体抗炎药口服、外用药物、封闭、牵引、物理治疗等。对非手术治疗的适应证及治疗持续时间,目前尚无统一的意见,多数学者认为对病程较短(3 个月内)撕裂较小,Neer 分期属 I 期。患者年龄较大对肩部功能要求不高者适宜非手术治疗。对非手术治疗的已知肩袖撕裂的患者,Ken 建议每年随访,以免延误手术治疗时机,反之则可行较长时间保守治疗。

2. 手术治疗

经统计学处理,发现有肩袖撕裂>1 cm;治疗前症状持续>1 年;有显著功能减退以上三种因素,认为对上述情况的患者应缩短非手术治疗时间,及时进行手术治疗。

第四节　腰腿痛

一、急性腰扭伤

发生在腰骶部或骶髂部的肌肉、筋膜、韧带、关节囊或滑膜等软组织的急性损伤。分闪腰、扭腰、挫腰三类。

通常与以下情况相关:毫无准备下突然发生的动作造成的腰部损伤;搬抬或挪动重物时牵拉软组织造成的腰部损伤;或者腰部直接受到外界打击、碰撞等造成的损伤。这些损伤直接导致腰部肌肉、韧带及筋膜等组织出现急性扭挫伤或撕裂伤,甚至还伴有腰骶关节、骶髂关节或椎间小关节的松动、移位等。损伤部位出现出血、水肿及炎性渗出等损伤性、无菌性炎症反应。由于炎症刺激脊神经后支,引起小部分患者出现反射性下肢疼痛。

（一）临床表现

患者伴有明显腰部扭伤或挫伤等外伤史,伤后立即出现腰骶部或骶髂部剧烈疼痛,部分患者次日晨起才出现腰部疼痛难忍。常表现为腰部或骶髂部疼痛难忍,不能直立,腰部活动困难。咳嗽或喘息等动作均可加重疼痛。更有甚者出现强迫体位,疼痛可牵扯至臀部,向下肢放射。查体常伴有明显的浅表部位压痛点,典型的压痛点在腰骶部中线处、骶棘肌、L_5 横突与骶髂骨之间。也有痛点模糊不清者。

（二）影像学检查

X 射线片上常无明显异常改变,有时可显示腰椎生理前凸消失和脊柱侧弯,可排除骨折、脱位及其他一些骨病。

（三）治疗

急性腰扭伤一般经卧床休息、推拿手法、阻滞、理疗、药物等非手术方法治疗均能获得满意效果。

1. 卧床休息

一方面可以解除腰肌痉挛,减少腰部活动和减轻疼痛,另一方面可以促进损伤组织的修复和愈合。急性腰肌或筋膜扭伤,卧床至少在 1 周以上;急性韧带或关节扭伤应在 3 周以上。休息的同时也应配合其他治疗,如口服抗炎镇痛药物,恢复期则配合按摩、理疗、腰背肌功能锻炼。

2. 局部阻滞

局麻药如利多卡因等注射局部,隔日 1 次,1 个疗程 3~4 次。

3. 单次硬膜外神经阻滞

取压痛点所在的椎间隙穿刺,穿刺成功后,硬膜外注入局麻药,每 3 d 1 次,1 个疗程 3~4 次,治疗期间患者需离院观察。

4. 手法治疗

（1）急性腰肌、韧带和骶髂关节损伤,可用推、摩、搓手法。

（2）腰椎小关节滑膜嵌顿可用斜扳法,之后再行局部按摩。

5. 物理疗法

急性期可用电兴奋缓解肌肉痉挛;恢复期用中药离子导入疗法。此外超声波、冲击波、按摩和红外线照射等均可。

6. 中医疗法

外用止痛中药膏贴,口服云南白药、三七片、复方丹参片、活络丹及红花等;亦可选用药物外敷,包括各种跌打损伤膏药及药酒等。针灸主要针对阿是穴,此外,尚可选肾俞、殷门、承山、足三里及合谷等穴位。

二、慢性腰部肌筋膜炎

腰背肌纤维、筋膜等软组织的病变,是引起慢性腰背部疼痛的常见原因之一,分为原发性和继发性两种。原发性常见于风、寒、湿和病灶感染后;继发性多与劳损、退行性病变相关。又称为功能性腰痛、腰肌劳损及肌筋膜疼痛综合征等。

(一)病因与病理

常见于外伤后延误治疗、慢性损伤退变、炎性致病疾病和恶劣环境等。外伤后未得到有效治疗,损伤的软组织没有充分修复,局部无菌性炎症持续存在,致痛物质持续刺激末梢神经所致疼痛;亦或是肌肉筋膜长期磨损产生退变和炎症反应。风湿性免疫病、糖尿病也会导致局部无菌性炎症,加重疾病进展。

肌肉筋膜处发生水肿、渗出等无菌性炎症,久之产生粘连、纤维性变等,再遭受风寒湿邪侵袭会使局部炎症加重。

(二)临床表现

缓慢发病,腰背部酸痛或胀痛,活动后加重,休息减轻。疼痛与天气有相关性,阴雨天或潮湿环境可加重病情。查体回示:骶髂后部、骶骨后面肌止处、腰椎横突部可有压痛。病程较久者患处可触及肌筋膜结节或条索。影像学检查常无特殊改变,少数患者在腰骶椎有先天性变异或骨质轻度增生。

(三)治疗

1. 休息

停止加重疼痛的各种运动,少坐,可平卧硬板床休息。

2. 物理治疗

采用电疗如离子导入、低频脉冲、中频、高频治疗仪等;光疗,包括红外偏振光及半导体激光等;此外还有磁疗、冲击波治疗等。

3. 中医治疗

取三焦俞、肾俞、气海俞、小肠俞、膀胱俞、承扶、殷门、委阳、合阳、飞扬等穴位行针灸治疗。每日 1 次,15 d 为 1 个疗程。

4. 局部阻滞

局麻药加长效糖皮质激素在局部压痛点处阻滞,或在其周围行扇形阻滞,一周 1 次,2~3 次为 1 个疗程。

5. 单次硬膜外神经阻滞

压痛点相应椎间隙做硬膜外穿刺,5~7 d 1 次,3 次为 1 个疗程。患者需留院观察。

6. 臭氧治疗

局部压痛点可做低浓度、小剂量臭氧注射。

7. 针刀治疗

用针刀将挛缩、增厚的筋膜松开,解除对神经血管的卡压。

8．射频治疗

利用脉冲射频局部温热效应,针尖热凝肌筋膜瘢痕及其与骨面的粘连点,达到松解肌筋膜挛缩的目的。射频热凝可代替或超越传统温针的功能,达到抗炎镇痛、活血化瘀、通经络,改善循环的功能。

三、第 3 腰椎横突综合征

第 3 腰椎(L$_3$)横突综合征是一种常见的腰痛或腰臀痛疾病,一般与慢性劳损相关,主要表现为 L$_3$ 横突处压痛,又称为第 3 腰椎横突周围炎。发病以青壮年较多,常为体力劳动者。

(一)解剖

正常腰椎呈生理性前凸,L$_3$ 位于前凸的顶部,腰椎在传导重力时,常以 L$_3$ 为其活动中心,是腰椎前屈、后伸、左右旋转活动的枢纽,因此,L$_3$ 两侧横突所受的牵拉应力最大。在生长发育过程中,受拉应力最大的横突其生长速度也最快。

(二)病因和病理

本病多发患者为瘦高体型,大多因其腰肌不发达。主要外因为慢性劳损,主要内因为 L$_3$ 横突特殊的解剖位置。由于 L$_3$ 横突最长,又处于腰部的活动中心,作为杠杆所受的作用最大,横突尖部附着的肌肉、韧带、腱膜等所受到的拉力、摩擦力也最大。加之腰部活动频繁,人体扛提重物等用力时,腹肌紧张,腹压增高,以及久坐、久站、长时间不良弯腰姿势等都可使 L$_3$ 横突尖部承受的作用力进一步加大,超出了承受的能力,即可导致横突尖部附着的软组织轻微的撕裂损伤,使局部产生炎性肿胀、充血、液体渗出等病理变化。这些改变可导致周围肌肉紧张、肌痉挛等保护性反应。日久反复小的损伤和人体不断的修复可使横突尖部结缔组织纤维化、粘连及挛缩变性,筋膜增厚,并使软组织的胶原纤维化及钙盐沉着,进而形成钙化或骨化。

一次性的暴力扭伤可使横突尖部的软组织骤然被撕裂,局部形成血肿、炎症,处理不当,日久之后机化粘连形成瘢痕。

炎性反应和瘢痕组织可刺激或压迫穿过周围软组织的神经和血管,特别是臀上皮组织、股外侧皮神经而引起一系列的临床症状。

一侧的 L$_3$ 横突损伤可使同侧肌紧张或痉挛,日久继发对侧腰肌紧张,导致对侧 L$_3$ 横突牵拉受累而损伤。故临床上常见双侧均有症状的患者。

(三)临床表现

1．症状

常表现为腰痛或腰臀部疼痛,常为单侧或双侧。严重者可放射至大腿后侧之膝关节以上。极少数患者疼痛放射至小腿外侧,甚至累及内收肌和下腹部。但是咳嗽、打喷嚏等增加腹压的动作不会加重疼痛,也不会引起下肢窜痛,不伴有间歇性跛行。

2．体征

表现为 L$_3$ 横突尖端压痛明显,部分可触及硬性痛性结节。部分患者可出现髂嵴下缘臀中肌、臀小肌起点处的明显压痛。有些临床患者出现股内收肌紧张,肌肉起点处压痛明显,股内收肌受 $L_2 \sim L_4$ 脊神经发出的闭孔神经支配,当 $L_1 \sim L_3$ 脊神经后支遭受外界刺激时,反射性地引起股内侧肌痉挛,因内收肌的痉挛致使该侧下肢“4”字试验不能配合完成。

（四）诊断

（1）伴有劳损史或外伤史,从事体力劳动的青壮年,男性多见。长期坐位或弯腰工作的人也常见。受凉风寒可诱发或加重症状。

（2）腰痛或向臀部放散,腰部活动不受限。早期可见患侧腰部及臀部肌肉痉挛,表现为局部隆起紧张,晚期可见病侧肌肉萎缩,查体时要双侧对比。

（3）本病重要特征表现为 L_3 横突尖端有明显的局限性压痛,位置固定,面积在 2 cm以内。部分可触及较长的横突,有时可触及纤维性的软骨组织硬结。

（4）X 射线检查可见 L_3 横突过长或左右不对称,无骨质变化。有时可见腰椎生理前曲变浅等。

（五）治疗

治疗原则:通常可采用按摩、理疗、痛点阻滞、针刀松解等非手术疗法缓解或消除症状,少数症状得不到缓解或频繁发作者可采取手术治疗。

（1）阻滞治疗:①痛点阻滞,查体定位 L_3 横突位置,在其上、下缘和尖端位置注入局麻药物和甲钴胺等,通常一次阻滞后症状可明显缓解或消失,疼痛仍存在者可在 1 周后再次阻滞,2 ~ 3 次为 1 个疗程。②神经阻滞,解剖定位至平 $L_2 \sim L_4$ 棘突向外 2.5 cm 处,阻滞 $L_1 \sim L_3$ 脊神经后支的内侧支;平齐 $L_2 \sim L_5$ 棘突向外 3.5 ~ 4.0 cm 处,阻滞 $L_1 \sim L_4$ 后支的外侧支。以上刺入深度均为经皮垂直刺入 3 ~ 5 cm。1 周 1 次,2 ~ 3 次为 1 个疗程。

（2）物理治疗:冲击波治疗可使局部血液循环改善,消除无菌性炎症。

（3）臭氧治疗:局部压痛点可注射臭氧 30 μg/mL,每点注射 5 mL。

（4）射频治疗:少数较重患者可行射频治疗,射频针尖寻找到 L_3 横突根部,对尖部周围的瘢痕挛缩软组织进行低温热凝治疗,以解除其对神经的压迫,改善周围组织的血液供应。

四、腰椎间盘突出症

腰椎间盘突出症指腰椎间盘发生退行性变后,在外力作用下,纤维环部分或全部破裂,单独或连同髓核、软骨终板向外突出,刺激或压迫窦椎神经、神经根或脊髓引起的腰腿疼痛麻木为主要症状的一种病变,是引起腰腿痛最常见的原因。

（一）病因和病理

腰椎间盘承受人体躯干和上肢的重量,相较于其他部位更易发生组织损伤和劳损,与此同时椎间盘内仅少量血液供应,营养有限容易发生退变。椎间盘突出常见原因是退行性变性的椎间盘突然遭受椎间压力增加,从而使已变性和薄化的纤维环破裂,髓核部分突出或脱出。腹压增加如咳嗽、屏气或用力大便,腰部姿势不良或腰部负荷突然增高等均可引起髓核突出或脱出。部分患者可能因腰部外伤导致。

（二）发病机制

椎间盘退行性改变是椎间盘突出症基本发病机制。研究发现,髓核物质和椎间盘组织中含有内源性炎症介质,刺激硬膜和神经根引起无菌性神经根炎,突出的椎间盘物质作为生物化学或免疫学刺激物,引起化学和免疫性炎症反应,因而椎间盘退变及突出引发无菌性和免疫性炎症。此外,椎间盘突出机械性压迫或骨畸形压迫引起脊神经根慢性损伤。

（三）临床表现

腰椎间盘突出症的主要症状为腰腿痛。据统计,$1/2 \sim 2/3$ 的患者表现为先腰痛后腿痛,$1/10 \sim 1/3$ 表现为腰痛和腿痛同时发生,另外一些患者先腿痛后腰痛。

1. 症状

（1）腰痛:患者腰痛范围广泛,主要在下腰部或腰骶部,位置较深,可向一侧或两侧放射,定位不准确,一般为钝痛、刺痛或放散痛。

（2）下肢放射痛:由于95%的腰椎间盘突出症发生在 $L_4 \sim L_5$ 或者 $L_5 \sim S_1$ 椎间盘,故腰椎间盘突出症患者多伴有典型坐骨神经痛。除中央型常引起双侧坐骨神经痛外,腰椎间盘突出症的坐骨神经痛多为单侧性。于弯腰、喷嚏、咳嗽、解大便时引起腹压增加,脑脊液压力升高使神经根扩张,刺激受压的神经根,疼痛症状加重。有的患者为了减轻疼痛采取腰部前屈、屈髋位,以达到松弛坐骨神经紧张度的目的,因而患者在行走时愿意取前倾位,休息卧床时愿取弯腰侧卧屈髋屈膝的"三屈位"。严重的患者则取胸膝卧位的姿势睡觉。

（3）下腹部、腹股沟区疼痛:在高位腰椎间盘突出症时,突出的椎间盘可压迫腰丛的 $L_1 \sim L_3$ 神经根出现相应神经根支配的下腹部、腹股沟区或大腿内侧放射性疼痛。另外,部分低位腰椎间盘突出,也可出现腹股沟区或下腹部疼痛。

（4）间歇性跛行:当患者行走时,随行走距离增多,因其腰痛或不适,同时感患肢出现疼痛麻木加重,当取蹲位或卧床后,症状逐渐消失,开始能再次行走,行走距离从数十米至数百米不等,这种症状称为间歇性跛行。此症状多见于腰椎管狭窄合并椎间盘突出症患者,并且多出现于多节段病变。

（5）下肢麻木、肌无力:腰椎间盘突出症有部分患者,不出现下肢疼痛而是肢体麻木感。此多为椎间盘组织压迫刺激了本体感觉和触觉纤维引起麻木。麻木感觉区域仍按神经根受累区域分布,麻木与神经根受压的严重无密切关系,但肌力下降者麻木较重。

（6）下肢肌肉痉挛:腰椎间盘突出症引起下肢肌肉痉挛发生于神经根长期受压后。肌肉痉挛程度与椎间盘的类型、部位和大小无关。

（7）马尾综合征:中央型腰椎间盘突出症,当突然发生巨大椎间盘突出时,常压迫突出平面以下的马尾神经,导致马尾综合征。

（8）脊髓圆锥综合征:发生高位腰椎间盘突出症时,骶部脊髓 $S_3 \sim S_5$ 节段和尾髓 1 节段的病损可出现典型的脊髓圆锥综合征。

（9）颈、腰综合征:当出现颈、腰椎间盘一并退变同时引起颈部和腰部脊神经和（或）脊髓症状时,称为颈腰综合征。

（10）其他症状:如双侧下肢症状,患肢发凉,小腿或足踝部水肿以及骶、尾部痛。

2. 体征

（1）压痛点:在病变间隙的患侧有深压痛。疼痛可沿坐骨神经分布区向下肢放射。

（2）腰椎活动度受限:腰椎在各个方向上均有不同程度的活动受限。一般来讲前屈后伸运动受限明显;有脊柱侧弯的患者,向凸侧弯曲的活动受限明显。

（3）肌肉萎缩和肌力减弱:受累的神经所支配的肌肉,均可有不同程度的肌肉萎缩和肌力减弱。$L_4 \sim L_5$椎间盘突出时,肌力明显减弱。

（4）感觉减退:受累神经根支配区,皮肤针刺痛觉明显减退,其中以固有神经支配区尤为明显。

（5）腱反射改变:$L_3 \sim L_4$椎间盘突出时,出现膝反射减弱或消失。$L_5 \sim S_1$椎间盘突出时,出现跟腱反射减弱或消失。

3. 特殊检查

①胸腹垫枕试验;②直腿抬高试验;③直腿抬高加强试验;④健肢抬高试验;⑤股神经牵拉试验;⑥屈颈试验。

（四）影像学检查

1. X 射线平片

主要了解脊柱形态,排除其他疾病。

2. 腰椎管造影术

常用的非离子碘造影剂可以很好地充盈于蛛网膜下腔,通过正、侧、斜位 X 射线摄片,直观地了解到任何对硬膜和神经根的压迫,是诊断腰椎间盘突出症的一项重要检查方法。

3. 腰椎间盘造影术

此项检查适合于鉴别腰椎间盘源性疼痛的患者。

4. CT

可清楚地显示椎间盘突出的部位、大小、形态和神经根、硬膜囊受压的情况。同时可显示黄韧带肥厚、关节内聚、后纵韧带钙化、椎管狭窄等情况。

5. CTM

腰椎管造影后再做 CT 断层扫描,能提高诊断的准确性,尤其对侧隐窝和神经根受压情况的了解,具有单纯 CT 检查无法替代的优势。

6. MRI 检查

该项检查可更好地对脊髓内病变和椎间盘退变、脱水情况进行显影。MRI 对椎间盘突出的诊断有重要意义,尤其同腰椎间盘源性疼痛的鉴别诊断很有价值。

（五）诊断

常见于 30 ~ 55 岁的青壮年,多数患者既往有腰痛史。特殊职业,如长期坐位工作、驾驶员等有易患该病倾向。其典型症状是腰痛伴单侧或双侧下肢痛。中央型腰椎间盘突出症患者在腹压急增时(如打喷嚏、咳嗽、解大便、搬重物等),可能发生马尾神经损伤症状。依据临床病史、体征和影像学检查要点做出腰椎间盘突出症的诊断。

(六)治疗

治疗目前分为保守治疗、微创介入治疗、手术治疗三大类。

1. 保守治疗

常见的方法有:口服药物及静脉输液等对症治疗,针灸、推拿治疗,牵引、理疗、神经阻滞治疗等。

(1)药物治疗

1)口服药物:①抗炎镇痛药如氨酚羟考酮片、氨酚曲马多片、草乌甲素片等;②肌肉松弛药如盐酸乙哌立松片,常与抗炎镇痛药合用于肌肉痉挛性疼痛效果更好;③营养神经药如甲钴胺、腺苷钴胺等;④有神经功能障碍者可服用神经妥乐平片。

2)静脉输液:神经根症状严重者可用七叶皂苷钠 20 mg 或甘露醇 250 mL,每天 1 次,静脉滴注 1 周。肾功不良者慎用甘露醇。

(2)物理治疗:方法如下。①电疗,如离子导入、低频脉冲、中频、高频治疗仪等。②光疗,包括红外偏振光及半导体激光等,可有消炎镇痛、改善血液循环和降低神经末梢兴奋性等功效。③超声波治疗。④温热疗法。⑤磁疗等都是目前较为广泛应用的方法。⑥针灸、推拿治疗。

(3)神经阻滞:用利多卡因复合糖皮质激素进行周围神经、神经根或硬膜外隙阻滞,起到消炎镇痛、改善局部血液循环及解痉作用。神经阻滞不仅可以解除无菌性炎症引起的疼痛,而且诊断性神经阻滞还可以用于鉴别诊断。

2. 微创介入治疗

目前临床广泛使用的方法有射频椎间盘热凝术、经皮激光椎间盘消融术、经皮椎间盘髓核旋切术、椎间盘化学髓核溶解术或椎间孔镜术。

3. 手术治疗

骨科开放性手术。

五、膝关节骨性关节炎

膝关节骨性关节炎,亦称退行性骨关节病、骨质增生,是一种老年或其他原因引起的膝关节慢性无菌性、进行性侵犯膝关节组织结构的退行性病变;是以关节软骨退行性改变为核心,累区骨质、滑膜及关节其他结构的全方位、多层次、不同程度的慢性炎症,伴随关节边缘的骨赘形成。

(一)病因与病理

膝关节骨性关节炎是一种关节退行性改变,随着年龄增长膝关节磨损程度增加所致,衰老是致病因素之一。临床上分原发性和继发性两类:原发性关节炎指与年龄相关的关节病变;继发性指继发于关节畸形、关节损伤、关节炎或其他伤病所致的骨关节炎,又称创伤性关节炎。

1. 病因

目前研究表明,骨关节炎与个体因素、饮食习惯、免疫学异常、气候因素、生物力学因素及医源性因素均有一定的相关性。个体因素上,女性较男性多见,尤其是闭经前后的妇女多发;此外因关节负重增加,肥胖和体型粗壮者发病率较高。饮食习惯上,营养不良可促使骨关节炎加重。免疫学方面,原发性骨关节炎患者的滑膜中,可见少数单核细胞、淋巴细胞和浆细胞浸润,并见大量具有细胞因子分泌功能的滑膜细胞增生。骨关节炎可能是一种依赖 T 细胞的局部炎症反应过程。因而此类患者易发生多发性骨关节炎。气候方面,研究发现常居潮湿、寒冷环境的人发病率高。长期不当行走姿势及医源性外用糖皮质激素药物也可诱发骨关节炎的形成。

2. 病理

膝关节骨性关节炎最直接的原因是关节软骨退变,其软骨细胞较正常膝关节明显减少。软骨退变磨损、骨质硬化、囊变、骨赘形成,关节肥大变形,构成了骨关节炎的病理核心,导致一系列与之相关的临床症状。

其病理变化过程如下:软骨渐渐失去润滑性,变得干燥、粗糙、不光滑、缺少弹性,呈黄色;软骨边缘处出现骨赘新生物,软骨下骨髓内骨质增生,而关节软骨下骨质内囊肿形成;滑膜增生形成多发、重叠等。

(二)临床表现

发病年龄多在 50 岁以上,好发于负重关节,如髋关节、膝关节和踝关节等,临床上以膝关节受累最多见。发病时表现如下。

(1)关节疼痛:①始动痛,由静止变化体位时痛,也称胶滞现象;②负重痛;③无活动痛;④夜间痛、休息痛。如果活动过多、天气变化、情绪影响,可使疼痛加重。

(2)关节肿胀:其原因可能是关节积液或软组织变性增生、骨质增生,或是三者并存状态。关节肿胀分为 3 度,略比健侧肿胀为轻度,肿胀组织与髌骨相平为中度,多于髌骨为重度。

(3)畸形:最常见为膝内翻,也有小腿内旋、髌骨增大、肌肉萎缩。

(4)关节活动障碍:活动时伴有嘎吱声、摩擦声,关节僵硬,关节不稳。

(三)相关检查

1. 实验室相关检查

实验室相关检查均无异常。

2. 影像学检查

X 射线检查:关节间隙狭窄、软骨下骨板硬化和骨赘形成是骨性关节炎的基本特征。早期仅存在软骨退行性改变时,X 射线无异常发现,随着病程进展,X 射线显示关节间隙不均匀改变。

根据骨性关节炎的严重程度分为以下 4 度。

1 度:可疑的关节间隙狭窄和可能的唇状增生。

2 度:确定形成了骨刺和可能的关节间隙狭窄。

3 度:多个中度骨刺和肯定的关节间隙狭窄,有些硬化及可能的骨端畸形。

4 度:大骨刺,明显的关节间隙狭窄,严重硬化,肯定的骨端畸形。

3. 超声检查

能清晰显示关节软骨的厚度和光滑性,关节滑膜积液和病变,以及骨赘等。关节面软骨损伤、骨质增生和滑膜炎的变化均在超声上有所体现。但超声也有其局限性,如对晚期软骨下硬骨病变的诊断,由于超声衰减明显仍需与 X 射线结合全面考虑。

4. 磁共振成像

磁共振可显示骨皮质、髓组织、关节软骨、两侧半月板、交叉韧带、脂肪垫、肌腱、肌肉、皮肤、脂肪组织、血管、神经束等。

(四)诊断

发病多见于中老年人,累及负重关节,受累关节静息状态下隐隐作痛,发病初期活动和受累后疼痛加重,休息减轻;疾病进展后出现持续疼痛,伴关节僵硬,活动后僵硬好转;后期出现关节肿大、活动受限和关节畸形。影像学回示关节间隙变窄、软骨下骨板硬化和骨赘形成。

(五)治疗

1. 休息

适当休息,减轻负重,避免久坐和长久屈膝,同时做好局部保暖。

2. 功能锻炼

以主动不负重活动为主,先做增强肌力练习,再逐渐练习增加关节活动。

3. 理疗

热敷、超声波、超激光、超短波、微波、离子透入及冲击波均可减轻疼痛和改善肌肉痉挛状态。但急性期关节红肿热痛患者不建议热敷和热疗。高血压、心脏病和糖尿病患者慎用。

4. 合理使用支具

存在膝关节不稳、关节畸形患者可适当选择支具增加关节稳定性,减少异常活动,减轻关节磨损,预防和矫正关节畸形。

5. 抗炎镇痛药物治疗

疼痛严重影响工作生活,口服镇痛药物有效时可选用,但要注意此类药物的不良反应。

6. 中药治疗

行痹用玉屏风散合麻黄附子细辛汤,着痹用四妙散,痛痹用阳和汤,热痹用白虎加桂枝汤,瘀痹用身痛逐瘀汤等。

7. 阻滞疗法

分局部痛点阻滞和关节腔内注射两种。

(1)痛点注射:常用局麻药加适量长效糖皮质激素在关节周围痛点注射,每周 1 次,1 个疗程 3~5 次。

（2）关节腔注射：从髌骨外上、内上、髌骨外缘将局麻药、玻璃酸钠或臭氧等注射至关节腔内。

8. 针刀疗法

此法针对某些膝痛，尤其是骨性关节炎、筋膜炎、髌周炎等膝前压痛疗效好，膝内、外侧疼痛操作正确，适应证选择恰当也可应用，膝后痛当慎之。

9. 手术疗法

对症状严重者行手术治疗，可用关节镜手术，也可行骨赘切除、游离体摘除、半月板切除、关节清理术、关节融合及膝关节人工关节置换等手术。

六、强直性脊柱炎

以中轴关节慢性炎症为主的疾病，病变主要累及骶髂关节和脊柱，骶髂关节炎是本病的标志。常见症状为腰背、臀区疼痛及僵硬，活动后可缓解；晚期可发生脊柱强直、畸形，以及手严重功能障碍。类风湿因子阴性，又称血清阴性脊柱关节病。

（一）病因

强直性脊柱炎的病因至今未明。从流行病学调查发现，基因和环境因素在本病的发病中发挥作用。已证实强直性脊柱炎的发病和 HLA-B27 密切相关，并有明显家族发病倾向。

（二）临床表现

1. 症状

本病发病年龄通常为青壮年。发病缓慢，开始腰背部或腰骶部不适或疼痛，有时可放射至髂峰或大腿后侧，疼痛可因咳嗽、打喷嚏或其他牵扯腰背部的动作而加重。清晨或久坐、久站后腰背部疼痛加重并伴僵硬感，活动后疼痛和僵硬可缓解。疾病早期疼痛多在一侧呈间断性，数月后疼痛多在双侧呈持续性，以后随病情进展可出现胸或颈椎疼痛，进行性脊柱活动受限甚至畸形。

非对称性、少数关节或单关节及下肢大关节的关节炎为本病外周关节炎的特征。肌腱、韧带附着点炎症为强直性脊柱炎特征性改变。胸肋关节、柄胸联合等部位附着点炎症可导致胸痛，呼吸受限；跟腱、足弓附着点炎症可导致站立、行走时疼痛。

患者全身症状一般较轻，少数有发热、疲倦、消瘦、贫血等。

2. 体征

强直性脊柱炎早期体征不多，可有骶髂关节、髂峰、耻骨联合等部位以及肌腱、韧带附着点压痛。有周围或关节外表现者可有相应体征。随着疾病的发展可见明显脊柱关节活动障碍甚至畸形，可出现骶髂关节叩痛、压痛阳性，骨盆挤压及分离试验阳性，"4"字试验阳性，枕墙距>0 cm，颌胸距>0 cm，胸廓活动度<2.5 cm，Schober 试验<4 cm。

（三）辅助检查

1. 实验室检查

C 反应蛋白增高有临床意义。血清类风湿因子阴性。强直性脊柱炎患者 HLA-B27

阳性率达 90% 左右,但无诊断特异性。HLA-B27 阴性患者只要临床表现和影像学检查符合诊断标准,也不能排除强直性脊柱炎可能。

2. 影像学检查

(1)X 射线检查:强直性脊柱炎最早影像学表现发生骶髂关节。早期 X 射线表现为骶髂关节炎,病变一般在骶髂关节的中下部开始,为两侧性。开始多侵犯髂骨侧,进而侵犯骶骨侧,继而可侵犯整个关节,边缘呈锯齿状,软骨下可有骨硬化,骨质增生,关节间隙变窄。最后关节间隙消失,发生骨性强直。

(2)CT:有利于发现骶髂关节轻微的变化,对于临床高度疑似,X 射线平片正常或不能确定,以及 X 射线平片显示Ⅱ级骶髂关节炎者,为进一步确诊,需进行 CT 检查。

(3)磁共振检查:MRI 对了解软骨病变及周围软组织优于 CT,但在判断骶髂关节炎时易出现假阳性结果。

(四)诊断

患者多为青壮年男性,男女比例为 10:1,年龄 15~30 岁,30 岁后发病者少见,常有家族史。发病早期伴随腰腿痛,常先侵犯骶髂关节及下腰椎小关节,然后向上发展。80% 的患者起病缓慢,早期症状不明显,定位不清楚,常感腰、臀和髋疼痛及活动受限,晨起明显,活动后好转,久坐后活动又不灵活。后期整个脊柱强直,10% 的患者有虹膜炎。

血液检查示 80% 患者血沉增快,10% 患者类风湿因子阳性,90% 患者 HLA-B27 阳性。X 射线可见侵及的骶髂关节初期可增宽,边缘呈锯齿状,软骨下骨有硬化,以后关节面模糊,关节间隙狭窄直到完全融合。椎间小关节也可发生类似变化。

(五)治疗

本病尚无根治方法,治疗的主要目的在于缓解症状、修复和改善病变组织;防止脊柱和髋关节的僵直畸形,最大限度保持关节功能,防止残疾。

1. 患者教育

正确认识该病,养成健康生活习惯,适当锻炼,保持乐观积极的心态。

2. 物理治疗

通常可用如热疗、超激光及红外偏振光等消炎镇痛、改善血液循环等,促使肌肉放松,利于关节活动,保持正常功能形态。

3. 药物治疗

(1)非甾体抗炎药(NSAIDs):治疗首选,可迅速改善患者腰背部疼痛和发僵,减轻关节肿胀和疼痛及增加活动范围。

(2)柳氮磺吡啶:可改善强直性脊柱炎的关节疼痛、肿胀和发僵。

(3)甲氨蝶呤(MTX):活动性强直性脊柱炎患者经柳氮磺吡啶和非甾体抗炎药治疗无效时,可采用 MTX 治疗。

(4)雷公藤多苷:雷公藤制剂为我国疗效肯定的独特的抗风湿药。

(5)糖皮质激素:一般很少需要全身使用糖皮质激素,但可用糖皮质激素局部注射治疗。

（6）生物制剂：肿瘤坏死因子拮抗剂，如注射用依那西普、阿达木单抗注射液、注射用英夫利西单抗等。

（7）其他药物：沙利度胺等。

4. 神经阻滞及针刀疗法

针刀可松解棘间韧带，增加关节活动度。此外行骶髂关节阻滞疗效显著。临床上也可将臭氧注射用于病变脊柱小关节、棘间韧带、外周关节腔及肌肉附着点，疗效较佳。

5. 手术治疗

关节受累严重且保守治疗无效者，可行关节置换，最常见髋关节置换术。

七、梨状肌综合征

由于梨状肌解剖变异或因外伤、劳损等原因引起梨状肌水肿、肥厚、变性及挛缩，压迫坐骨神经所致的一系列症状。

（一）解剖

梨状肌位于小骨盆内面，横行穿过坐骨大孔进入臀部，止于股骨大转子，是髋部外旋肌群中重要的动力肌。坐骨神经约85%经梨状肌下缘出骨盆，向下行于上孖肌、闭孔内肌、下孖肌、股方肌和臀大肌之间，后到大腿后方支配大腿后侧及膝以下的运动和感觉。

（二）病因与病理

常见病因分为两种：①急性损伤和慢性劳损，如下肢突然过度外展、外旋之蹬踏动作或由蹲位猛然起立等动作，导致梨状肌肌膜破裂或肌腱连接处部分断裂，引起肌痉挛、出血、水肿和渗出损伤，梨状肌的水肿、痉挛、肥厚等刺激或压迫坐骨神经，以及骶丛神经、臀部血管而致以坐骨神经痛为主要症状的一系列综合征。②臀部或骨盆的创伤、炎症和肿瘤等亦可波及梨状肌，引发坐骨神经痛症状。

（三）临床表现

主要表现为坐骨神经痛。疼痛从臀部经大腿后方向小腿及足部放射。症状较剧者疼痛似"刀割样"或"烧灼样"，且影响行走。体格检查示患者腰部活动好，梨状肌在臀部的表面投影区（尾骨尖至髂后上棘连线中点）有压痛，并向股后部、小腿后外侧及足底放射。直腿抬高试验中下肢抬高在60°之内，疼痛明显，抬高受限，呈阳性，但继续被动抬高超过60°时，疼痛反而减轻。影像学X射线及CT检查均无特殊异常。

（四）诊断

患者常伴有明显外伤史，部分患者有慢性损伤史或受凉风寒史，同时结合体格检查和辅助检查即可确诊。

（五）治疗

1. 休息

急性期应卧床休息，以解除病因和防止局部组织粘连为主，多数病例可经保守治疗而得到缓解。

2. 物理治疗

①电疗,如离子导入、低频脉冲、中频、高频治疗仪等;②光疗,包括红外偏振光及半导体激光等,可有消炎镇痛、改善血液循环和降低神经末梢兴奋性等功效;③超声波治疗;④温热疗法;⑤磁疗等。以上都是目前较为广泛应用的方法。

3. 药物治疗

口服非甾体抗炎镇痛药,如氨酚羟考酮片、氨酚曲马多片、草乌甲素片及布洛芬等。并可常规辅以维生素 B、维生素 C 类制剂以营养神经,促进功能恢复。

4. 局部阻滞

给予局麻药和营养神经药物注射,急性期患者可加用长效糖皮质激素(复方倍他米松、曲安奈德等),先将 1/3 药物注射于梨状肌最痛点,再将 2/3 的药物扇形多点注射,以增加效果。

5. 针刀治疗

对压痛点局限、浅表或可触及皮下组织内硬结者,可采用针刀剥离或切断。操作应注意避免损伤周围组织和坐骨神经。

八、臀肌筋膜综合征

常见于老年人,臀肌筋膜的急、慢性损伤导致臀肌疼痛、痛性结节、肌肉僵硬和痉挛的无菌性炎症。累及肌肉、韧带、腱膜或神经纤维鞘。

(一)解剖

臀部的深筋膜与髂嵴相连,臀中肌覆盖的筋膜坚厚,上行至臀大肌上缘分为两层,包裹臀大肌。在臀部外侧,大腿的深筋膜(即阔筋膜)接收臀大肌止点大部纤维及阔筋膜张肌纤维,向下构成髂胫束。

(二)病因与病理

损伤和劳损是臀肌筋膜炎的常见病因。外伤引起筋膜直接断裂,局部产生肿块,伴有明显疼痛和压痛,最常见于臀大肌及其筋膜在髂嵴附着处损伤。劳损主要因肌肉筋膜长期受牵拉、摩擦、局部受压等累积性损伤,形成局部无菌性慢性炎症。此外风湿性疾病、糖尿病等也会促使局部无菌性炎症形成。气候变化、寒冷天气及潮湿环境均可引起筋膜炎。

发生炎性病变的筋膜组织,其感觉神经受炎症刺激和水肿组织压迫产生疼痛,在肌肉活动、局部牵拉或摩擦等诱发疼痛发生,疼痛又反射性引起肌肉痉挛,加重局部缺血发生,加剧炎症变化。

(三)临床表现

患者出现一侧或双侧臀部疼痛,呈酸痛或钝痛,不能久坐或久行,部分患者伴有行走困难。臀部疼痛剧烈时可牵涉至膝关节以上和大腿后外侧,极少数患者伴有臀部和大腿麻木、酸困和感觉发凉等。体格检查回示,臀部及髂肌下方可触及压痛点,局部伴有条索状硬结。

（四）诊断

依据病史和临床表现即可诊断。

（五）治疗

1. 物理治疗

电疗如离子导入、低频脉冲、中频、高频治疗仪等，光疗如红外偏振光及半导体激光等，离子透入和微波等治疗，每日 1 次，1 个疗程 5～7 d。此类疼痛理疗效果较好。对痛点局限且明确者也可使用冲击波治疗。

2. 局部阻滞

对痛点明确的患者可局麻药加长效糖皮质激素行痛点阻滞。对臀部疼痛弥散的患者，可行臀上皮神经阻滞。

3. 针刀治疗

用针刀分离臀部痛性结节或条索，此法针对病程较长，症状严重且阻滞效果差的患者。

4. 手术疗法

对非手术治疗无效或经常复发、疼痛严重影响工作生活者，可采用软组织松解术。

第五节　慢性盆腔痛和痛经

一、慢性盆腔痛

慢性盆腔痛（chronic pelvic pain，CPP）指由各种因素（器质性病变或功能性病变等）造成位于盆腔、脐或脐以下的前腹壁、腰骶部或臀部、会阴等骨盆及周边组织的非周期性疼痛，持续时间大于 6 个月，疼痛强度可导致功能障碍，严重影响患者的生活质量，其发病率约为 2.1%～24%，且易出现抑郁、焦虑等不良情绪。

（一）盆腔痛病因和病理

病因有：术后相关的 CPP 可能为髂腹下或髂腹股沟神经痛和阴部神经痛这些神经病理性疼痛、子宫内膜异位症、子宫腺肌病、盆腔炎症性疾病、子宫瘢痕憩室、卵巢残余综合征等妇科病因，盆腔瘀血综合征、间质性膀胱炎、肠易激惹综合征、肿瘤压迫、焦虑、抑郁、失眠、滥用药物、自身免疫病等非妇科病因。

许多患者仅有轻微的病理变化或无器质性改变。盆腔脏器及周围组织损伤不一定引起疼痛，疼痛部位和程度与病变部位也不一定有相关性。此外与创伤性性经历、性功能障碍也有相关性。

CPP 可分为内脏性来源和躯体性来源两大类，内脏性疼痛来源于盆腔器官，如泌尿生殖系统或消化系统脏器病变，而躯体性疼痛来源于盆底、骨骼、肌肉及筋膜，并可牵涉到相应的腹壁皮神经节。

研究认为,反复不良刺激可促使脊髓背角细胞发生病理变化,产生逆向动作电位,神经末梢释放 P 物质和神经生长因子,增强外周痛觉信号向中枢传递,同时诱发异位电活动,使异常神经在无外部刺激的条件下产生电活动,导致痛觉过敏和感觉异常,最终引起持久性疼痛。

(二)慢性盆腔痛临床表现

CPP 患者的疼痛类型主要为放射性疼痛、牵拉性疼痛、固定性疼痛和游走性疼痛。常表现为下腹部疼痛、后背部或髂窝处疼痛,常伴会阴处不适或疼痛,疼痛呈持续性或间断性钝痛或隐痛,无明显加重或缓解因素。长期慢性盆腔痛患者有抑郁表现,如食欲下降、疲倦、失眠、性欲丧失或对任何事物不感兴趣,或易冲动、自我控制能力差,出现强迫行为或疑病症。非躯体性疾病患者行体格检查时,常无阳性体征,但盆腔过度敏感,即使轻微触诊亦感剧烈疼痛。大部分患者无明显压痛点,疼痛呈现上午轻、下午重的特点。

(三)慢性盆腔痛治疗

1. 药物治疗

单一用药往往难以取得理想效果,多采用联合用药。

(1)外周镇痛药:阿司匹林、布洛芬、萘普生和对乙酰氨基酚等。

(2)中枢镇痛药:阿片类药物如芬太尼等。

(3)抗抑郁药:三环类抗抑郁药如阿米替林、去甲替林等。

(4)抗惊厥药:加巴喷丁、拉莫三嗪、卡马西平等。

(5)选择性 5-HT 再摄取抑制剂:如舍曲林、氟西汀、帕罗西汀等。

2. 激素治疗

女性盆腔痛可使用去氧孕烯炔雌醇、达那唑、孕三烯酮及米非司酮等。

3. 非激素治疗

营养神经药:维生素 B_1、维生素 B_{12}、甲钴胺等。细胞因子调节剂、免疫增强调节剂和基质金属蛋白酶抑制剂等。

4. 心理治疗

心理治疗非常重要,要使患者了解疼痛原因的复杂性,用各种方法放松和分散注意力。同时进行心理、人际、职业等全面评估,寻找疼痛的心理因素。争取家属的配合,共同参与患者的治疗。

5. 物理治疗

经皮神经电刺激疗法(TENS)理疗,腹部微波治疗,按摩,功能锻炼等。

6. 手术治疗

奇神经、阴神经射频调理术,妇科腔镜手术等。

二、痛经

痛经指月经期疼痛,常呈痉挛性,集中在下腹部,其他症状包括头痛、头晕、恶心、呕吐、腹泻、腹胀、腰腿痛,是年轻妇女常见的症状。痛经分为原发性痛经和继发性痛经。

（一）病因和病理

1. 原发性痛经

原发性痛经的发生主要是与月经时子宫内膜前列腺素（花生四烯酸脂肪酸的衍生物）含量增高有关。研究证明，痛经患者子宫内膜和月经血中前列腺素含量均较正常妇女明显升高。前列腺素升高是造成痛经的主要原因。

2. 继发性痛经

多见于生育后及中年妇女，因盆腔炎症、肿瘤或子宫内膜异位症引起。

（1）子宫疾病：如果女性本身患有子宫内膜异位症，月经来潮时可出现进行性加重的痛经。子宫腺肌病可以促进前列腺素的分泌，作用于子宫平滑肌，使子宫过度收缩，且收缩时间较长，导致子宫血液循环出现异常，使子宫更容易缺血、缺氧，甚至导致子宫增大、变厚，从而导致痛经的发生。

通常是因为子宫内膜未种植到宫内，而是种植到了其他部位，如卵巢、子宫骶韧带等，导致体内雌激素水平高涨，使异位的子宫内膜增生、肿胀，产生出血现象，刺激局部组织，从而导致疼痛。如果女性本身患有子宫腺肌病，即子宫内膜腺体侵入子宫肌层导致，常表现为月经期出现痉挛性的绞痛。

（2）盆腔疾病：女性患有盆腔炎时，经期盆腔内组织黏膜淤血、水肿的症状加重，可能会导致痛经的症状。

（3）生殖道疾病：比如生殖道畸形，导致经期瘀血不能及时排出，可引起下腹部疼痛，出现痛经的症状。

（二）临床表现

（1）原发性痛经：发生在年轻女性，初潮后数月（6～12 个月）开始，30 岁以后发生率开始下降。

（2）常在月经即将来潮前或来潮后开始出现，并持续在月经期的前 48～72 h，疼痛呈痉挛性。

（3）疼痛集中在下腹正中，有时也伴腰腿痛或放射至股内侧。

（4）盆腔检查无阳性所见。

（三）诊断

1. 病史

经常发生在 30 岁以内年轻女性，初潮后数月（6～12 个月）开始，常在月经即将来潮前或来潮后开始出现，并持续在月经期的前 48～72 h，疼痛呈痉挛性，集中在下腹正中，有时也伴腰腿痛或放射至股内侧。

2. 体格检查

盆腔检查无阳性体征。

3. 辅助检查

B 超、腹腔镜、宫腔镜、子宫输卵管碘油造影等，排除子宫内膜异位症、子宫腺肌症、盆腔炎症等，以区别于继发性痛经。另外还要与慢性盆腔痛区别，后者的疼痛与月经无关。

(四)治疗

1. 心理治疗

对痛经患者进行必要的解释工作,尤其对青春期少女更为重要。痛经时可以卧床休息同时热敷下腹部。注意经期卫生。

2. 药物疗法

(1)口服避孕药:适用于需要采取避孕措施的痛经患者。

(2)非甾体抗炎药:阿司匹林、布洛芬、萘普生和对乙酰氨基酚等。

(3)钙通道阻滞剂:经前预先服用硝苯地平 5 ~ 10 mg,1 日 3 次,3 ~ 7 d。或疼痛时用 10 mg 舌下含服。副作用为头痛、心悸、血压下降等。

(4)β 肾上腺素受体激动剂:沙丁胺醇(羟舒喘宁)治疗原发性痛经有一定疗效。

3. 神经阻滞疗法

(1)星状神经节阻滞法:用≤1% 的利多卡因 3 ~ 5 mL 隔日 1 次,5 次为 1 个疗程。

(2)上腹下神经丛阻滞法:用≤1% 的利多卡因 6 ~ 10 mL 隔日 1 次,5 次为 1 个疗程。

4. 物理疗法

(1)经皮电神经刺激(TENS):可用于药物无效或有副作用,或不愿接受药物治疗的患者。

(2)美克痛微电流治疗贴(FDA 认证):贴内置放生物电流控制芯片,所释放的微安电流有促进受损伤组织修复和激发机体自愈的功能。治疗时将其置放在双腹股沟处。可有 500 h 的治疗时间。实用、安全、有效。

5. 手术治疗

腹腔镜下子宫神经部分切除术。对药物等方法治疗无效的顽固性痛经患者,采用腹腔镜检查了解有无器质性疾病存在,与此同时行子宫神经部分切除术。

临床病例

慢性盆腔痛麻醉治疗病例 1

【病史】

患者,女,40 岁,以"下腹部疼痛 3 年余"为主诉入院妇科病区。3 年前行剖宫产术,术后刀口处疼痛,一直持续至今。早期烧灼感疼痛,后酸胀痛明显,下午较上午重。3 年多来到过数家医院:妇科、普外科、皮肤科、中医科,经历了多种检查,药物治疗、针灸理疗,无任何好转。入我院妇科病区各相关检查未见异常,推荐到麻醉科疼痛门诊。

询问病情史:患者坐轮椅到疼痛门诊,自述发病以来睡眠差、易便秘,小便正常。育一 3 岁女孩,现离异状态。体检:下腹部触诊有不适感,无反跳痛。病患特点:心理负担很重,对生活失去信心。

【麻醉治疗】

规律生活,不能熬夜,让睡眠恢复正常节律。

从患者开始治疗到痊愈持续进行耐心的心理疏导。

理疗:低频电子脉冲治疗2周。

药物治疗:普瑞巴林、地奥司明,1～2周调剂量,稳定服用3个月后逐步减量至停药,用药时长约1年半,此患者痊愈。

慢性盆腔痛麻醉治疗案例2

【病史】

患者,女,48岁,来我院泌尿外科就诊,被泌尿外科主任介绍给麻醉科疼痛门诊。

接诊时患者自述自己是疑难杂症,病史10年余,手拿100多页的复印病历,曾经到过多家医院就诊。就诊科室为:妇科、泌尿外科、普外科等。

询问病情病史:反复出现尿频、尿急,下腹部坠胀痛10多年,住院治疗均为输液消炎,平时也用口服抗生素。症状在治疗后稍有改善,但仍然持续。

【麻醉治疗】

第一天先获得患者信任,先给予微波治疗1次。第二天继续询问病史:10年前发现丈夫有外遇后发病,并且对此事一直不能释怀。

接下来的治疗:心理疏导是主要环节,同时建议患者多运动,早睡早起。微波治疗4个疗程,5天为1个疗程。治疗2个疗程后症状明显好转,2个月后又来做两个疗程,结束后自述基本好了。半年后随访,患者痊愈。

对本患者的治疗主要采取心理疏导,药物调理仅间断使用艾司唑仑口服抗焦虑。

第六节　会阴痛

阴部神经痛最早在1982年被描述"一种涉及阴部神经支配区的疼痛性神经病"。会阴痛是躯体与交感系统的疼痛综合征。病因不明,患者常有会阴部的功能失常,并伴有不同程度的心理疾病,甚至抑郁表现。

一、病因和病理

会阴部疼痛目前病因不明,可与多种因素相关。

1. 既往会阴部的慢性病史

①良性原因如慢性前列腺炎、慢性直肠炎、慢性泌尿系统感染、膀胱炎、肛周脓肿、慢

性肛瘘、尿失禁、慢性便秘等;②恶性原因如前列腺癌、慢性盆腔脏器的癌症等;③高位直肠脱垂;④慢性肛门痛;⑤前列腺炎。

2. 会阴部手术史

①妇产科手术如产科外伤、阴道脱垂重建术、子宫全切术等;②肛肠外科手术如肛瘘切除术、痔疮结扎手术等。

3. 解剖原因

①阴部神经卡压,阴部神经在行走的过程中,如受到某些局部外力压迫,可诱发疼痛;②脊柱相关性疾病如骶管囊肿、腰椎间盘突出症等。

4. 心理因素

某种诱因导致心理障碍,并且因疼痛特点又难以述说,可能出现抑郁、焦虑等心理疾病症状。

5. 自发性

无任何原因出现疼痛感,可能与睡眠障碍、营养不良等有关。

会阴痛发生机制不明,可能的原因为会阴区包括不同的躯体组织结构、内脏与自主神经,可以影响膀胱和控制肠道功能,以及性功能。炎症、自身免疫、化学性炎症、免疫系统功能失调、尿道障碍和盆底肌肉紧张等多种因素可能是其机制。

二、分类

1. 炎症相关会阴部疼痛

常有明确的炎症反应病史、局部肿胀、炎性分泌物异常和实验室指标阳性。

2. 肿瘤相关会阴部疼痛

多以持续痛、静息痛为主,有肿瘤病史伴体重下降、单侧或双侧局灶性神经功能缺损体征、盆腔脏器功能异常。

3. 盆底肌功能异常相关会阴部疼痛

有明确的肌肉收缩、舒张相关疼痛,如大小便和性行为过程中疼痛。

4. 会阴部躯体化疼痛障碍

主观症状多、客观体征少,与情绪显著相关,镇静药治疗效果优于镇痛药。疼痛与意识状态相关并且无明显诱因。

5. 脊神经相关会阴部疼痛

多有明确的神经痛症状伴神经功能缺损体征,相应神经分布区痛觉过敏或感觉减退患者往往不敢穿内裤,避免与衣物碰触。

6. 自主神经相关会阴部疼痛

常无明确的体表定位体征,以烧灼痛、坠胀痛为主伴自主神经过度活跃如尿频、大便次数增多或便秘。

三、诊断

患者出现会阴神经分布区域的疼痛,疼痛坐位时显著加重,夜间患者一般不会因为疼痛影响睡眠,疼痛不伴客观的感觉障碍,并且无周围组织器官器质性病变。在诊断性阴部神经阻滞下疼痛减轻即可诊断为会阴痛。

四、治疗

1. 药物治疗

非甾体抗炎镇痛药如阿司匹林、布洛芬、萘普生和对乙酰氨基酚等;阿片类药物如芬太尼透皮贴、丁丙诺啡透皮贴、羟考酮缓释片等;三环类抗抑郁药如阿米替林、去甲替林等;抗惊厥药如加巴喷丁、普瑞巴林等;选择性5-HT再摄取抑制剂如舍曲林、氟西汀、帕罗西汀等。

2. 神经阻滞和微创介入治疗

对疼痛诱因明显、疼痛感持续并非常明确者可进行神经阻滞和神经介入治疗。

3. 心理治疗

麻醉治疗本身就是多学科综合治疗,此类患者的心理治疗必不可少,在采取其他治疗手段的同时,进行正确的心理疏导。

4. 物理治疗

经皮神经电刺激疗法(TENS),微波治疗,其他理疗。

临床病例

会阴痛病例1

患者,男,69岁,汉族,主诉:右侧肛门疼痛2年余。

现病史:患者于2年前憋尿后、剧烈活动后出现尿不尽及肛门疼痛,主要位于右侧肛门周围,坠胀痛,伴便意,但无大便次数增多,大便前后疼痛无明显变化。久坐及平躺后疼痛加重,侧躺缓解,2021年5月曾于某医院行双侧骶4神经脉冲射频术+奇神经节脉冲射频术,术后效果欠佳,后于当地医院行前列腺电切手术,术后尿不尽症状及尿频症状好转,疼痛仍未见缓解。后2021年9月就诊于当地医院行CT引导下骶脊神经射频松解术,未见明显效果。后给予中药、针灸、艾灸等治疗。口服加巴喷丁等药物治疗,可部分缓解。近5月疼痛严重时可放射至阴囊,为进一步检查及治疗,门诊以"会阴区疼痛;前列腺电切术后"收入院。患者目前精神状态一般,体力正常,食欲正常,睡眠欠佳,体重无明显变化,大便正常,排尿正常。

既往史:肝硬化10年,具体治疗不详,2021年行前列腺电切术,余无特殊。

专科查体:脊柱正常生理弯曲,四肢活动自如,无畸形、下肢静脉曲张、杵状指(趾),关节正常,双下肢无浮肿。四肢肌力、肌张力未见异常,双侧肱二、三头肌腱反射正常,双侧膝、跟腱反射正常,双侧Babinski征阴性。双侧骶髂关节压痛阴性,梨状肌压痛阴性,右侧肛提肌压痛阳性。NRS 6~7分。

化验及特殊检查如下。

直肠腔内彩超(2022-09-09):齿线附近多发局灶性病变(考虑肛窦炎可能)。

肠镜(2021-04-06):全结肠黏膜未见异常。肛诊无异常。

初步诊断:会阴区疼痛;前列腺电切术后。

鉴别诊断如下。

会阴区疼痛:会阴区疼痛是一种会阴区复杂性疼痛症候群。病因可分为盆底肌肉群、阴部神经群、盆腔脏器及精神心理等。阴部神经在行走区域粘连是最常见的原因。疼痛部位一般位于尿道、阴部及肛周,性质以针刺样、烧灼样、痉挛性疼痛,常伴有大、小便时疼痛加重。一般患者有明显的焦虑、抑郁。双通道抗抑郁药物有效。

前列腺炎和前列腺痛:前列腺炎是用来诊断那些无法解释的可能来源于前列腺的症状。分4类:①急性细菌性前列腺炎;②慢性细菌性前列腺炎;③非细菌性前列腺炎(包括非细菌感染,过敏性和自身免疫性前列腺炎);④前列腺痛。前列腺痛是指长期的尿急、排尿困难、尿流不畅,以及会阴区不适和疼痛,前列腺液化验没有细菌及脓细胞。除了会阴区域的疼痛,患者往往主诉疼痛放散到下背部、耻骨上区和腹股沟区。和慢性睾丸痛不同,前列腺痛的患者可以有射精疼痛。30%前列腺炎的患者患前列腺痛,年龄段在20~60岁。体检前列腺检查往往正常,没有触痛。完整的泌尿系统检查很必要,包括尿常规、尿培养、尿细胞学检查和尿道培养,还要除外来源于结肠和直肠的牵涉痛。

盆底疼痛综合征:肛提肌、尾骨肌、梨状肌或者它们的筋膜、附着点的疼痛和压痛引起或者相关的综合征称为盆底疼痛综合征(PFPS)。它是一种紧张性肌肉痛所产生的疼痛,主要发生在40~50岁以上的女性,其症状常常是模糊和难以定位的。疼痛可在盆腔内分散,更多定位于直肠或骨盆。

药物治疗:氟哌噻吨美利曲辛片,10.5 mg,1次/d,口服;普瑞巴林胶囊,75 mg,2次/d,口服;地奥司明片,0.9 g,2次/d,口服。

介入治疗:超声引导下阴部神经阻滞治疗后症状有所改善,后再次行CT引导下阴部神经+奇神经节脉冲射频及阻滞镇痛术。

治疗后:疼痛明显减轻,NRS 1~2分。

会阴痛病例2

患者,女,72岁,已婚。主诉:会阴区疼痛10年余。

现病史:患者10年前无明显诱因出现尿频、尿急、尿不尽,半年后出现尿道口间断刀割样疼痛,夜尿增多,夜间尿频17~18次,就诊于某医院泌尿外科。8年前疼痛放射至左侧会阴区,偶伴烧灼感,疼痛程度加重,影响夜间睡眠,夜尿频率增多至20~30次,排气、排便、排尿前后疼痛均加重,衣服触碰可加重。2018年2月就诊于某医院,行泌尿系超声检查示:右肾囊肿。尿流率:平均尿流率5.8 mL/s,最大尿流率20.9 mL/s,排尿134.2 mL。行膀胱镜检查诊断为"间质性膀胱炎"。疼痛反复发作影响生活,为进一步检查及治疗门诊以"会阴区疼痛;间质性膀胱炎"收住入院。患者目前精神状态良好,体力正常,食欲正常,影响睡眠,体重无明显变化,便秘,尿频、尿急、尿痛、尿不尽。

既往史:支气管扩张病史多年,冷空气刺激后发作咳嗽、咳痰、喘憋、夜间偶有发作,未规范化治疗。30年前行剖宫产手术。余无特殊。

专科查体:会阴区正常无畸形,呈老年女性改变,阴道无异常分泌物,肛周及外阴周围无红肿,无压痛,髂腹下神经、髂腹股沟神经无痛觉过敏,无浅感觉减退,阴部神经支配区域轻触痛,双侧髂前上棘及腹股沟区无压痛。肛门收缩力正常,粗查盆底肌肉群力量下降。NRS评分7～8分。

检查检验如下。

尿常规示:尿红细胞316.9/μL。

CT(脊柱)检查提示:①腰椎CT平扫及重建:$L_3 \sim L_4$、$L_4 \sim L_5$、$L_5 \sim S_1$椎间盘突出;腰椎退行性变;L_4椎体向前Ⅰ度滑脱。②腰骶神经重建同层显示:双侧L_4、L_5、S_1神经受突出的间盘轻度压迫;双侧阴部神经管下端粘连;双侧球海绵体不对称,表面粘连可能,请进一步结合临床及相关检查。

盆腔MRI:膀胱异常改变,考虑间质性膀胱炎可能。

药物治疗:氟哌噻吨美利曲辛片,10.5 mg,1次/d;盐酸度洛西汀肠溶胶囊,40 mg,1次/d;加巴喷丁胶囊,0.3 g,3次/d;地奥司明片,0.9 g,2次/d;牛痘、甲钴胺注射液等。

治疗后:疼痛明显缓解,NRS 0～1分,睡眠明显改善。

第七节　足踝部痛

一、跟痛症

跟痛症是指跟骨结节周围慢性劳损所引起的疼痛,常伴有跟骨结节部骨刺。发病年龄多在40岁以上。

(一)解剖

跟骨近似长方形,后方跟骨体的后面呈卵圆形隆起,分上、中、下三部。上部光滑,中部为跟腱起止部,跟腱止点的上方前后有大、小滑囊,下部移行于跟骨结节,有踇展肌、跖屈肌、小趾展肌及跖腱膜附着,起维持足弓的作用。跟骨结节的下方有滑囊存在。足跟下皮肤较厚,皮下组织由弹力纤维和脂肪组织构成,又称脂肪纤维垫。

(二)病因与病理

多与劳损和退化有密切关系,常见的有跟骨骨刺、跟骨脂肪垫炎或萎缩、跖筋膜炎、跟腱滑囊炎,长期站立工作或行走,足跟下受压或摩擦,出现疼痛、肿胀等症状。

跟骨骨刺的形成原因,大多认为是跖长韧带和跖腱膜挛缩引起跟骨附着点处持续牵拉损伤,韧带和腱膜的纤维在跟骨附着点不断钙化和骨化而形成,跟骨结节处骨刺一般是足尖部向足前方。

(三)临床表现

1. 跟骨骨刺

发病缓慢,发病年纪多在50岁以上,常伴有严重平足畸形,足跟底部疼痛,晨起时较重,稍行走后减轻,但行走过久后疼痛又加重。跟骨结节前方压痛,有时可触区骨性隆起。跟骨侧位片常显示跟骨结节前角骨刺形成。骨刺与疼痛发生并没有完全的相关性。骨刺不一定发生疼痛,疼痛也不一定伴有骨刺。

2. 跟部滑囊炎

常发生于一侧跟腱止点处疼痛,行走、站立过久或剧烈运动后疼痛加重,局部轻度肿胀、压痛,有时可触及捻发感;跟下滑囊炎多由外伤或长期摩擦形成,跟骨结节下方疼痛,轻度肿胀,深在性压痛。

3. 跟下脂肪纤维垫炎

常因跟部被硬物碰伤或长期受压引起。跟下疼痛、肿胀、压痛浅。

4. 跖筋膜炎

常有跟下及足心疼痛,足底有胀裂感。

(四)诊断

出现上述临床表现后,排除痛风性、类风湿、牛皮癣性关节炎、跟骨骨髓炎、跟骨结核等疾病所致的足跟痛即可诊断。

(五)治疗

1. 针刀治疗

主要用于跟骨骨折的治疗。

2. 局部注射

根据疼痛部位、深浅、范围,用复方倍他米松(得宝松)0.5 mL加2%利多卡因3 mL做局部注射。每周1次,3次为1个疗程。

3. 物理疗法

可选用超短波、中药离子导入,每日1次,每次20~30 min,15 d为1个疗程。微波治疗和冲击波治疗也有效。

4. 药物疗法

选用骨刺丸、骨仙片、壮骨关节丸等,也可服用抗炎镇痛药。

二、跟腱周围炎

跟腱周围炎是由急、慢性劳损引起跟腱周围的无菌性炎症,常有跟腱周围的渗出、水肿。临床表现为跟腱周围疼痛和功能障碍。多见于运动员和参加军事训练的人员。

（一）解剖和病理

跟腱由腓肠肌和比目鱼肌组成，是人体最粗、最强大的肌腱，长约 15 cm，起始于小腿中部，形成片状，止于跟骨结节部，作用是使足跖屈曲。

跟腱有 2 个鞘，外鞘由小腿的深部筋膜组成，内鞘直接贴附于跟腱，其结构很似滑膜。当跖屈时，内、外鞘之间可互相滑动、摩擦，过度活动时可产生炎症，出现一系列病理变化。

（二）临床诊断

临床上常见于有跑步或弹跳过多的病史患者，出现跟腱或跟骨结节处疼痛，走路后疼痛明显，休息稍减轻，跟腱处有轻度肿胀和明显压痛，有时可触及捻发音。

（三）治疗

1. 手法治疗

患者俯卧位，膝关节屈曲 90°，医师一手按于足跖部，使足背伸，跟腱处于紧张状态，另一手用小鱼际肌在跟腱附着处用劈法，然后用拇指在疼痛处用捻法、捋法，沿跟腱向上捋之。

2. 药物治疗

以舒筋活血、抗炎镇痛药物为主。可采用布洛芬、六味地黄丸、追风透骨丸等。

3. 局部阻滞

痛点周围注射，每周 1 次，3 次为 1 个疗程，因跟腱无再生功能，注射时应注意避免损伤跟腱。

4. 物理疗法

可选用红外线、TDP 神灯、中药离子导入、超短波、超激光等治疗，每日 1 次，每次 20～30 min。

5. 功能锻炼

急性炎症期避免行走及跖屈活动，预防粘连，要循序渐进，不能操之过急，以免造成再次损伤。

三、跖管综合征

跖管为骨性纤维管，位于踝关节内侧下方。顶部为内踝下方，趾长屈肌腱、姆长屈肌腱、胫后神经及血管等从管内通过。若胫后神经在内踝下的屈肌支持带经跖管时受压迫而引起的一系列临床症状，称为跖管综合征。

（一）病因与病理

屈肌滑膜增厚、屈肌支持带与姆展肌的纤维性起点处受压或骨折造成创伤后纤维化，这三种原因导致神经受压，早期出现神经暂时性缺血导致灼痛，反复发生可导致神经脱髓鞘等改变。

（二）临床表现

本病最常见症状为夜间灼痛，久站或久行后出现间歇性脚趾烧灼痛、刺痛及麻木等，休息可缓解。胫后神经跟骨支受累时常出现脚跟内侧痛,向小腿放射;内侧足底神经和外侧足底神经分布区的感觉丧失,远侧脚趾背面的感觉丧失,但脚背感觉正常,Tinel 试验阳性,跖管部或脚的内缘压痛;严重可出现运动力减弱、肌肉明显萎缩等。

(三)诊断

相关检查:①肌电图检查明确受压部位;②胫后神经传导速度测试,内侧或外侧足底神经传导速度减慢。

临床上出现夜间烧灼,久站或久行后脚趾刺痛麻木,加上肌电图和神经传导的测试可明确诊断并确定受损部位。

(四)治疗

1. 休息及理疗

轻症或发病早期制动、休息和适当理疗能明显缓解,甚至痊愈。

2. 局部注射

局麻药加少量糖皮质激素做跖管注射,1 周 1 次,1 个疗程 3 次。

3. 冲击波治疗

冲击波调节频率和压力至适中,痛点治疗,1 周 1 次。

4. 手术治疗

必要时行跖管切开减压术。

第六章

失眠的麻醉治疗

第一节　星状神经节阻滞治疗

目前我国有 3 亿以上人口患有不同类型的睡眠障碍,不仅是一种临床常见疾病也成为诱发与加重其他多种慢性疾病的重要因素。长期的睡眠障碍会严重影响患者的生活、工作、学习及身心健康。其中失眠是最常见的睡眠障碍,是一种持续一定时间的睡眠的质或量令人不满意的状况。排除躯体疾病和精神障碍所引起的继发性失眠,失眠反复发作,每周 3 次,持续 1 个月以上,损害社会功能或引起显著苦恼或精神活动效率低下可诊断失眠症。据国外的研究表明,约 22% 成人对自己的睡眠不满意,10% ~ 12% 主诉失眠的症状影响到日间的工作生活,6% ~ 10% 符合失眠症的诊断标准。

星状神经节阻滞(stellate ganglion block,SGB)是近几年国内外麻醉治疗开展的治疗性新方法。失眠患者往往伴有交感神经功能亢进、副交感神经功能抑制等特点。因此,星状神经节阻滞能够明显改善自主神经功能及免疫状态,达到调节患者睡眠结构及改善睡眠进程的各项指标(入睡潜伏期、觉醒次数和时间、晨醒时间和睡眠中时间)的目的。

一、星状神经节阻滞

星状神经节是由第 6、7 颈部神经节构成的颈下神经节和第 1 胸神经节融合而成,有时候还包括了第 2 胸神经节和颈中神经节,其节后纤维广泛分布于 C_3 ~ T_{12} 节段的皮肤区域。在功能上属于交感神经节。

星状神经节阻滞(stellate ganglion block,SGB)是一种疼痛门诊广泛使用的微创治疗方法,是将局部麻醉药注射在含有星状神经节的疏松结缔组织内,以达到颈交感干、颈交感神经节与节前神经、节后神经及其支配范围的可逆性阻滞,从而阻滞支配头、面、颈、肩胛、上肢、前胸及后背等部位的交感神经,以调节交感神经系统张力,最终达到调节人体的自主神经系统、循环系统、内分泌系统、免疫系统使其保持动态平衡的作用,用于治疗多种疼痛及非疼痛类疾病。该方法最初是被偶然发现的,1883 年 Liverpool 和 Alexander 在结扎椎动脉治疗癌症时,误伤了交感神经,却得到了意外的治疗效果。此后许多年中一直采用外科手术方法切断颈部交感神经进行治疗,1920 年开始推广经皮的微创星状神经节阻滞疗法,很快成为一种用途广泛的治疗方法,此项技术是麻醉治疗门诊的核心技术之一。

(一)解剖

颈部交感神经节位于颈部血管鞘的后方、颈椎横突的前方,一般每侧有 3 个交感神经节分别称为颈上神经节、颈中神经节、颈下神经节。近80%的人群颈下神经节与T_1神经节融合为颈胸神经节,颈胸神经节形态不规则,多呈星形故又称为星状神经节(SG)。颈胸交感神经节多位于$C_7 \sim T_1$椎体横突水平,大小为2.5 cm×1.0 cm×0.5 cm,其下缘不会低于T_2椎体下缘。SG位于椎前筋膜深部,前方为颈动脉鞘,内侧为颈长肌,后内侧为椎间孔和喉返神经,外侧为前斜角肌及膈神经,前外侧为头臂静脉和甲状颈干,下方是肺尖和胸膜顶。大多数情况星状神经节的下缘高于第2肋骨上缘,其下方多被胸膜覆盖且表面有一层可作为确认星状神经节标志的脂肪组织,再向外则是壁层胸膜。这一特征性的脂肪层常是确认星状神经节位置的标志。从神经节下缘与第2肋骨上缘的位置关系来看,星状神经节下缘低于第2肋骨上缘的发生率是33.3%,但仍未见有星状神经节的下缘低于第2肋骨上下肋缘中点的报道。明确星状神经节的位置,以及确定穿刺点和穿刺方向,是实施神经阻滞的关键。C_6、C_7横突、颈动脉结节、胸锁乳突肌后缘中点、颈静脉切迹内缘及胸锁关节,这些骨性或肌性结构,均可作为确认星状神经节位置的体表标志,其中C_7横突与星状神经节的距离最近,是标定星状神经节体表投影的最佳骨性标志,但是C_7横突没有前结节,椎动脉未受椎动脉孔保护,在此穿刺容易伤及椎动脉。因此,临床上多以C_6横突作为解剖定位。

另外,星状神经节也发出灰交通支连接第7、第8颈神经和第1胸神经,还发出分支围绕锁骨下动脉及其分支组成丛,并随该动脉到达腋动脉的第一段。该节的另一些分支分别围绕椎动脉组成椎动脉丛,沿椎动脉上行,进入颅腔,围绕椎动脉及基底动脉,直到大脑后动脉,在此和起自颈内动脉的神经丛会合。星状神经节发出的心下神经沿锁骨下动脉后方,气管的前方下降,加入心丛而参与心脏的活动。

(二)作用机制

星状神经节阻滞的作用机制主要表现在中枢神经和周围神经、内分泌系统和应激几个方面。中枢神经作用主要表现为通过调节丘脑活动维护机体内环境的稳定;周围神经作用则主要表现为通过对交感神经节前、节后纤维的阻滞,使分布区域内各系统的交感神经功能受到抑制,以达到治疗相关疾病的目的。在治疗疼痛方面,其作用机制仍不明确,由于慢性疼痛及炎性疼痛中交感神经发挥着重要作用,星状神经节阻滞能够有效缓解疼痛的原因可能与其抑制交感神经的兴奋有关。同时,星状神经节阻滞可以阻断脊髓的反射通路,降低该部位交感神经兴奋性和敏感性,扩张小血管,增加局部区域血流,改善局部缺血、缺氧状态,加速代谢NE、P物质等疼痛介质,终止疼痛的恶性循环。

1. 抑制疼痛

当患者出现疼痛症状时,交感神经兴奋可以引起初级感觉神经元的敏感和兴奋,血浆中反映交感神经活性的NE含量上升。交感神经节阻滞后其节前和节后纤维的功能受到抑制,可阻断脊髓反射通路,减少脊髓内P物质和血浆儿茶酚胺的释放,降低交感神经兴奋性,使其分布区内血管收缩、腺体分泌、肌紧张受抑制,改善局部组织缺血、缺氧和代谢异常,并能通过增加局部血液循环,带走引起疼痛的炎症介质,从而阻断"疼痛-交感运动神经兴奋-局部缺血缺氧-疼痛"这一恶性循环。SGB可以阻断脊髓的反射通路,降低交感神经兴奋性和敏感性,增加局部区域血流,改善局部缺血、缺氧,并带走NE、P物质等介质,打破这种恶性循环。

2. 对心、脑血管的作用

心脏的重要神经支配主要来自星状神经节,但这种神经支配存在着不对称,左右侧星状神经节阻滞对窦房结、心脏传导及心肌不应期的影响不同,甚至表现出相反的效应,右侧星状神经节发出的节前纤维对心脏的交感神经支配占优势地位。右侧交感神经节阻滞对心率的影响较左侧明显,但是左侧阻滞对每博量影响较右侧大,因此,单侧阻滞对心血管调节作用还存在分歧。星状神经节阻滞可以改善血液流变学异常,扩张血管,增加血流动力学稳定性,减少血液黏度和高血细胞比容、血液循环加速。可以增加体内抗氧化指数,使自由基的含量降低,从而使血管的分节阻滞扩张,改善梗死面积,增加的氧含量和本地内容清除酶被激活,减少周围局部缺血损伤的梗死神经细胞,促进其生理功能的恢复。早期的实验就证明,阻滞星状神经节可以产生与静脉注射前列腺素 E(PGE1)相似的扩血管、增加血流的作用。星状神经节阻滞可以调节脑血管运动神经的功能、解除血管痉挛,增加脑血流速度改善神经功能,明显增加脑部血流量。所以,星状神经节阻滞对脑血管意外等脑部疾病有较好的治疗效果。

3. 对内分泌系统和应激反应的作用

星状神经与内分泌系统是紧密相连的。交感神经的紧张程度,影响多种内分泌腺的分泌,特别是松果体,松果体在昼夜中周期分泌的松果体素(褪黑素),影响机体的睡眠与觉醒,进行 SGB,可以明显降低交感神经的兴奋性,改善下丘脑供血,调节松果体对松果体素,也即褪黑素的分泌和生物节律性。星状神经节阻滞能有效地改善睡眠,治疗失眠。当机体受到缺血等刺激时能够产生应激反应,应激通过大脑皮质、大脑的边缘系统刺激下丘脑自主神经,通过交感神经系统的兴奋传导可导致机体发生一系列的病理过程。星状神经节阻滞使下丘脑的血流量增加,能起到维持垂体激素平衡的作用,与交感神经引起的反应相对应。星状神经节阻滞通过影响下丘脑的内分泌系统而调节不同应激激素,可减轻垂体-肾上腺皮质引起的不良应激反应。

(三)临床应用

1. 阻滞方法

星状神经节阻滞有多种入路,临床上主要有前侧入路法、高位侧入法及辅助引导穿刺法等,其中超声引导穿刺法最为常用。阻滞成功的标志为注射侧出现霍纳综合征,表现为瞳孔缩小、眼睑下垂、眼球下陷、鼻塞、眼结膜充血,面微红、无汗。

(1)前侧入路法:患者取仰卧位,头部垫一薄枕,于患侧胸锁关节上两横(示、中)指处,放置术者示指(行左侧阻滞时)或中指(行右侧阻滞时),距离左示指或左中指约 1 cm 处放置左中指或左示指(示、中指指尖处于同一水平面),将胸锁乳突肌及其深面的颈动静脉鞘推向外侧与气管分开,右手持 6.5～7.0 号针头、于两指中间(相当于 C_6 横突水平)垂直刺入,当针尾与气管前皮肤表面处同一水平位时(约相当于进针 1.5～2.5 cm),无需触及骨质,回抽无血液、气体、脑脊液即可注药。近年有人提出,在 C_6 和 C_7 部位穿刺对星状神经节的阻滞效果相似,而前者发生并发症明显少于后者。

(2)高位侧入穿刺法:患者仰卧,头转向对侧,皮肤常规消毒。术者位于左侧,穿刺点为胸锁乳突肌后缘与颈外静脉交界处,相当于环状软骨或 C_6 横突水平处。穿刺针头与皮肤垂直进针,使针头触及 C_6 横突,然后将针退出少许,针尾再向头端呈 45°倾斜,针尖在 C_7 横突前侧通过,超向 C_7 横突的方向前进约 1 cm,回吸无血液、脑脊液即可注药。

(3)超声引导下穿刺法:星状神经节位于椎动脉三角内,处于 C_7 横突基部和第 1 肋骨颈之间前方,椎前筋膜的深部,周围毗邻许多重要结构如气管、颈动脉、颈静脉、椎动脉、喉返神经、胸膜腔等。传统的盲探式穿刺定位困难,准确性低,易损伤颈部血管和神经,因此,操作具有一定的风险。为了更好地提高准确度,1995 年 Kapral 等首先报道了超声引导下的 SGB,自此开启了经超声引导行 SGB 的全新时代。Yoo 等发现,超声具有携带方便、操作简单易行、无放射损伤等优点,而且相对于传统的盲探式侵袭性操作,具有正确选择穿刺点、缩短穿刺时间、精确控制进针深度、提高穿刺成功率、避免盲穿损伤临近重要器官,特别是对于肥胖、颈短、儿童、水肿、低血压,以及畸形等较难穿刺的患者具有盲探式穿刺所无法比拟的优越性。应用超声进行神经节阻滞既能提高成功率又可减少并发症,目前已经广泛用于临床。

根据颈部交感神经节的解剖位置,目前超声引导下 SGB 多在 C_6 或 C_7 水平,穿刺路径分为气管旁入路和侧方入路两种。这些方式的优劣目前尚无足够的循证医学证据支持,但临床上多倾向使用侧方入路。

进针水平:分别在 C_6 和 C_7 水平,超声引导下 SGB 时,择优选择两者之一进行穿刺,以尽可能避免发生相关并发症。

进针路径:气管沟旁前路法。患者去枕平卧,保持头部中立位或侧卧位,并将薄枕垫于双肩下,使颈部处于轻度过伸位,嘴微张以使颈前肌群放松。采用高频线阵探头(6 ~ 12 MHz)横断面扫查显示出 C_6 横突前结节(前结节与后结节中间有 C_6 颈神经根穿出)或者 C_7 横突,并观察确定甲状腺、颈动脉鞘、椎动脉、甲状腺下动脉、气管和食管等结构。向外侧尽可能推开颈动脉鞘,在气管旁沟进针,针尖经甲状腺外侧缘进入颈长肌表面的椎前筋膜深方,回抽无血液、脑脊液或气体后,即可注入药物。该穿刺路径容易损伤甲状腺下动脉、椎动脉和食管。

胸锁乳突肌后缘侧入法和肌间沟侧入法:体位、扫查设备和阻滞前准备同前,显示出 C_6 或 C_7 横突后,穿刺针经相应穿刺入路同样到达椎前筋膜深方。该穿刺入路可以避免损伤甲状腺、食管,尽可能避开血管和神经。但有时会由于颈内静脉与 C_6 或 C_7 横突距离过近而损伤静脉,出现血肿,甚至难以进针。

与盲探法 SGB 和 X 射线或 CT 引导下 SGB 相比,超声引导下 SGB 局部麻醉药物的用量更少,Horner 综合征出现更快。

2.常用药物和剂量

(1)常用药物:星状神经节阻滞可以单用局麻药,也可根据治疗疾病目的不同在应用局麻药物基础上复合使用其他辅助药物。局麻药中以单用利多卡因最多,也有学者将利多卡因联合使用布比卡因或罗哌卡因以延长作用时间。复合辅助药物中常用药物包括皮质激素、右美托咪定、维生素 B_1、维生素 B_{12}、扩血管药物等。

(2)常见星状神经节阻滞麻醉药物的浓度和剂量。①利多卡因:因其起效快、作用较强、毒性较低、价廉而作为星状神经节阻滞的首选用药。通常使用浓度为 0.5% ~ 1.0%,单侧单次剂量为 3 ~ 10 mL,起效时间为 1 ~ 3 min,作用维持时间为 1 ~ 3 h。②布比卡因:

常用浓度为 0.25% ~ 0.33%,总量为 3 ~ 5 mL,起效时间为 5 ~ 10 min,作用维持时间为 3 ~ 6 h,但引起的心血管不良反应较多。③罗哌卡因:因起效快、作用时间长也常应用于临床。常用浓度为 0.2% ~ 0.5%,剂量为 3 ~ 5 mL。由于超声引导技术的广泛应用,目前各局麻药的用量均较之前明显减少。

3. 星状神经节阻滞成功的标志

SGB 操作后效果的判定主要包括患者疼痛缓解程度评估和交感神经功能测定。

(1)疼痛缓解程度评估:包括疼痛改变百分率、休斯顿疼痛情况调查表、视觉模拟评分量表等。

(2)交感神经功能评定:Malmqvist 等界定了一个严格的 SGB 术成功标准,包括①Horner 综合征(同侧瞳孔缩小、上睑下垂、眼球内陷和同侧面部少汗)是 SG 阻滞成功的重要标志,也是最常用的标志;②同侧皮温升高至 ≥34 ℃;③皮肤血流量测定 ≥50%(激光多普勒血流仪);④尺侧皮肤阻抗反应消失;⑤桡侧皮肤阻抗反应消失。其中符合 4 项视为阻滞成功。

Yamazaki 等以脉搏血氧仪测定的灌注指数(perfusion index,PI)作为评估 SGB 术成功与否的标准,21 例 SGB 成功的患者均出现耳垂与指间 PI 增加,而对侧无此表现,而且 PI 增加与疼痛程度缓解和皮肤微循环血流量的改变成正比,提示 PI 可以作为评估 SGB 术疗效的指标。Doytchinova 等研究表明,皮肤交感神经活动可以正确反映 SG 发出的交感神经活性,使用高滤波的心电图仪可以测量皮肤表面的交感神经活动。由于对 Horner 综合征的判断较为主观,使用 PI 或皮肤交感神经活动等客观指标作为 SGB 术是否成功的标准是目前研究的热点,也是临床需求所在。

4. 适应证

星状神经节阻滞的适应范围非常广泛,交感性疾病是其主要适应证,其他以血管症状为主要临床表现的疾病常会对交感性阻滞有反应,包括雷诺病、动脉栓塞和脉管炎。另外这种阻滞方法还具有诊断价值,诊断性阻滞常用于确定疼痛症状是否为交感神经系统所致。星状神经节的适应证按部位分类如下。

(1)全身性疾病:自主神经功能紊乱、原发性高血压/低血压、甲状腺功能亢进/减退、厌食症、过食症、体位性血压异常、失眠症、全身多汗症、眩晕、全身性白癣、皮肤瘙痒、脂溢性皮炎、脑卒中后疼痛、多发性硬化、重症肌无力、带状疱疹、单纯性疱疹、传染性单核细胞增多症、慢性疲劳综合征、反射性交感神经萎缩症、幻肢痛、断肢痛、糖尿病。

(2)头部疾病:脱毛症、头痛(包括偏头痛、紧张性头痛、群集性头痛、颞动脉炎性头痛)、脑血栓、脑血管痉挛、脑梗死等。

(3)面部疾病:周围性面神经麻痹、非典型性面部疼痛、咀嚼肌综合征、下颌关节综合征。

(4)眼部疾病:视网膜血管闭塞、视网膜色素变性症、葡萄膜炎、视神经炎、类囊胞黄斑肿胀、角膜溃疡、白内障、瞳孔紧张症、飞蚊症、视觉疲劳、屈光异常。

(5)耳鼻喉科疾病:慢性副鼻窦炎、急性副鼻窦炎、过敏性鼻炎、突发性难听、渗出性中耳炎、梅尼埃病、良性发作性眩晕、鼻塞、扁桃体炎、耳鸣、咽喉部感觉异常症、嗅觉障碍。

（6）口腔疾病：拔牙后疼痛、舌痛症、口内炎、舌炎、口唇炎、口内黏膜干燥症。

（7）颈肩及上肢疾病：上肢血液循环障碍性疾病（如雷诺病、急性动脉闭塞症、颈肩臂综合征、外伤性颈部综合征、胸廓出口综合征、肩关节周围炎、术后浮肿、乳腺切除术后综合征）、网球肘、腱鞘炎、颈椎病、关节炎、掌多汗症、冻伤、冻疮、甲周围炎、甲纵裂、腋臭。

（8）循环系统疾病：心肌梗死、心绞痛、窦性心动过速、心脏神经症。

（9）呼吸系统疾病：慢性支气管炎、肺栓塞、肺水肿、过度通气综合征、支气管哮喘。

（10）消化系统疾病：过敏性肠炎、溃疡性结肠炎、胃炎、胃溃疡、克罗恩病、消化性溃疡、腹泻、痔疮等病。

（11）妇产科疾病：月经异常、月经前紧张症、月经困难症、更年期综合征、子宫切除后自主神经功能紊乱症、女性不孕症。

（12）泌尿科疾患：神经性尿频、夜尿症、尿失禁、肾盂肾炎、IgA 肾病、游走肾、前列腺炎、男性不育症。

（13）腰及下肢疾患：腰痛症、膝关节痛、足癣、红斑性肢痛症、鸡眼、冻伤及冻疮。

5. 禁忌证

凝血功能障碍、局部皮肤感染、近期心肌梗死病史、青光眼、甲状腺肿大、心脏兴奋传导异常，以及患者精神障碍不配合等。

6. 注意事项

（1）治疗操作者：要求必须由有资质的麻醉科医师或疼痛科医师进行操作，以保证效果、减少严重并发症的发生。

（2）操作条件：行星状神经节阻滞时必须有麻醉机、供氧设备等抢救设备在旁并配备必要的抢救药物，超声设备，监护仪监测生命体征；阻滞过程中需要注意患者的意识状态、呼吸、感觉等有无异常；有出血倾向者慎用。

（3）注药前应确定针尖位置，药液应注射于颈长肌表面、椎前筋膜深面，超声下可见颈长肌表面呈环形无回声区膨胀，如见药液进入颈长肌或颈长肌与横突之间，须回退针尖后确定针尖位置位于颈长肌表面后再注射。如未见椎前筋膜膨胀且药液于其表面扩散，应略进针刺破椎前筋膜再注射。

（4）星状神经节阻滞通常不能同时阻滞双侧，以免发生呼吸、循环系统的不良事件，但可左右异日交替进行阻滞。

（四）并发症

星状神经节阻滞的并发症包括与局麻药有关的并发症和与操作有关的并发症。

1. 局麻药引起的并发症

（1）过敏反应：轻者出现皮疹、瘙痒等，重者可迅速出现喉头水肿，甚至休克死亡。

（2）局麻药中毒：多因局麻药误入血管或一过性局麻药浓度过高所致。轻者表现为头晕、耳鸣、寒战及苍白等，严重者表现为心悸、发绀、抽搐、意识模糊、低血压及呼吸困难等，若抢救不及时可因呼吸循环衰竭死亡。

2. 操作引起的并发症

（1）血管损伤：由于星状神经节周围血管为颈动脉、椎动脉、椎静脉、甲状腺血管及其他小血管,穿刺不准可导致血管损伤,表现为局部淤斑及血肿,严重血肿有发生窒息的危险。因此,穿刺过程和给药前应注意回抽,有回血时应拔出穿刺针并压迫止血。

(2)高位硬膜外阻滞及蛛网膜下腔阻滞:由于穿刺过深、过猛所致。高位硬膜外阻滞多表现为双上肢运动麻痹,而误入蛛网膜下腔时可导致全脊髓麻醉,这是极其严重的并发症,应严格避免。

(3)气胸:穿刺角度不适当或穿刺部位过低,可导致气胸或血气胸。

(4)臂丛阻滞:穿刺过程中针尖未能抵住横突前结节而向后滑行,即可直接接触脊神经出现上肢相应的神经支配区放电感及注药后出现臂丛神经阻滞。或者虽然针尖位置准确抵在前结节,但局麻药用量过大,在星状神经节阻滞的同时臂丛神经部分被阻滞。预防的措施为准确定位,避免进针过深,并且减少局麻药用量。

(5)声音嘶哑:由喉返神经阻滞所致,患者表现为声音嘶哑或者失音,咽部有异物感,严重者可出现胸闷、呼吸困难等。

(6)穿刺部位疼痛:多出现在反复多次阻滞或出血的患者,需多次阻滞的患者应两侧交替进行或隔日进行,同时注意轻柔操作,减少损伤。

(7)异物感:多由于反复按压寻找骨性标志及注药用量过大引起,动作轻柔、减少剂量可以避免。

(8)感染:由患者自身机体抵抗力差或免疫缺陷、无菌操作不严格所致,可引起感染造成深部脓肿或神经根炎等。

二、星状神经节阻滞治疗失眠

(一)作用机制

失眠症是指对睡眠时间和(或)睡眠质量不满意并影响日常社会功能的一种主观体验。由于社会节奏加快及竞争加剧,失眠已十分普遍。失眠症可导致职业受挫、事故高发、出现精神障碍、自杀率增大、诱发人体免疫力下降,目前失眠症的治疗是以药物治疗为主的综合治疗,安眠药的日间残留效应可对患者的日间社会活动及工作产生负面影响,在对安眠药物副作用的认识不断深入的同时人们也越来越重视其他方法对失眠的治疗作用。活化脑功能、调节自主神经中枢应是治疗失眠的最基本、最积极的方法。神经阻滞疗法较单纯应用镇静催眠药物抑制中枢神经活动而使患者处于被动睡眠更为合理,也是防止失眠症复发、防止药物依赖、耐药性产生的有力手段。

失眠其实就是大脑的神经处于异常的兴奋状态,没有进入休眠的状态,一般通过星状神经节阻滞来调节兴奋状态。通过对星状神经节进行抑制,让本来导致失眠的神经组织细胞不再变得活跃;由于人的大脑神经组织都是很敏感的,而且错综交错,因此,当星状神经节阻滞时,那些兴奋的神经系统被抑制,失眠的症状就会迎刃而解。引起失眠的原因有很多,对于神经衰弱或者是更年期的女性朋友,可能是由体内的内分泌紊乱所导致,一些年轻人出现失眠,很有可能是生活工作的压力大。一些长期从事体力劳动的人,长时间过度劳累,身体得不到休息,这些都可以引起失眠。上述的这些症状,通过星状神经节阻滞,传送到神经组织纤维处,大脑的神经细胞组织纤维分布是非常广泛的,不仅可以传达信号,还可以分泌激素;如果是因为激素紊乱所导致的失眠,星状神经节阻滞就会给分泌激素的神经纤维传递信号,当激素水平正常时,失眠的症状就会自然消失。与睡眠相关的神经递质包括乙酰胆碱、多巴胺、肾上腺素、5-HT、γ-氨基丁酸。

星状神经节阻滞治疗失眠症可以获得满意的疗效,目前认为,其可能机制为:①星状神经节是颈交感链的组成之一,星状神经节阻滞可同时阻滞交感干,达到调节自主神经功能和缓解临床症状的作用;②星状神经节阻滞的麻醉药物可弥散至椎基底节动脉和大脑后动脉的交感神经丛,改善脑血流灌注,增加颅脑组织有氧代谢,消除局部氧化自由基,加速皮质层内抑制过程的恢复。

星状神经节阻滞作用机制的有关研究表明,反复进行星状神经节阻滞,对自主神经是一种复活锻炼。血中去甲肾上腺素(NE)是反映交感神经活性的敏感指标。星状神经节阻滞对交感肾上腺系统的兴奋具有一定的抑制作用。研究发现癌症疼痛、更年期综合征患者行星状神经节阻滞后血清中的去甲肾上腺素明显下降,但仍在正常值范围内。而正常人行星状神经节阻滞后,血浆中去甲肾上腺素的浓度虽有所改变,但差异不显著。可见星状神经节阻滞只抑制增高的交感神经活性,恢复交感、迷走神经的平衡,对正常的交感神经活性影响不大。

神经系统与内分泌系统是紧密联系的,交感神经的紧张程度影响多种内分泌腺的分泌。临床观察证实用利多卡因进行星状神经节阻滞能够改善睡眠,治疗失眠。星状神经节阻滞可明显降低疼痛患者血中皮质醇、醛固酮、血管紧张素Ⅱ、5-HT、P物质的含量。由此不难看出,星状神经节阻滞可调节异常变化的内分泌系统。星状神经节阻滞可调整节下丘脑功能,稳定自主神经和内分泌系统功能,从而可使机体恢复内环境稳定还可通过星状神经节前和节后纤维阻滞,抑制其分布区的交感纤维,促使脑血管舒缩功能趋于平衡,从而产生缓解症状的良好效果。

星状神经节阻滞能够作用于大脑皮质、小脑、下丘脑中枢神经系统,维护脑组织的循环;并作用于交感神经,调节周围神经、自主神经、调节内分泌、免疫系统,增加血流量,有助于维持机体内环境的稳定;阻断交感神经紧张性恶性循环;改善血循环状态。同时,星状神经节阻滞还可以显著增加该神经支配区的血流量,改善组织器官的血供,改善异常的血液流变学指标,包括降低全血高黏度及红细胞压积等而加快血液循环等。星状神经节阻滞可以改善异常的血液流变学指标,研究发现星状神经节阻滞后大约5 min即可出现血管扩张,15 min后血流量增加75%达高峰,并可持续70 min,15 min后血流速度增加58%,持续60 min,血管径增加7%。这对脑血管栓塞、心绞痛、心肌梗死、雷诺病的治疗都有显著疗效。再者,星状神经节阻滞使脑血流增加的作用超过任何药物,下丘脑血流的增加能起到维持垂体激素平衡的作用,从而调节异常变化的内分泌系统。星状神经节阻滞还能使自主神经安定、强化。

失眠多由于内、外环境变化的刺激,引起高级中枢神经系统特别是自主神经功能失调、人体内环境失衡的一种临床表现,患者极其痛苦,严重影响患者的生活质量和身心健康。星状神经节阻滞对自主神经系统、内分泌系统和免疫系统均有良好的调节作用;对维持内环境的稳定,纠正自主神经系统功能失调可发挥独特的功效,可使所支配范围内的脏器血管扩张,可直接导致脑血流量增加,活化脑细胞功能。其中枢作用是对下丘脑起着积极的双向调节作用。笔者认为此治疗方法较单纯应用镇静催眠药使患者处于被动睡眠更有积极的治疗价值。

(二)临床使用

临床证实利多卡因进行星状神经节阻滞能有效改善睡眠,治疗失眠。在临床中,星状神经节阻滞治疗失眠有效率在 60% 以上,尤其对于顽固性失眠有明显的改善作用。所以其他治疗效果不太理想的患者,可以通过星状神经节阻滞进行治疗。

超声引导下星状神经节阻滞治疗失眠常用药:1% 利多卡因 3~5 mL(根据患者体重选择剂量),加或不加右美托咪定(5 μg)。星状神经节阻滞治疗通常做一次就会有很好的疗效,临床上治疗一般每天 1 次,左右交替,5~10 次为 1 个疗程,2 个疗程治疗后间隔 1~2 个月,治疗时间的长短根据治疗效果而定。

星状神经节阻滞治疗失眠的显效评价:①入睡时间小于 30 min,夜醒小于 2 次,总睡眠时间大于 6 h;②夜间睡眠脑电监测证实以深睡为主,慢波睡眠第Ⅲ、Ⅳ期增多,睡眠结构完整;③白天存在缺睡症状改善。

(三)注意事项

在治疗前签署知情同意书,提前告知患者星状神经节阻滞后会出现的症状,可能会造成患者不适(Horner 综合征的表现),一般阻滞后 30 min 消失(利多卡因),使用罗哌卡因或布比卡因会延长作用时间。

第二节　失眠的认知行为疗法

认知行为疗法(cognitive and behavioral treatments,CBT)是由 A. T. Beck 在 60 年代发展出的一种有结构、短程、认知取向的心理治疗方法,主要针对抑郁症、焦虑症等心理疾病和不合理认知导致的心理问题。认知行为疗法指通过改变思维和行为的方法来改变不良的认知和不适当的思维方式,建立正确的思维方式以达到消除不良情绪的目的,并寻求正确的解决问题的方法。Morin 等于 1993 年把认知疗法、行为疗法中的刺激控制疗法和睡眠限制疗法等加以整合,首次提出失眠认知行为疗法。睡眠认知行为疗法指针对失眠病因,纠正患者不良睡眠习惯、重塑失眠患者的合理认知模式、缓解各种负性情绪、减弱"唤醒"状态、消除条件性觉醒,最终建立条件化、程序化的睡眠行为。

认知是指一个人对一件事或某对象的认知和看法,对自己的看法,对人的想法,对环境的认识和对事的见解等。认知行为治疗认为:人的情绪来自人对所遭遇的事情的信念、评价、解释或哲学观点,而非来自事情本身。正如认知疗法的主要代表人物贝克(A. T. Beck)所说:"适应不良的行为与情绪,都源于适应不良的认知。"认知行为治疗认为治疗的目标不仅仅是针对行为、情绪这些外在表现,还要分析患者的思维活动和应付现实的策略,找出错误的认知加以纠正。目前,它是世界上公认的、非药物治疗失眠的最好用的疗法。

失眠的长期药物治疗存在滥用、依赖、认知功能受损、易跌倒等风险。上一章节已经介绍了治疗失眠的新兴方法——星状神经节阻滞,而失眠认知行为治疗(cognitive behavioral therapy for insomnia,CBTI)是目前非药物的失眠治疗方式当中有最多实证研究支持其疗效的方式,2016年7月美国内科医师学会(American College of Physician)于《内科医学年鉴》(*Annals of Internal Medicine*)上发表了针对成人慢性失眠患者的治疗指引。目前普遍被大家接受并且在临床上也获得肯定疗效的治疗主要是认知行为疗法。《中国成人失眠诊断与治疗指南》也强调了认知疗法在治疗慢性失眠中的重要性。这种治疗模式的转变符合现代医学所倡导的生物—心理—社会医学模式,大量研究证实认知—行为疗法安全有效。

美国内科医师学会回顾了2004—2015年的失眠疗效研究后,强烈建议所有成人慢性失眠患者接受失眠认知行为治疗,并指出失眠认知行为治疗应被视为慢性失眠个案的第一线治疗方法。其方法都经由严格的科学分析得到证实,且能长时间维持失眠症状的改善。CBTI结合了睡眠行为医学及心理治疗的原理,教导失眠者了解睡眠的基本机制,对于自身的失眠问题进行自我分析,并学习各式助眠技术与放松技巧,再透过调整干扰睡眠的生活习惯及想法,以改善其失眠困扰。有研究表明,CBTI对成人慢性失眠的治疗效果在短期内与药物相当,但是长期来看,CBTI的治疗效果和维持效果远远高于药物。因此,相对于安定类药物来说,CBTI是更安全、更健康、更具普适性的失眠疗法。

一、失眠认知行为治疗作用机制

(一)失眠的病理生理模型

正常的睡眠有赖于睡眠系统(自我平衡、生理时钟)与觉醒系统的平衡。研究者提出了很多关于原发性失眠病因与病理生理学理论模型。这些模型对失眠的解释各不相同,但在解释失眠过程的维持上有2个假设是一致的:过度唤醒和唤醒抑制的失败。失眠的过度唤醒假设认为,由于一些系统的广泛激活(认知、生理、情绪、皮质),个体常常难以放松。简单地说,过度唤醒理论假定慢性失眠患者与健康个体相比总体上表现为过度活跃,尤以上床及睡眠期间更为明显。另一方面,唤醒抑制失败假设认为,失眠最显著的特点是难以抑制典型的清醒阶段激活。换句话说,失眠者不一定存在过度激活(维持正常激活),而是唤醒抑制的失败。实际上,这两种假设可能是互补的,分别表现了慢性失眠患者的两种不同侧面。

(二)失眠认知行为治疗的神经生物学研究

最近,由于认识神经科学的发展,以及新型测量手段(如脑电图描记器或神经影像学)的应用,心理治疗与神经科学的联合成为当前的热点研究领域之一。研究者试图阐明,认知行为疗法有效是否意味着引起了大脑神经生物学水平变化。这一领域的研究主要通过评估CBTI干预后大脑的结构性和动态性变化,了解干预的决定因素,以便在现有的科学知识基础上合理地计划或设计干预方案。任何心理治疗性干预都或多或少是结构化的、根据理论取向进行系统学习过程。研究发现,在有机体学习的时候,大脑有进行结构和功能性改变的能力。心理治疗可以界定为学习与练习一种新技能的过程,这些技能随时间成为习惯,并与个体人格融合在一起。正如 Lundh 所说,应该教育失眠患者"治疗是一种需要花时间学习新技能的过程,而不是找到一种让人立即入睡的策略"。在个体心理治疗后,那些行为变化将在大脑的解剖与功能性组织中反映出来。许多研究结果支持失眠的过度唤醒假说,并提供了过度激活路径的证据。比如通过比较对 CBTI"有反应者"和"无反应者",发现在某些脑区存在整体性功能不良型态;也有研究使用情绪或情感范式证实存在过度激活或唤醒增加的一般类型。Someren 等通过神经生物学研究准确地描述了 1 种与 1 天中不同时刻功能(或功能不良)变异相关的失眠类型,即就寝和非快速眼球运动(non-rapid eye movements,NREM)睡眠期间前额叶皮质过度活跃,而白天活跃性低下。这一结果的意义在于,可以进一步考察 1 天中的不同时间是否影响干预前测或后测结果;同时也意味着,针对个体睡眠时间类型而实施 CBTI 干预可以提高治疗收益。尽管已经有时间治疗学(特别是给药的最佳时间)方面的研究,但心理治疗领域对这一问题还缺乏研究,针对这一主题进行系统研究可能改变心理治疗的理论建构方式,特别是失眠心理治疗的界定方式。

二、认知行为具体治疗

认知行为疗法(CBT)包括刺激控制疗法(stimulus control therapy,SCT)、睡眠限制疗法(sleep restriction therapy,SRT)、睡眠卫生教育(sleep hygiene education,SHE)、松弛疗法(relaxation techniques,RT)、认知疗法(cognitive therapy,CT)5 个方面,通过每周 1 次与治疗者面对面的会谈,根据治疗者的不同情况进行认知行为指导,每次谈话的时间在 30 ～ 90 min,疗程 4 ～ 8 周。常用的评估疗法的工具有睡眠日记、匹兹堡睡眠质量指数(PSQI)、失眠严重程度指数(ISI)。

(一)刺激控制疗法

主要针对:难以入睡等现象。

刺激控制基于经典条件反射,通过控制刺激源,建立"床＝睡眠"的条件反射,帮助人们在躺在床上时能够立刻联想到睡眠,累积睡眠驱力,从而缩短睡眠潜伏期,改善睡眠质量。

(1)只有在想睡的时候才上床。

(2)床只用于睡觉,不要在床上看书、看电视、吃东西等进行与睡觉无关的事情。

(3)如果在床上 15 ～ 20 min 还不能入睡,应该起床,甚至到另一个房间去。

(4)感到有睡意再上床,如果再次卧床 15 ～ 20 min 仍不能入睡,再重复第三项。

(5)每天按时起床。

(6)白天不能午睡或打盹。

这个模块的作用是为了促进我们的神经系统重新建立新的生物钟,失眠的人由于各种原因导致原有的生物钟紊乱,这个步骤能从根本上解决问题。当然,紊乱的生物钟要纠正过来肯定不容易,本人的意愿很重要,能坚持第一周,之后会顺利很多。

(二)睡眠限制疗法

主要针对:难以入睡、睡眠碎片化、浅眠等现象。

睡眠限制就是通过适当地减少卧床时间,累积睡眠驱力,让人能够在达到困倦最高值时快速入睡,从而帮助人们减少睡眠开始前的辗转反侧,提升睡眠质量,减轻夜醒的频率。

(1)记录睡眠日记,记录每天卧床时间和主观睡眠时间,按每周平均值计算睡眠效率。

(2)如果睡眠效率小于85%,保持当前的上床时间,甚至推迟上床时间15~30 min。

(3)每天同样时间起床,按照记录的平均卧床时间来设定上床时间。

(4)每天定时记录上床、起床时间和估计睡觉总时间。

(5)每周计算睡眠效率,达85%后,可以把上床时间提早15 min。

(6)以上程序反复重复,直到睡眠时间达8 h或自己期望的睡眠时间。

(7)白天不能有午睡或打盹。

这个模块的作用是通过减少无效睡眠时间,来达到提高睡眠效率、质量的目的,增加睡眠的满足感和心理愉悦感,找到自己理想的睡眠时间。睡眠限制疗法作为CBT的一线措施,被证实是可以单独用于治疗慢性失眠症的有效方法。此方法要求患者严格执行作息时间表,将卧床时间限制至平均总睡眠时间,通过减少患者的卧床时间,造成部分睡眠剥夺,建立睡眠债务促进睡眠驱动,从而增加患者的睡眠机会,最大程度减少睡眠潜伏期以及入睡后觉醒次数。睡眠限制疗法的最终目的是在总睡眠时间的基础上允许患者的卧床时间超过15~20 min。

(三)睡眠卫生教育

主要针对:难以入睡、睡眠难以维持等现象。

睡眠卫生指的主要是通过改变与睡眠有关的因素,从而建立良好的睡眠卫生习惯。

(1)睡眠时间长短取决于第二天的精神状态,并非一个固定值。

(2)每天早上或下午定期运动可以帮助睡觉。

(3)限制喝酒,尤其是在晚饭后。

(4)避免茶和酒,尤其在下午或晚上。

(5)半夜醒来,不要看钟,继续转身睡觉。

(6)睡觉前吃少量食物可以帮助睡眠。

(7)卧室尽可能安静和暗淡,保持温度适合。

(8)周末、节假日尽可能按时起床。

(9)白天不一定要午睡或打盹。

(四)松弛疗法

松弛疗法包括逐步肌肉放松、引导式意象放松、自我训练、腹式呼吸。

主要针对:难以入睡、睡眠难以维持等现象。

睡眠需要我们在唤醒和睡眠驱力之间达到平衡。如果你的唤醒水平太高,那么即使身体感到疲惫,入睡也会比平常困难。通过放松,使患者有意识地放松身心,逐步降低全身肌肉的紧张度,促进心理及情绪上的放松,以降低机体唤醒水平,对因紧张刺激而紊乱的睡眠模式进行调试。经过一段时间的放松训练,将其转化为一种习得行为,以改善睡眠和情绪。有研究发现药物治疗辅助放松训练能显著缩短患者的睡眠潜伏期,明显延长总睡眠时间,效果优于单纯药物治疗。

(五)认知疗法

主要针对:难以入睡、改善和提升日间功能。

通过对认知的说明和干涉,人们可以减轻对于失眠的担忧,并学会如何应对繁杂且难以摆脱的想法,从而降低唤醒驱力,帮助人们更容易进入睡。认知疗法是采用心理治疗的方法,让患者对睡眠和睡眠的作用形成一个正面且恰当的概念,从而重新建立认知通路,该疗法目标是纠正患者的失调性信念,帮助其形成合理的睡眠预期和态度。慢性失眠症患者普遍存在对失眠原因误解、对其后果夸大、不切实际的睡眠期望、缺乏控制感,以及对促进睡眠训练误解的失调性信念。常见的认知错误包括"不吃药我就睡不着""睡不着我就多躺躺,闭闭眼睛也是好的""我再睡不着就完了"等。认知疗法建议在心理治疗师的指导下进行,不鼓励自我治疗。特别注意:需要调整的认知并不一定是错的认知,而是无功能的认知。

认知疗法的主要目标是直接改变失眠患者歪曲的认知或思维方式中蕴含的特殊、习惯性错误。认知过程为行为与情感的桥梁,患者对睡眠的认知是治疗中的关键环节,认知治疗旨在使患者建立起有效自主面对睡眠问题的信心。治疗过程包括:首先对睡眠错误认知的量化评定;发现患者的错误认知与观念;用正确的认知代替歪曲的认知。有研究结果显示认知疗法能改变失眠症患者的错误认知,患者入睡时间缩短、睡眠时间延长、睡眠质量和睡眠效率提高,日间社会功能得到改善,提示认知疗法对失眠症有较好疗效。

三、失眠认知行为治疗的禁忌证

失眠认知行为治疗的禁忌证包括:睡眠呼吸暂停、不宁腿综合征、周期性肢体运动障碍、发作性睡病、癫痫、时差、梦魇症、轮班工作制、异态睡眠、嗜睡症、高风险自杀倾向、双相情感障碍、精神障碍、酒精或药物滥用、认知损害等。

四、失眠认知行为治疗的有效性和依从性

(一)失眠认知行为治疗对患者的有效性

不良睡眠习惯和对睡眠错误认知是导致失眠产生和持续的原因。失眠认知行为治疗(CBTI)通过改变患者的不良睡眠习惯和对睡眠的错误认知来达到治疗目的,包括:刺激控制疗法、睡眠限制疗法、放松训练、认知疗法、睡眠卫生教育。这些疗法结合患者的具体情况,可以单独使用,也可联合使用。即使在难治性失眠与催眠药依赖性失眠案例中,CBTI 也会在主观与客观睡眠参数及日间功能方面产生中到大的效应变化。越来越多的证据支持 CBTI 在原发性与共病性失眠管理中的有效性。大约 70%~80% 的患者对 CBTI 有治疗性反应,约 40% 可达到临床完全缓解。而且,由于药物疗法并不针对慢性失眠的病因和维持因素,长远来看 CBTI(有或无放松训练)在保持治疗效果方面优于药物疗法。有研究比较了单独的行为和认知疗法与综合疗法的效果,发现单独的认知疗法可以作为一种有效的治疗选择,认知疗法可引起失眠症状更慢,但更持续的改善,不过,包

括所有成分的综合疗法效果最强,也最持久,治疗效果可维持 6 个月以上。另外,研究发现多种模式的 CBTI 干预治疗的最佳剂量为每 2 周 1 次(共 8 次)。

早期的研究主要是针对原发性失眠相关的认知行为疗法,后来研究发现,认知行为疗法对共病性失眠或继发性失眠同样有效。因此,美国睡眠医学会在回顾了已有的研究后建议将心理与行为治疗作为继发性失眠的有效治疗。理论上,认知行为治疗对那些有共病性失眠的患者(这些人更偏向服用各种其他药物,导致药物相互作用、不良事件和依赖的风险增加)可能是更有吸引力的一种选择。另外,CBTI 在改善某种躯体共病如慢性疼痛和癌症患者的睡眠参数方面也是有效的。总体上说,CBTI 在不同人群(如儿童、成人、老年人、共病性失眠和催眠药依赖性失眠者)中都表现出良好的结果。正因为如此,2016 年美国内科医师学会对慢性失眠的药物与心理疗法进行了系统回顾,并发布了新的临床实践指南。指南建议将 CBTI 作为一线治疗。

长期的现场治疗不是进行 CBTI 的唯一有效手段。研究发现,通过书本、视频或音像、电视或网络进行的自助行为干预也能有效地改善一些睡眠参数。有研究发现,通过网络实施 CBTI 核心成分的干预在改善睡眠参数方面是有效的,网络干预在某些情况下与现场个体化 CBTI 一样有效。而且,在一个关于自助行为干预的失眠管理分析中,自助疗法在治疗失眠方面整体来说低到中等有效,而且对抑郁和焦虑共病症状有一定的效果。自助方案治疗共病性失眠比治疗师现场进行的干预效果差。最近一些年,基于网络的 CBTI(eCBTI)逐步增多。不过,eCBTI 仍然需要时间和患者的参与,目前还不清楚哪种类型的失眠患者最适合推荐 eCBTI。总之,无论是亲自还是虚拟的 CBTI,只有医师团队的成员在治疗期间给患者提供支持帮助才能取得最大程度的有效性。

(二)患者对失眠认知行为治疗的依从性

尽管 CBTI 疗效明确,从美国失眠诊断和药物处方情况的信息中发现,失眠药物处方数量仍呈现上升趋势。可见无论是医师或是患者,还是比较依赖药物治疗。失眠的认知行为疗法具有较好的循证医学证据支持,但很多因素影响其实际运用。对许多医师,包括行为治疗师来说,患者依从性都是一个具有挑战性的问题。一般来说,与急性问题患者相比,慢性疾病患者的依从性低很多,而慢性失眠障碍患者的依从性更不令人满意。一份对 569 个常见医学治疗依从性的研究显示,平均依从率为 75%,而睡眠相关治疗的依从性为 65%,是所有障碍研究中最低的。据估计,在临床情景中患者在 14%~40% 个体和 7%~10% 的小组治疗时间不能完成所提供的 CBTI 方案。基于网络的治疗脱落率也与小组或个体 CBTI 处于同样范围,研究发现,约 17% 慢性失眠成人从每周 1 次的网络干预中脱落;33% 的人在 5 周的网络干预(每周 1 次)结束前退出。而且,与随机对照试验相比(一般有更强的监控和同质性的参与者),自然的临床情景下脱落率更高。

认知行为疗法不像药物疗法那样能提供快速和容易的短期缓解,而需要患者改变他们的生活方式,完成实践性的练习,并为了长远的解放忍受短期的不舒服(如限制睡眠时间之初感觉更疲倦),这是影响患者依从性的主要原因。研究发现,总睡眠时间明显减少和严重的抑郁症状是个体 CBT-1 治疗的最常见风险因素。心理社会因素也影响患者对 CBTI 的依从性。慢性失眠个体通常更将他们的症状看作是躯体的症状,不愿意或拒绝接受"心理学"治疗。实际上,有证据表明将失眠治疗赋予"心理疗法"特色是导致认知行为治疗的利用不足的原因之一。为了避免这种影响,有些地方甚至开始使用"睡眠行为医学(behavioral sleep medicine,BSM)"这一术语,将CBTI看作是行为睡眠医学的一种形式,一种专科或者各种睡眠障碍的特定认知行为治疗选项。

五、失眠认知行为治疗的目标和预期结果

(一)目标

(1)帮助失眠患者对自身失眠情况有更好的理解。

(2)分析失眠原因。

(3)调整负性睡眠认知。

(4)运用技术管理睡眠;生活中避免失眠维持因素。

(5)对自身情绪问题有更好的理解;控制和管理情绪的能力增加。

(6)有能力运用认知和行为来减少复发。

(二)预期结果

基于国际上公认有效的CBTI失眠认知行为疗法,亚洲睡眠医学会与中国睡眠研究会联合研发出更具可执行性的CBTI数字处方。旨在从行为、认知、情绪三大层面,帮助失眠症患者。

(1)重建对睡眠的正确认知,制定适合自己的睡眠计划。

(2)学会使用心理学技巧,帮助自己快速入睡。

(3)培养良好的睡眠习惯,建立健康的睡眠节律。

国内外研究均表明,CBTI能有效改善患者的睡眠质量,提高睡眠效率,延长睡眠总时间,改善持续注意力。大量临床研究证据表明,CBTI是针对失眠障碍的一线非药物治疗方法。CBTI疗效与睡眠药物相当,而且疗效持久,是各大失眠障碍临床实践指南中公认的一线治疗方案。

六、认知行为疗法在成人慢性失眠中应用的效果评价

多种方法可以评价认知行为疗法对成人慢性失眠患者睡眠改善效果,主要包括主观评价工具[如睡眠日志、PSQI、睡眠障碍评定量表(SDRS)、DBAS等量表]和客观评价[如反应睡眠参数的多导睡眠监测(PSG)]。国内最常用的评价工具如下。

(一)PSQI

于1989年,由Buysse博士编制,此表将睡眠的质和量结合在一起进行评定,是评估睡眠质量的重要工具之一。PSQI包括主观睡眠质量、入睡时间、睡眠时间、睡眠效率、睡眠障碍、催眠药物及日间功能7个维度,每个维度按0~3分计分,总分为0~21分,得分越高表示睡眠质量越差。路桃影等验证该量表具有较好的信度和效度。效应指标可选择治疗前后PSQI的各维度得分和(或)PSQI总分变化。陈建华等采用PSQI疗效指数为效应指标,疗效指数=(治疗前PSQI总分-治疗后PSQI总分)/治疗前PSQI总分×100%。

(二)睡眠日记

以患者的回忆为依据,睡眠治疗师指导患者连续记录上床时间、入睡时间、夜间起床

次数、起床时间、起床后的感觉、总觉醒时间、睡眠效率等。根据记录数据的变化值,判断睡眠改善情况。顾杰等单独使用睡眠日记为测量工具,以总睡眠时间、睡眠效率和睡眠潜伏期为效应指标评价认知疗法。睡眠日记由于其反映的指标很难与患者的自我感觉完全相同,所以不是反映客观睡眠障碍的指标。且该方法存在回忆偏差,认知功能障碍或记忆力差的患者不适合采用。

(三)PSG

PSG指通过利用相关设备记录图,分析多项睡眠生理指标,进行睡眠医学研究和睡眠疾病诊断的一种技术。该方法较客观,可获取睡眠相关参数,包括总睡眠时间、快速眼动睡眠时间、觉醒次数、慢波睡眠第Ⅰ期(S1)到快波睡眠第Ⅳ期(S4)各期睡眠时间及睡眠效率。PSG用于比较不同治疗方法的疗效时,当基线值无统计学差异,可以直接比较治疗后的睡眠参数;当存在参数基线值统计学差异时,为消除此差异。李雁鹏等比较各组参数变化百分比,即(治疗后数值−治疗前数值)/治疗前数值×100%。由于多导睡眠仪检查复杂,且价格昂贵,睡眠实验室配置数量有限,而失眠患者人数不断增多,常呈现供需矛盾。

国内部分研究者采用以上单一的主观或客观方法评价认知行为疗法,这可能与研究者的临床思维差异或客观条件限制有关。尽管有学者表示主观评价指标以患者为中心,在临床上更有意义,然而孙阳比较PSQI和PSG,发现患者存在过高估计睡眠潜伏期、过低估计睡眠时间的倾向。为综合了解患者实际睡眠和主观睡眠评估状况,以提供最佳诊疗方案,建议结合主观、客观方法评价其睡眠情况。有学者指出日间功能恢复是失眠临床疗效的重要指标。国内研究者常过多关注治疗前后患者的睡眠参数,却忽视了其日间功能指数变化,如心理状态、疲劳感改变等。建议增加日间功能评定量表综合评价认知行为疗效,如Flinders疲劳量表、贝克抑郁量表等。

七、失眠认知行为治疗的优缺点

(一)CBTI 的优点

(1)CBTI能够帮助那些进行单独的药物治疗并不有效的患者,从而帮他们恢复。

(2)CBTI相对于其他谈话疗法来说,非常的节省时间且高效,它的疗程要比其他的治疗手段少得很。

(3)CBTI相对于其他心理疗法更加关注于现实的问题,因此,患者可以将在疗程中学到的应对问题的方法,并用于日后的很多场景中。

(二)CBTI 的缺点

(1)CBTI要求患者直面他们的情绪或者心理问题,他们可能会在初期感到非常的不适。

(2)CBTI强调患者通过改变自己来改善目前的状况,但这不适用于亲子关系等因素所影响的心理问题。

一些批评人士还认为,由于CBTI只解决当前的问题,并专注于具体问题,它并没有解决导致心理健康状况的潜在原因,比如不快乐的童年。

八、失眠认知行为治疗的应用情况

(一)单一认知行为治疗

目前,认知行为治疗在国内外已得到广泛的验证和应用,各种结果对该疗法的效果是肯定的。Ellis 等研究发现,认知行为治疗能显著缩短患者睡眠的潜伏期,结果提示有70% 的失眠症患者睡眠潜伏期缩短至 30 min 以内,从而明显提高了患者对睡眠的自信程度,改变了个体对睡眠的错误信念和态度,从而使对睡眠的焦虑和恐惧情绪明显减少,提高了患者的睡眠质量和效率。国内王继辉等研究发现,认知行为治疗可以提高总睡眠时间,缩短入睡时间,提高睡眠效率,从而有效改变失眠患者的睡眠质量和伴随的日间思睡症状。

(二)同单用药物疗效对比

国内外对认知行为治疗与药物治疗方面做了广泛的对比,多数研究证明认知行为治疗具有一定的远期疗效优势。有研究发现,单用认知行为治疗的患者在开始 2 周内疗效远没有药物起效更快,但后期疗效表现出更加持久、稳定和绿色等特点。国内张峰菊等研究发现,认知行为治疗失眠症患者与应用阿普唑仑组比较,起效时间慢,但远期效果好,而且成本低、无其他副作用、易于被患者接受等,值得临床推广。

(三)同联合组(CBTI+药物)疗效对比

陈尼卡等研究发现,认知行为治疗联合右佐匹克隆能够有效纠正患者不良的睡眠认知和行为,显著改善 PSQI 和 GWB 评分,具有较高的临床有效率,提高了患者的健康相关生活质量。认知行为联合药物具有起效迅速、疗效稳定的特点,并且有利于催眠药的撤停,远期疗效更加显著。认知行为结合药物治疗失眠症患者可使治疗作用互补,并在治疗范围上可扩展到继发性失眠和药物依赖者等,在今后有可能是最佳治疗失眠症的方法。但也有研究认为,认知行为疗法合并药物治疗不如单独应用认知行为疗法治疗慢性失眠症患者效果好,根据目前多数人研究结果分析解释,出现上述结果的原因可能是因为接受镇静催眠药物治疗的患者在药物的控制下,对接受认知行为疗法的依从性下降。

总体来说,药物主要通过改变睡眠结构,重建睡眠节律,改善睡眠质量,从而消除焦虑紧张等继发症状,其特点为起效迅速,经济方便,初始疗效明显,但不能纠正患者对失眠的不良认知观念和看法,因此,会不断给自己带来消极暗示,导致机体总是处于高度警觉的状态,一旦停药,患者仍担心自己再次出现失眠,仍不能摆脱焦虑痛苦的情绪,故会使失眠加重。认知行为疗法能帮助患者认识自身的失眠问题,改变患者对失眠问题的非理性认知,采取积极应对措施,并通过认知行为疗法,重建睡眠–觉醒周期,使睡眠更符合生理状态下的睡眠规律。虽然这种治疗的特点是显效缓慢,但一旦显效,持久稳定。

第三节 失眠的药物治疗

目前用于治疗失眠的药物主要有苯二氮䓬类药物、非苯二氮䓬类药物、抗抑郁药、褪黑素受体激动剂、食欲素受体拮抗剂和抗组胺药等。

一、药物治疗失眠的给药方案

(一)药物选择

首选短效苯二氮䓬类受体拮抗剂(BZRAs)、唑吡坦、右佐匹克隆等;短效 BZRAs 无效或无法耐受可更换为另一种短中效 BZRAs 或雷美尔通或小剂量多塞平;伴有抑郁焦虑,可添加镇静类抗抑郁药曲唑酮、米氮平等;BZRAs 和褪黑素受体激动剂可以和抗抑郁药联用;入睡困难首选半衰期短的药物;睡眠维持困难或早醒首选半衰期较长药物。

苯二氮䓬类药物(BZDs)与非苯二氮䓬类药物(Non-BZDs)两者具有共同的作用机制,即能够与 A 型 γ-氨基丁酸受体(GABAAR)的特殊位点结合而发挥作用。不同的是,Non-BZDs 对 GABAAR 的 α-1 亚基具有更高的选择性,镇静效应相对较强,而抗焦虑、遗忘和抗惊厥等作用较弱。两类药物都可有效解决失眠相关问题,比如入睡困难,夜醒次数较多,睡眠总时长较少,短期睡眠质量欠佳等,但是不可长期服用。

长期使用这些药物,可能导致耐药,药物依赖,失眠反弹,日间困倦,运动不协调,认知功能受损,并且可增加老年人跌倒的风险。由于这些副作用的存在,以及认知行为疗法(CBT)在失眠的长期治疗中产生的相似甚至更优的效应,因此,这些药物应尽量避免在老年人群中使用。

BZDs 按半衰期长短可以分为短效(半衰期<10 h)、中效(半衰期 10~24 h)和长效(半衰期>24 h)三类。其中短效药物有三唑仑(属于一类精神药品)、咪达唑仑等,适合入睡困难者;中效药物有艾司唑仑、阿普唑仑、奥沙西泮、劳拉西泮等,适合睡眠维持困难及多梦者;长效药物有地西泮、氯硝西泮等,适合容易早醒的患者。

Non-BZDs 主要有唑吡坦、扎来普隆、佐匹克隆、右佐匹克隆等。这类药物催眠作用强,肌松作用弱,半衰期短,起效较快,主要用于入睡困难者。一般不会产生日间困倦,药物依赖风险较低,无显著不良反应,停药后可能发生一过性地失眠反弹。其中唑吡坦半衰期约 2~3 h,佐匹克隆半衰期约 5~6 h。需要注意的是,有报道发现,服用佐匹克隆会损害日间注意力,比如在开车时。女性患者唑吡坦的清除速率比男性慢,并且按推荐的睡前服用剂量使用后,清晨的血药浓度较高,会影响日间的精神运动表现。目前唑吡坦的推荐剂量与先前相比,无论是男性患者还是女性患者,都已下调。

1. 抗抑郁药

抗抑郁药主要有选择性 5-HT 再摄取抑制剂(SSRI),5-HT 和 NE 再摄取抑制剂(SNRI),三环类抗抑郁药,NE 及特异性 5-HT 能抗抑郁药(NaSSA),四环类非典型抗抑郁药等。该类药物具有镇静作用,因此常用于失眠的治疗。

（1）选择性 5-HT 再摄取抑制剂（SSRI）代表药物：帕罗西汀、氟西汀、舍曲林等。

（2）5-HT 和 NE 再摄取抑制剂（SNRI）代表药物：文拉法辛、度洛西汀等。

SSRI 与 SNRI 两类药物均具有抗焦虑、抗抑郁作用，无特异的催眠作用，但可通过治疗抑郁和焦虑改善失眠症状，主要应用于伴有抑郁症的失眠患者。需注意的是，有些患者在服用时可能会加重失眠症状。

（3）三环类抗抑郁药代表药物：阿米替林，多塞平等。该类药物具有较强的抗抑郁和镇静作用。阿米替林能够明显缩短睡眠潜伏期，减少睡眠中的觉醒次数，但不良反应较多，故不作为治疗失眠的首选药物。小剂量的多塞平（每天 3~6 mg），因其专一的抗组胺机制，可以很好地改善成年和老年慢性失眠患者的睡眠状况，临床耐受性良好，无戒断效应，故已作为治疗失眠的推荐药物之一。

（4）NE 及特异性 5-HT 能抗抑郁药（NaSSA）代表药物：米氮平。本品可通过拮抗中枢突触前抑制性 α_2 肾上腺素受体，增加 NE 和 5-HT 的释放，增强中枢 NE 和 5-HT 的活性，可有效治疗抑郁伴发的焦虑症，对失眠有良好的促进作用，但要注意可能产生过度镇静和食欲增加等风险。

（5）四环类非典型抗抑郁药代表药物：曲唑酮。本品能选择性地拮抗 5-HT 的再摄取，并有微弱地阻止 NE 再摄取的作用，但对 DA、组胺和 ACh 无作用，亦不抑制脑内单胺氧化酶抑制剂（MAO）的活性。本品还对 5-HT$_{2A}$ 受体或 5-HT$_{2C}$ 受体具有拮抗作用。位于突触前膜的 5-HT$_2$ 受体属于自身受体，对 5-HT 的释放起负反馈调节作用；还可通过抑制负反馈调节，增加 5-HT 的释放，达到抗抑郁的作用。本品还具有中枢镇静作用和轻微的肌肉松弛作用，但无抗痉挛和中枢兴奋作用，可改善睡眠，显著缩短抑郁症患者入睡潜伏期，延长整体睡眠时间，提高睡眠质量。

2. 褪黑素受体激动剂

褪黑素受体激动剂可以作为 BZDs 不耐受，以及已经发生药物依赖患者的替代治疗。代表药物：雷美尔通、阿戈美拉汀等。雷美尔通是目前临床使用的褪黑素受体 MT$_1$ 和 MT$_2$ 的激动剂，可缩短睡眠潜伏期、提高睡眠效率、增加总睡眠时间，可用于治疗以入睡困难为主诉的失眠，以及昼夜节律失调性睡眠障碍。由于没有药物依赖性，也不会产生戒断症状，已获准可以应用于失眠的长期治疗。阿戈美拉汀既是褪黑素受体激动剂，也是 5-HT 受体拮抗剂，因此，具有抗抑郁和催眠双重作用，能够改善抑郁障碍相关的失眠，缩短睡眠潜伏期。

3. 食欲素受体拮抗剂

食欲素是参与调节醒睡周期的化学物质，在保持人觉醒方面起重要的作用。Suvorexant（苏沃雷生）是第一个获得 FDA 批准的双重食欲素受体拮抗剂，处方剂量最高每天不超过 20 mg。它可靶向调节醒睡周期的觉醒促进神经肽，改变食欲素在大脑中的信息行为，能够缩短睡眠潜伏期和增加总睡眠时间。

4. 抗组胺药

代表药物：苯海拉明、氯苯那敏（扑尔敏）、异丙嗪等。该类药物具有抗组胺和较强的中枢镇静作用，主要用于伴有过敏性疾病的失眠患者。

（二）用药原则

口服药物治疗失眠应遵循按需、间断、足量的总体原则。从小剂量开始给药,达到有效剂量后不轻易调整药物剂量;间断给药,每周 2~4 次(抗抑郁药和褪黑素受体激动剂除外);短期用药,一般不超过 3~3 周(抗抑郁药和褪黑素受体激动剂除外);逐渐停药,避免突然停药,防止出现"反跳"现象及诱发精神疾病;如在停药过程中出现严重或持续精神症状,应对患者进行重新评估。需要注意的是,顽固性失眠的药物治疗持续时间目前尚有争议,应根据患者情况调整药物剂量和维持用药时间,但超过 4 周的药物干预需重新评估患者病情酌情予以调整。

（三）给药方式

总体应按需服用。预期入睡困难时,上床睡眠前 5~10 min 服用药物;上床 30 min 后仍不能入睡时可用药;夜间醒来后无法再次入睡,且距预期起床时间大于 5 h,可用药(仅适合使用半衰期短的药物);次日有重要工作或事务时,为保证睡眠质量,可于睡前服用药物助眠。

（四）停药与换药指征

用药后睡眠改善,可考虑停药或暂停药,或改为间断用药;失眠原因去除,可考虑停药;一般不能突然停药,以免引起失眠反跳,常用的减量方法为减剂量、减次数,把持续治疗变成间歇性治疗;停药出现症状反复或其他一些精神症状,应重新进行评估及选择药物治疗。

推荐的治疗剂量无效,或者患者对药物产生耐受性或出现严重不良反应时,应考虑换药;患者患有其他躯体疾病和原有的药物产生相互作用时应考虑换药;整体用药时间大于 6 个月或者有药物成瘾的患者应考虑换药;换药时应逐步转换,首选是 BZRAs 或者褪黑素受体激动剂,逐渐增加剂量,于 2 周之内完成换药过程。

（五）特殊群体用药事项

1. 女性患者

BZDs 在 FDA 妊娠安全性分级标准为 D 类,Non-BZDs 和抗抑郁药物是 C 类,合用时会导致早产、低血糖、呼吸问题风险的增加;抗组胺药物苯海拉明是 B 级,但疗效并不稳定,所以临床当中较多地推荐 Non-BZDs 和抗抑郁药。需要注意是,妊娠期没有哪个药物是绝对安全的,需要与患者及家属充分沟通,并取得知情同意后方可用药。

2. 老年患者

老年患者身体状况往往较差,可能并存多种疾病,同时服用多种药物。复杂的用药可能增加药物间相互作用和不良反应,因此,对于老年失眠患者,首选认知行为疗法治疗失眠,药物治疗建议首选 Non-BZDs。

3. 儿童患者

儿童睡眠障碍患者,应当以行为治疗为主,如建立良好的生活习惯,需要有固定的程序、固定的玩具等,但这种行为的消退需要逐步过渡;建立定时叫醒程序,如果儿童睡眠时间不恰当,则要逐步地进行改变;美国 FDA 批准的用于治疗失眠的药物中,应用人群年龄规定在 16 岁以上,因此药物治疗在儿童失眠患者中是不得已而为之。

(六)静脉麻醉药治疗失眠

全身麻醉与自然睡眠在行为学上相似性和发生机制上的相互作用说明全麻镇静可能通过激活大脑内调节睡眠的神经网络,恢复大脑兴奋与抑制系统的平衡,从而逆转失眠患者的睡眠债务。一般情况下,在符合慢性顽固性失眠诊断标准的基础上,经过多种药物、多种方法治疗后效果差或无效的患者,可以考虑应用静脉麻醉药物进行系统的、周期性的治疗。

静脉麻醉药物治疗失眠的禁忌证主要有:患者合并严重心、肝、肾等重要脏器疾病;合并神经系统相关疾病;合并严重高血压、低血压、心动过缓、房室传导阻滞等;合并呼吸睡眠暂停;妊娠期或哺乳期的女性患者;对相关麻醉药物过敏等。

在静脉麻醉药物治疗失眠的过程中,需要做好严密监测,用到的仪器设备主要有心电监护仪、麻醉深度监测仪、多导睡眠监测系统、脑电超慢涨落分析仪等。并备用辅助呼吸装置。

1. 丙泊酚

动物实验表明,丙泊酚有助于睡眠剥夺大鼠的睡眠恢复。其治疗失眠的机制主要有以下几个方面:①与中枢神经的 γ-氨基丁酸(GABA)介导的抑制性突出后电位相关,可减少兴奋性氨基酸的堆积,降低神经通路的活性,起到较好的抑制作用;②通过模拟某些引发和维持睡眠的重要脑区的活动,激活内源性促睡眠通路,消减脑功能兴奋活跃状态,最终会达到恢复睡眠平衡;③具有抗惊厥、镇吐、镇痛、保护中枢神经和脑神经的作用。

治疗方案:患者需按手术麻醉的要求禁饮、禁食。诱导前,可使用咪达唑仑 2 mg 静脉注射,随后 TCI 设置效应室浓度一般为 3 μg/L,NBP 维持在(90 ~ 140)/(60 ~ 90)mmHg(或者基础值±20%),持续输注 2 h,停药后待患者自然苏醒,确定生命体征平稳,撤去监护,患者自由睡眠,每个疗程治疗 3 d。具体用药方案,不同的学者之间会有差异,在保证患者安全的前提下,可以根据患者对药物的不同反应而个体化用药。

报道称,丙泊酚治疗顽固性失眠具有良好的近期疗效,但多数远期疗效不理想。此外,长期反复使用有药物成瘾的风险。

2. 右美托咪定

右美托咪定是一种新型的中枢 α₂ 受体激动剂,其与蓝斑核 α₂ 受体结合减少蓝斑核向视前核腹外侧部的投射活动,使结节乳头状体核释放 γ-氨基丁酸和促生长激素神经肽增加,从而使皮质和皮质下层的投射系统释放组胺减少,产生剂量依赖性镇静、催眠和抗焦虑作用。右美托咪定产生的催眠作用与自然睡眠相似,有研究显示受试者使用右美托咪定后,脑功能磁共振测试显示血氧水平依赖信号改变与生理性睡眠相似。动物实验显示,右美托咪定诱导睡眠时各脑区神经核团 c-Fos 蛋白改变与生理性睡眠相比,在定量与定性上均高度相似(即下丘脑腹外侧前区含量上升,结节乳头核、蓝斑核含量下降)。因此,推测右美托咪定可能同时作用于促醒系统及促眠系统,全面降低患者脑皮质过度觉醒水平,能快速纠正患者紊乱的睡眠-觉醒通路。右美托咪定不仅能够治疗失眠,还能够治疗停用苯二氮䓬类药物导致的戒断反应,在苯二氮䓬类依赖的患者治疗中,具有更好的作用。

治疗方案:患者需按手术麻醉的要求禁饮、禁食。初始量为 $1 \mu g/(kg \cdot h)$,维持量为 $0.2 \sim 0.7 \mu g/(kg \cdot h)$,持续输注 8 h,用药期间,NBP 维持在基础值 $\pm 20\%$,HR $\geqslant$ 55 次/min,每个疗程治疗 7 d。同样,不同的学者应用右美托咪定治疗失眠的用药方案会有差异,在保证安全的前提下,可以探索适合患者的个体化方案。

右美托咪定应用于顽固性失眠的患者中初步显露出优势,能够增加睡眠时间,改善睡眠结构,增加慢波睡眠,并且没有发现成瘾与依赖。

二、多模式睡眠

"多模式睡眠(multimodal sleep,MMS)"是我国安建雄教授团队率先提出的,其建立在"患者自控睡眠"基础之上。"患者自控睡眠"是借助自控给药装置和药物,当失眠患者想睡觉的时候,自己按压机关就可以把适量的药物注入体内,从而诱导出自然睡眠或生理失眠的一种方法,给人以"想睡就睡"的体验。这种方法有显著的优点:第一,药物浓度可以控制在安全范围,既能让患者入睡,又不会引起过度镇静和呼吸抑制等不良反应;第二,与传统安眠药最大的不同是可以诱导出自然睡眠,也就是让患者大脑恢复合理比例的浅睡眠、深睡眠和快速眼动睡眠,并恢复每个晚上约 5 个周期的睡眠节律。

所谓"多模式睡眠",即综合应用不同药物、声光电磁等物理疗法、神经节注射、认知行为疗法及"患者自控睡眠"疗法等方法,通过不同作用机制而发挥协同作用,并减少各自副作用,从而达到安全舒适的快速控制失眠,进而达到尽快痊愈目的的一种失眠治疗方法。根据患者不同睡眠障碍特征,以及病情发展的不同阶段,配合患者自控给药装置,在麻醉重症、实时脑电及呼吸睡眠监测下,通过不同药物和治疗方法配合的一种个体化治疗手段,旨在恢复患者正常睡眠周期的同时,也治疗由失眠引发的一系列焦虑、抑郁、药物依赖和睡眠认知障碍等。"多模式睡眠"主要为 5 个基本步骤:多学科评估、滴定、药物依赖脱毒、患者居家自控睡眠和预防复发。

失眠患者发病初期主要表现在睡眠节律的紊乱,属于功能性改变,如果不能及时得到纠正会引起脑神经细胞的损伤,这也是慢性失眠难以治愈的重要病理学基础。"患者自控睡眠"为主线的"多模式睡眠"是通过长时间反复纠正紊乱的睡眠节律,逐渐达到修复损伤脑细胞,治愈失眠的目的。从这个角度看,这种创新疗法与以往最大的不同就是强调从"根"上治疗失眠。另外,多模式睡眠特别强调,在治疗失眠过程中和结束后,应始终配合认知行为疗法。

第四节 中医药治疗失眠

一、中医对失眠的认识

失眠通常是指患者对睡眠时间和(或)质量不满足并影响日间社会功能的一种主观

体验。在中医典籍中,失眠有"不寐""不得眠""不得卧"和"目不瞑"等称谓。"不寐"的病名,最早可追溯到《难经·四十六难》:"老人卧而不寐,少壮寐而不寤者,何也……老人血气衰……故昼日不能精,夜不得寐也。"

中医典籍中,对失眠的阐述有很多,如《伤寒论》中有"虚劳虚烦不得眠,酸枣仁汤主之";《张氏医通》记有"平人不得卧,多起于劳心思虑,喜怒惊恐,是以举世用补心安神药,鲜克有效,曷知五志不伸,往往生痰聚饮";吴澄《不居集·上集·卷之二·心经虚分阴阳》中记载"心经因使心费神,曲运神机,心血被耗,心气必亏,心包之火逆甚,则心神必不宁而荡散,心烦壮热,不寐怔忡""忿怒太过,肝气上逆,内邪蕴滞,烦扰不寐";张景岳云"忿怒之不寐者,皆由内邪滞逆之扰也";《清代名医医案精华·不寐》记载"忧思抑郁,最损心脾……心为君主之官,脾乃后天之本,精因神怯以内陷,神因精伤而无依,以故神扰意乱,竟夕不寐",等等。

二、失眠的病因病机

失眠的病因,可归纳为饮食不节、情志失常、劳逸失调、久病体虚等方面,这些因素可导致脏腑阴阳失调、气血不和,进一步出现"心神失养、心神不宁"而影响睡眠。

关于失眠的病机,《黄帝内经》从阴阳失调、营卫失和、神失所养、经络系统运行环境失常等方面进行深入阐述。《灵枢·口问》中所述"卫气昼日行于阳,夜半行于阴,阴者主夜,夜者卧……阳气尽,阴气盛,则目瞑;阴气尽而阳气盛,则寤矣"。所谓营卫失和、阴阳失衡时卫气行于阳而不入阴,阴虚不能纳阳,或阳盛不得入阴,即阳不交于阴或阴不制阳,阳浮于外则可导致失眠的发生。《灵枢·大惑论》中提及卫气昼、夜分别行于阳与阴,以其在阴阳中的变化调节人的"寤寐"状态。人的睡眠节律与自然界的阴阳变化相协调,与昼夜阴阳消长的变化相一致,人体阴阳平衡则睡眠节律如常而"昼精夜寐"。《灵枢·本神》认为"心主神明""心主神""脑为元神之府",《景岳全书·不寐》中指出"盖寐本乎阴,神其主也。神安则寐,神不安则不寐",表明了人的睡眠与"心""脑""神"的调节有关。

总的来说,失眠的病机大致可归纳为以下几点。

(一)阴阳失调

阴阳失调是失眠的基本病机。正常情况下,机体的阴阳调节与大自然的阴阳变化相一致,阴阳失调会影响人的睡眠。在"心神"的正常调控下,人体节律规整,睡眠健康,弱阳盛阴衰,阴阳失交,则心神失养、心神不宁,从而影响睡眠。

(二)脏腑失衡

失眠的发生与人体的心、肝、脾、胃、肾等脏腑功能失调有着密切关系。肝主疏泄,若肝气郁结致情志不畅,则可引起失眠。心主神志,心不宁则神不安,心神失养从而引起失眠。脾胃后天之本,统气血,脾伤则心血耗,心神不安从而失眠。饮食不节,胃内生痰热、运化不畅,气机郁滞可致失眠。肾为先天之本,肾主水主阴,肾精亏虚则阴阳失衡,可致失眠。

(三)营卫失和

营气指精气中阴的部分,卫气指精气中阳的部分。营卫二气具有温养与滋润功效,与人体脏腑功能、气血津液的正常运转密切相关。营卫失和,则气血亏虚、运行不畅、脏腑功能失调,从而引起失眠。

(四)外邪入侵

外邪入侵,内扰五脏,导致脏腑功能失调,也可引起人体阴阳失衡,心失所养,从而引起失眠。邪气是失眠发病的重要病机,变化明显,常导致阴阳失交。

三、方药治疗失眠的辨证论治

中医治病从整体出发,五脏六腑都不是独立存在的,而是相互关联、相互影响的。证候有阴阳虚实之分,药物有寒热温凉之别,治病之关键在于辨证论治。国内不同学者对失眠的证候分型略有差异,大致总结为以下几型。

(一)肝火扰心证

症见:急躁易怒,伴头晕头胀,目赤耳鸣,口苦而干,不思饮食,便秘溲赤,舌红苔黄,脉弦而数。

病机:"肝为刚脏,内寄相火",肝失疏泄,肝气郁滞,气郁而化火,上炎扰动心神而致不寐。

治法:疏肝邪热,镇心安神。

方药:采用龙胆泻肝汤和丹栀逍遥散,清肝热、疏肝郁,泻火安神。常用药物有龙胆草、黄芩、栀子、牡丹皮等清肝热,泻肝火;以郁金、柴胡、香附、当归、白芍等疏肝解郁;以牡蛎、龙骨平肝、泄热、安神;同时治疗中辅以酸枣仁、茯神、夜交藤、合欢花等宁心、安神。

(二)虚热内扰证

症见:烦躁,入睡困难,心悸不安,头目眩晕,咽干,舌红,脉弦细。

病机:肝属木,心属火,木生火,"肝"为"心"之母脏,而"肝藏血,血舍魂,心藏神,血养心",肝血不足,肝不养心,心失所养,心血亏虚,虚久化热,热扰心神而致虚烦失眠,心悸不安。

治法:养血安神,清心除烦。

方药:采用酸枣仁汤加减。酸枣仁养肝血、宁心、安神;川芎调血疏肝;茯苓化痰、宁心、安神;知母补不足之阴,清内炎之火;甘草生用清热、和中、缓急。头目眩晕重者加当归;咽干口燥重者加麦冬、生地养阴、清热;多梦易惊者加龙齿、珍珠母镇惊、安神;盗汗者加五味子、牡蛎安神、敛汗;为增强滋养肝血功能可适当加白芍、枸杞子。另有从"肝肾同源"出发,重视肝、肾脏腑辨证,在酸枣仁汤"补益肝血,清热除烦"基础上应用枕中丹(龟甲、龙骨、远志、石菖蒲)滋阴补肾、养血安神,体现了"肝肾同治"理论,共奏补益肝肾安神之功,在临床取得良好效果。

（三）心脾两虚证

症见：睡后梦多，易醒，醒后难以再次入睡，伴有浑身乏力，面色淡白或形体消瘦，心悸健忘，头晕目眩，饮食不佳，舌质淡苔薄白，脉细弱，或沉细。

病机：忧思过度，劳伤心脾，脾不能滋养心窍，心失所养则失眠。

治法：补益心脾，养血安神。

方药：采用归脾汤加减，益心脾、养血、安神。方中补心脾气血的党参、黄芪、当归、龙眼肉与健脾的白术、木香、陈皮合安神的茯神、酸枣仁、远志治疗效果突出。为求加大疗效，可加熟地、白芍滋养心血；失眠严重者添加柏子仁、五味子等养心或夜交藤、合欢皮、龙骨、牡蛎等镇惊，协助、提升本方安神效果。有学者以辨证为基础，顺应自然界阴阳消长动态变化规律，加入一些相应温阳、滋阴的中药，以"卯酉分时"方法来实现调节阴阳营卫，达到"昼精夜瞑""阴平阳秘"的平和状态，是"标本兼治"的治疗方法。

（四）心胆气虚证

症见：虚烦不寐，胆怯心悸，处事易惊，终日惕惕，伴气短自汗，倦怠乏力，舌淡苔薄，舌体胖，或有齿痕，脉弦细或细弱。

病机：古籍有云"心者，君主之官，神明出焉""凡十一脏，皆取决于胆""心与胆为子母……"，可以看出心主五脏六腑，胆决断五脏六腑的活动，心与胆相通，功能相辅相成。胆决断功能受心气虚的影响，出现胆怯、惊惧症状；胆气虚又影响心气推动，出现烦躁、失眠、多梦、心悸、易醒等心神失养症状。

治法：益气镇惊，安神定志。

方药：安神定志丸为主。方中茯苓、茯神、党参补中、益气、养心、安神；石菖蒲、远志涤痰、开窍、安神、定志；龙齿镇惊、安神，使用中加生龙骨增强重镇安神效力，加酸枣仁对睡眠中易醒者宁心、安神。对兼有心脾损伤、心肾阴虚、痰热、肝郁等其他症状者可分别合用归脾汤、天王补心丹、黄连温胆汤、逍遥散等治疗。

（五）痰火扰心证

症见：心烦不寐，多梦易醒，胸闷脘痞，泛恶嗳气，伴头重目眩，口苦痰多，舌偏红，苔黄腻，脉滑数。

病机："百病皆因痰作祟"，思虑、饮食致脾受损，脾虚生痰，或中焦运化失常，水液气化产生不利，湿聚成痰，痰湿日久化热上扰于心，心神不安而致不寐。

治法：清化痰热，和中安神。

方药：黄连温胆汤清热、化痰、宁心、安神，主治痰热内扰之证。组成药物有黄连、半夏、陈皮、枳实、竹茹、茯苓、生姜、甘草等。兼有肝经热盛者，可加夏枯草；或胸胁胀满、善太息者，可加贝母、郁金；或心悸乏力、面白无华者，黄芪、山药、党参；或阴虚火旺者可加五味子、麦冬。有学者认为治痰热当以清热化痰祛邪和阴阳为主，开郁理气、滋阴润燥为辅，兼用宁心安神之品，最忌不辨邪正虚实而只求安神。在治疗痰热扰心型失眠时强调"善治痰者，不治痰而治气""治痰先治气，气顺痰自消"，以黄连温胆汤治疗本证并灵活添加药物治疗兼症，能达到上清心火安心神，中除痰湿利胆郁的作用。

也有学者针对痰火扰心型失眠分阶段施治，前期以温胆汤合栀子豉汤治标消痰热，疏通中焦;中期用四逆散合越鞠丸肝气舒、气郁解、脾胃强;后期用六君子汤健脾固本。整个治疗过程体现了"治病求本"的主导思想,诊疗思路清晰,处方用药精准,随症加减灵活,取得了良好药物治疗作用效果。

(六)心肾不交证

病机:心、肾在五行分属火与水,位置分居上、下焦,心火在上宜下降温煦肾水使之不寒,肾水在下宜上济滋润心火使之不亢,如此则水火既济,心肾相交。如果心火炽盛无向下温煦肾水而上亢之虚火将扰动心神而不寐;或肾水缺乏不能上润心火,使心火独亢叩扰心神导致失眠。总的来说心肾不交是心、肾之阴阳、水火升降失调的病机概括。心肾不交主要有以下4种证型。

肾阴虚:症见烦扰不安,多梦易醒,常伴有心悸、头晕及耳鸣等症状,舌质红,舌苔薄,脉细数。用黄连阿胶汤对该症型治疗,从补肾精、清心降火入手,疗效确切。以清心火的黄连、黄芩使心气下交,以滋肾阴的白芍、阿胶、鸡子黄挟肾水上济,达到心肾相通的功效。治疗中加酸枣仁、柏子仁养心、安神,或加茯神、石菖蒲、远志交通心肾,宁心、安神。

肾阳虚:症见心烦不寐,伴有腰膝冷痛、畏寒肢冷、乏困无力等阳虚症状,治疗时在整体辨证论治基础上合用交泰丸治疗。

心阴虚:症见心悸不寐,伴有口舌溃疡、小便色黄、舌红少苔、脉数等阴虚火旺症状。治疗上以黄连阿胶汤合交泰丸滋阴、清虚火、交通心肾。

心肾阴阳两虚:症见入睡困难,多梦,心悸,耳鸣,气短少气,神疲自汗,四肢发凉,腰膝酸软,大便溏稀等症状。治疗上以桂附地黄丸加人参、沉香心肾双补,安神、定志。

通过滋肾阴、壮肾阳、益心阴及心肾阴阳平衡调整,恢复心肾脏腑气机的交通,使肾水、心火、肾阳、心阳、肾阴、心阴、君火、相火达到交通既济,肾水、心火沟通,心神安则睡眠佳。

(七)胃气不和证

症见:胃中不适,辗转反侧不能寐,脘腹胀痛,嗳气不舒,舌淡红苔白腻,脉弦滑。

病机:情绪伤害,饮食失调,肝气横逆,胃气不和,气机升降受阻,"胃不和则卧不安"。胃气在全身气机运行中具有重要作用,人体中焦的脾升清而胃降浊,是全身气机运行依赖,如若胃气失和、升降失常则不能安静睡眠。

治法:平肝降逆、和胃化痰。

方药:旋覆代赭汤合温胆汤。在这两个方子基础上添加砂仁、苏梗行气、调中、和胃,加强温胆汤的作用;添加郁金、川楝子加旋覆花、代赭石平肝、降逆、解郁、行气、止痛作用。胃气失和,指脾胃系统功能结构失调所出现的一切病症,不仅仅有肝气犯胃,肝胃不和,还有食滞胃脘,痰热内扰,脾胃虚弱,胃阴亏虚,寒热错杂等引起的胃不和。因此,治疗时要认真分析原因,仔细辨证,针对性治疗。对胃寒、胃热、脾虚、食滞、气滞者分别给予温、清、补、消、理之治疗,寒热错杂、痞塞壅滞者应用辛开、苦降药物。具体治疗中根据症状表现随症加减,如脘腹痞胀者,加用木香、厚朴理气、消痞;反酸、胃痛者以乌贼骨合左金丸制酸、和胃、止痛;畏寒便溏者以干姜、肉桂温中、和胃;食少纳差者用山楂、鸡内金、炒谷芽、莱菔子、六神曲等健脾消食等。虽然引起胃气不和的病因各异，病机不同，但是只要辨证准确，随症加减治疗，均可达到调和胃气治疗失眠的功效。

(八)瘀血痹阻证

症见：长期失眠，烦躁不安，入睡困难，甚至无法入睡，多梦易醒，舌唇紫暗，舌下静脉曲张，脉涩或弦紧。同时因个体差异而出现不同兼证，如血瘀、血虚证多睡眠浅，气虚者醒后疲乏无力，阴虚者失眠、多梦、盗汗，阳虚者睡眠浅伴畏寒；血瘀实证多梦，气滞者早醒，痰瘀者多胸闷痰多、舌苔白腻，热郁者口干口苦、眼红便秘；寒凝血瘀者面色口唇黝暗、冷痛，遇寒加重。

病机：瘀血内阻，气机不畅，心脉失养，心神不宁，则不寐。

治法：活血化瘀，行气安神。

方药：血府逐瘀汤。王清任在其撰写的书籍《医林改错》中提到"治夜不能睡，用安神养血之剂不效者，此方若神"。瘀血具有致病因素和病理产物双重属性，在治法上要活血、化瘀、行气，气机调畅推动血行，进而血脉得以濡养四肢及心脉，心神安则入眠。血府逐瘀汤作为一种治疗瘀血痹阻型失眠的基础方、常用方，由桃红四物汤合四逆散加桔梗、牛膝组成，能较好达到去瘀、生血、养心、安神的作用。对于其他瘀血并兼如气虚、血虚、阴虚、阳虚、气滞、痰浊、瘀热、寒凝等症，要相应补虚、泻实、调和阴阳，最终达到脏腑调和，气机调畅，阴阳平衡。

中医几千年的发展历程中，从未停止过对治疗疾病的探索。失眠也是如此，历代都有深入研究，除了从上述总结的证候类型入手以外，还有从五脏论治失眠的理论，认为"五脏皆有不寐"，从心论治、从肝论治、从肾论治、从脾论治、从肺论治等诸多医家之言，皆行之有效，这正体现了中医治疗疾病的独到之处，即个体化治疗。从疾病根本病机入手，辨别虚实，调理阴阳，恢复营卫气血之平衡，心宁神安则目瞑而寐。

四、失眠的针灸治疗

针灸是中国传统医学中重要的组成部分，是被世界广泛接受和认可的中医传统疗法。随着现代医学的不断进步，针灸在治疗疾病的广度和深度方面也有大量研究，将针灸用于治疗失眠也是由来已久。针灸治疗失眠有其独特优势，如疗效确切、不良反应少、不存在药物依赖和戒断症状等。针灸对于失眠症状的治疗和改善作用主要体现在缩短睡眠潜伏期，增加睡眠觉醒比率(睡眠效率)，延长睡眠时间和质量，以及改善失眠带来的日间功能障碍等。

已有不少文献探讨针灸在失眠治疗中的具体作用机制。主流观点认为，针灸可以调节自主神经系统功能，影响各种神经递质和激素水平，包括内啡肽、5-HT、NE、促肾上腺皮质激素(ACTH)、皮质醇、ACh、褪黑素、P物质、其他神经肽、GABA和一氧化氮等，在睡眠调节，更高的皮质功能，以及下丘脑-垂体-肾上腺轴和躯体内脏反射中具有重要作用。这种对自主神经系统的调节作用是双向调节，对副交感和交感神经活动均有影响，能够使二者逐渐恢复平衡，从而调节整体的生命状态，达到改善睡眠的目的。

针灸治疗失眠，以调理跷脉，安神利眠为治则，以相应八脉交会穴、手少阴经及督脉穴为主,依然要遵循辨证施治,手法常用补泻之法如提插、捻转,取穴亦至关重要。不同穴位,脏腑归经不同,则适用的失眠证型也不尽相同。常取的穴位有印堂、四神聪、安眠、神门、照海、申脉等。肝火扰心证可加行间、侠溪;痰热内扰证可加丰隆、内庭;心脾两虚证可加心俞、脾俞;心肾不交证可加心俞、肾俞;心胆气虚证可加心俞、胆俞;脾胃不和证可加公孙、足三里。

针刺手法也是影响疗效的关键因素,根据"盛者泻之,虚者补之"的补泻原则,阳经穴位施以捻转泻法,阴经穴位施以捻转补法,以补阴泻阳,调节一身阴阳平衡。实施手法时,医者要做到密意守气,感受针下经气变化。泻法操作时拇指向后用力为主以导气,外关穴处酸胀感向内关传导,胃俞穴处出现强烈针感并传至胃脘部效果最佳,一部分患者会自觉胃肠咕咕作响;补法操作时拇指向前用力为主以催气,针下逐渐沉紧,内关穴处酸胀针感与外关相呼应,中脘、太溪穴处患者自觉有微微热流产生效果最佳,甚至有患者反映口中津液分泌增多。同时注重针刺时间,"平旦阳气生",上午为阳中之阳,阳气最为旺盛,从生物钟角度看,人体早上的新陈代谢比下午旺盛,下午比晚上和夜间旺盛,最高峰在上午8:00—12:00,最低峰在凌晨2:00—5:00,基于阴阳一体、阴阳互根的原理,选择上午针刺,以阳中求阴,"善补阴者,必于阳中求阴,则阴得阳升,而泉源不竭",育阴以涵阳,从而"引阳入阴"。

针灸治疗失眠,有几种特殊的针法,介绍如下。

(一)浅针

浅针以穴位局部的振动带动周围经脉的感传,着重刺激十二皮部中敏感性高的浮络及其效应点,发挥十二皮部抵御外邪入脏腑的功能,使营卫运行勿失其常,自可"昼精夜寐"。浅针由九针中"鍉针"发展演变而来,《灵枢·九针十二原》曰:"鍉针者,身大、末圆,锋如黍粟之锐,主按脉勿陷,以致其气。"浅针继承了鍉针按摩、沟通脉络之功,且针尖经改良后较鍉针更加圆润、舒适,通过在皮肤表面上下推刮针柄,使针体产生节律性、连续性的物理震颤并传至皮下穴位而致气,不同于常规在破皮后获得针感。浅针主要作用于十二皮部的孙络和浮络,《素问·皮部论》记载:"是故百病之始生也,必先客于皮毛……故皮者有分部,不与而生大病也。"皮部既为病邪入侵机体的第一道关卡,也是反映内在疾病的外在征象之一,浅针疗法通过十二皮部治诸外以调诸内,从而达到畅通气血、平衡脏腑的功效。

现代医学表明,当给予皮肤表面一定的机械压力刺激后,皮肤触压感受器、振动感受器较前兴奋,其中的环层小体、麦斯纳小体对不同频率、力度的刺激进行编码、换能,使感受器去极化从而产生一定数量的动作电位,并沿传入神经将信号传至中枢神经,最终作用于神经-内分泌-免疫网络。浅针疗法属于浅刺针法中的一种,作用于皮部,而卫气又循行于皮肤,因此具有激发、调理卫气之功。浅针通过搔刮针柄,与头面部、胸腹腔等一些较浅薄及皮下存在液体、气体的空腔腔隙腧穴产生共振,增强针体自身有限的振动能量,鼓动卫气沿跷脉进行双向传导,维持人体"昼精夜寐"的正常生理活动。

(二)揿针

揿针疗法对应到古代传统针刺疗法属于浮刺或浅刺,通过浅刺而长留针从而给予人体持续而稳定的刺激,以达到治疗疾病的目的,此疗法属于皮部理论,以及腧穴理论相结合的一种应用。揿针疗法目前应用广泛,已经成为目前中医治疗失眠的主要疗法之一。常取穴:耳门、听宫、听会、安眠、神门、内关、翳风,亦有取穴肾俞、心俞和太溪者。

揿针在治疗失眠方面有着其特有的优势:①安全无痛,操作便廉。揿针疗法无需得气,其无痛无感,患者可接受度高。其作用于浅层,不会伤及脏腑、大血管及神经干,是针法中最安全的疗法之一。该疗法操作简单,只需施术者掌握要领,针入皮下,施术得当即可;②持续刺激,作用持久。该特点也是其临床起效的关键所在。揿针属于久留针的发展。将针埋入皮下以后,可以产生稳定而持续的刺激,不断地促进人体经络气血运行,激发机体正气,最终达到祛除病邪的作用。研究显示,普通针刺的针刺后效应与药物的有效血药浓度类似,维持时间只有数小时,而揿针通过温和而持久的刺激弥补了普通针刺在这方面的不足。

(三)引阳入阴针法

取穴:主穴取百会、外关、内关、胃俞、中脘、太溪。配穴:肝郁化火型配行间、侠溪,心脾两虚型配大陵、三阴交,心虚胆怯型配心俞、丘墟,阴虚火旺型配太冲、然谷,痰热内扰型配丰隆、内庭。操作:患者取侧卧位,局部皮肤常规消毒,采用直径 0.35 mm、长 25 mm 毫针,先针刺百会、外关、胃俞,再针刺内关、中脘、太溪,进针 8 ~ 12 mm,其中百会、外关、胃俞行捻转泻法,内关、中脘、太溪行捻转补法,留针 30 min,隔 15 min 行针 1 次。配穴常规针刺,进针得气后行平补、平泻手法。每日上午治疗 1 次,7 次为 1 个疗程,共治疗 4 个疗程。研究发现,对于顽固性失眠的治疗,与常规针法和药物治疗相比,"引阳入阴针法"的有效率更高,且睡眠质量改善程度更大。

五、失眠的其他中医疗法

中医治疗失眠,除了方药和针灸以外,还有艾灸、推拿、耳穴、拔罐、芳香等多种辅助疗法。对于轻度睡眠障碍的患者,可以有效改善睡眠,若是严重失眠,则需要配合其他方法系统治疗。

(一)艾灸

艾灸,别称灸疗或灸法,是用艾叶制成的艾条,艾柱,产生的艾热刺激人体穴位或特定部位,通过激发经气的活动来调整人体紊乱的生理生化功能,从而达到防病治病目的的一种治疗方法。艾灸作用机制与针灸有相近之处,并与针灸有相辅相成的治疗作用。具有操作简单、成本低廉、效果显著等诸多优点。艾灸的方法一般为选取距穴位皮肤 2 ~ 3 cm 处,回旋施灸,有些穴位可施雀啄灸,每次约 15 ~ 20 min,每天 1 次,一般以 10 d 为 1 个疗程。

艾灸可以调理人体一身之阳气,达到温阳补气、疏通经络的功效。百会穴位于头顶,可安神健脑、调节脏腑阴阳平衡。心主神明,神门穴作为其原穴多具有能补能泄、阴阳双调的特殊作用。配以涌泉及安眠穴,通过艾灸上述穴位可起到鼓振阳气、化生阴血、通达血脉、调整阴阳、宁心安神的功效,从而使血脉通调,气血顺达,阴阳平和,髓海得养,心宁神安而失眠自愈。

夹脊穴对重度神经衰弱所引起的失眠有良好的效果,安神镇静作用可靠。夹脊穴位于膀胱经与督脉之间,五脏六腑之气由此输传,故有调整脏腑气机、疏通经络、行气活血、安神的功效。现代医学通过解剖研究发现,当刺激夹脊穴后,可以引起经络传导,再通过机体的神经及体液调节,促使交感神经末梢释放化学介质,从而达到调节脏腑功能的目的。艾灸夹脊穴还可以通过调节自主神经来改善睡眠,有引阳入阴、宁心安神的作用。

现代研究认为,艾条在燃烧的过程中传递的温和热效应,舒张机体局部的毛细血管以改善微循环,进而加快腧穴周边组织内血供和淋巴系统循环。还可刺激脊椎节段的感觉神经纤维,进而支配相应脏腑器官,达到机体内部呈稳定状态,使睡眠恢复正常。

(二)耳穴

耳穴疗法操作部位主要是在耳郭上的各个应激点,中医学认为耳与脏腑经络有着密切联系。《黄帝内经》载有:"耳者,肾之官;肾气通于耳。南方赤色,人通于心,开窍于耳。"小肠经、三焦经和胆经更是直接入耳,其余经脉或经过别络入耳,或循行于耳周,即所谓"十二经通于耳""耳,为宗脉之所聚"。耳穴对于失眠的治疗不仅可以调理脏腑,更是根据经络属络入脑而安神定志。现代医学对耳的认识更为精细,从解剖上说,分布于耳郭的神经十分丰富。具体包括迷走神经、舌咽神经、面神经、耳大神经、枕小神经、耳颞神经、迷走神经、舌咽神经等不同来源的神经纤维,并逐渐在耳郭相互重叠,构成神经网状结构,耳穴疗法可以直接调节自主神经系统,影响大脑皮质神经兴奋性。

耳穴疗法治疗失眠主要有以下几种方式:耳穴压丸是耳疗最常见的治疗方式,也被称为耳穴贴敷、贴压、压豆、埋籽、埋豆等,材料以王不留行籽与磁珠最为常用;耳针是指使用短毫针刺激耳穴的治疗方法;皮内针又称为埋针,临床常用的图钉式的揿针刺入皮内,以发挥持续的刺激作用;物理治疗,如耳部理疗仪,对耳穴进行经皮电刺激;耳穴药物注射疗法多选取耳甲腔的耳穴作为进针点,注射药液如维生素、中成药剂等,并使药液充满整个耳甲腔皮下,此法既可激发耳穴多穴位功能,同时也可发挥药物的作用;放血疗法主要采取耳尖点刺及耳背划割。以上方法在治疗失眠方面疗效显著,也在一定程度上降低了对药物的依赖,减少或消除药物不良反应,与其他中医药疗法联用,更能有效地减少复发率,提高患者的睡眠及生命质量,值得临床推广应用。

(三)推拿

推拿治疗原发性失眠遵循《素问·至真要大论》"谨察阴阳所在而调之,以平为期……以所利而行之,调其气使其平也"的原则。中医推拿以"力"为本质特征,主要通过有节律的推拿手法来刺激机体体表的特定部位,使力学效应在体内转化为生物学效应,从而达到调节机体生理或病理状况的目的,以改善病情,在临床治疗疾病方面效果显著,其疗效已经逐渐被医学界所肯定。已有彩色多普勒超声系统证实,推拿刺激可以促进血管扩张,降低血管阻力,进而增加血流速度和局部组织的血流量。可以使脑部血液循环得到改善,大脑皮质缺氧状况也随之改善;同时,手法刺激可调节自主神经系统,使大脑抑制过程增强,产生镇静作用;头部施术,能刺激大脑皮质,抑制大脑异常放电,使大脑皮质和皮下各级生命中枢处于最佳的协调状态。

点穴是医者在患者体表运用点穴手法刺激相关穴位,通过经络的作用,内属脏腑,外连肢节,使体内气血运行流畅,达到防治疾病的目的。选穴以镇静催眠、养心定志安神及调和阴阳为主。百会归属于督脉,具有益气升阳、醒脑提神的作用;风池、肩井属足少阳胆经,具有活血通络功效;大陵是手厥阴心包经的原穴,具有镇静催眠安神的效果,是治疗失眠的特效穴位,其作用强于神门穴;太阳是经外奇穴,点按可以振奋精神,开窍醒脑,并且能使大脑持续保持旺盛的精力。合谷、列缺取"四总穴"的作用,同时二者还是原络配穴,可以加强相互的治疗功效。脑空可澄清脑海,消除杂念,亦是治疗失眠的效穴。总之,推拿手法及点穴施术于人体,可平五脏之寒热,能调六腑之虚实,通调全身气血,调整脏腑,平衡阴阳,达到"阴平阳秘,精神乃治"的治疗作用。

(四)芳香疗法

芳香植物发挥药效与其作用途径息息相关。目前应用最广泛、研究最多的方法是芳香吸入疗法和芳香透皮吸收疗法。芳香透皮吸收法是指通过按摩方法使芳香物质在很短的时间内通过皮肤进入血液循环(神经、骨骼、肌肉等细胞组织均可受其影响),来达到防病治病的目的。有研究发现即使短期内的芳香疗法也可减缓夜班工作所致的血管内皮功能损害。芳香吸入疗法则是指通过嗅觉通路作用于中枢神经系统,起到治疗疾病的作用。芳香分子特异性地与嗅感觉神经元上G蛋白耦联受体结合后,引出嗅觉感受器电位,由嗅感觉神经元传递至嗅球,嗅球又将信号通过嗅束投射到初级嗅皮质,再由初级嗅皮质投射到新皮质、眶额皮质、丘脑背内侧核、下丘脑、杏仁基底外侧核群等嗅觉的次级皮质中心,这种复杂的通路可能是嗅觉影响脑功能的重要基础,也是芳香疗法作用于睡眠的可能机制。

目前,还有两种学说来解释芳香疗法可能的作用机制。①脑干网状结构学说:嗅觉通过刺激网状结构来调控中枢神经系统的活动水平,由于脑干网状结构能对嗅觉刺激迅速做出反应,因而芳香疗法起效快,能在短时间内改善睡眠、调节紧张情绪、集中精神和注意力。②大脑边缘系统学说:大脑边缘系统具有调节情绪的功能,与人类各种情绪反应有关。而芳香疗法可以通过大脑边缘系统调节躯体运动神经、自主神经及大脑皮质功能,从而起到镇静促眠的作用。

利用芳香疗法治疗失眠研究虽比较多,但芳香疗法的镇静、催眠作用尚存争议。之所以结论不一致,考虑与用药的途径、药物的制剂、药物的用量、受试者年龄、性别及所处环境不同,甚至可能与基因遗传的相关背景不同有关。

中医治疗失眠还有诸如拔罐、穴位贴敷等方法,其基本原理大致相同,即通过不同的方式手段,对特定的经络穴位产生有益刺激,疏通经络,消除外邪,调理人体气血阴阳之平衡,达到阴阳相交、营卫相和之目的,从而起到治疗失眠的作用。

六、特殊类别失眠的中医治疗

(一)更年期失眠

中医对更年期即围绝经期失眠的辨证分型主要有阴阳失交,肾虚精亏,心肾不交,肝失疏泄、气机失调,肝郁乘脾、脾失健运等证型。围绝经期肾水匮乏,易伤及肝阴,肝肾阴亏,相火偏亢,则影响神志导致失眠。

中医药在围绝经期女性失眠的治疗中发挥着重要作用。中药汤剂起效快,治疗失眠症疗效较为突出。针刺、艾灸方法安全性高,无显不良反应,患者接受度较高,可通过调节脏腑气血阴阳、温通全身经脉改善失眠症状。耳穴贴压方法操作简便,可提高机体免疫力,预防或治疗失眠症具有一定效果。穴位按摩可疏通全身经络气机,有助于失眠症的治疗。不论是选择中药、针刺、艾灸、穴位按摩,还是其他中医药治疗手段,都可逐渐调整机体阴阳平衡,恢复脏腑功能以治疗失眠症。

(二)脑卒中后失眠

中医认为脑卒中后失眠是中风与不寐两种病的合病,归属于"不寐"领域。现代医家对中风后不寐病因病机的认识较为全面,总的来说,主要为气血瘀滞、营卫失和、心神浮越、阴阳失交。其病理基础整体为气血、阴阳、痰瘀,与心、肝、脾、肾四脏有关。

治疗上多以调和阴阳、镇心安神为主,同时注重滋养肾阴、宁心安神。治疗方式较多,可采用汤药、中成药、针灸、耳穴埋豆、穴位敷贴、推拿足浴等方法进行治疗,大都可收良效。

(三)药物依赖性失眠

药物依赖性失眠患者通过使用镇静催眠类药物来治疗其标证,在停药后可再次出现失眠,亦属于中医不寐范畴。现代医家论述药物依赖性失眠的中医病因病机包括以下两方面:久病体虚,阴阳失衡;肝失疏泄,气滞血瘀。

药物依赖性失眠的中医治疗方法众多,各有特色。中医疗法均重视整体观与治病求本的治疗理念,既强调缓解症状,又重视调节机体脏腑与阴阳的平衡。近年来,中医界学者以辨证论治为原则,运用传统医学理论,采用中药、针灸、推拿等方法,对药物依赖性失眠的治疗取得了良好的疗效。

(四)抑郁相关性失眠

在中医古籍文献中没有直接对"失眠""抑郁"两者的关系进行明确探讨,但对精神情志因素导致不寐的记载和论述很多,最早见于《黄帝内经》。《黄帝内经·素问·病能论》中说:"脏有所伤,及精有所之,寄则安,故人不能悬其病也。"有学者基于《黄帝内经》营卫理论,认为失眠、抑郁关联的关键在于卫气失常,基本病机为卫气失常,神机不和,患者自身的节律与昼夜节律不同步,呈现昼夜节律紊乱的状态,出现"昼不精,夜不瞑"的表现。

现阶段,在失眠伴抑郁的治疗中,目前临床上常用的中医疗法有中药、针灸、推拿、中医心理疗法、中医音乐疗法等。除此之外,还有许多其他中医疗法,如瑜伽训练、艺术行为干预及太极拳、八段锦等运动康复疗法。其中运动康复疗法是一种动静结合、刚柔相济的治疗方式,它可以通过调节人体的中枢神经系统达到静心安神的目的,从而改善患者的焦虑、抑郁情绪。

现代社会生活中,合并失眠的疾病或状态还有很多,如高血压、糖尿病、帕金森病、亚健康状态等都可伴发失眠。失眠总的病机无外乎阴阳失衡、脏腑失调、营卫失和、外协入侵,从五脏论治,辨证之虚实,在治疗方法上可综合采用中医特色疗法,往往收效甚佳。

在失眠的中西医治疗方法上,西医主要以化学合成药物来抑制患者睡眠中枢,起效快、作用好,近期治疗效果好。从远期来看服用药物多出现次日头晕、记忆下降、思睡及对认知功能影响和药物依赖性、反跳性失眠等不良反应。中医则发挥特色优势辨证论治,以中药为主,综合应用多种方法调节机体气血阴阳平衡,治疗过程安全、副作用少,效果突出。通过对现代医学、中医学两个方面对失眠症的认识和分析研究。中西医结合可以充分发挥西医和中医两方所具有的诊断、治疗特色。"急则治其标",以西医西药方法可以迅速改善患者失眠症状,见效快;"缓则治其本",以中医中药辨证方法调节人体气与血、阴与阳的代谢平衡,肃清疾病源头,远期治疗效果好;如此中西医结合,双管齐下,对失眠症的治疗效果能够大幅提高、提升。研究表明,中西医结合治疗失眠效果明显优于单纯西药治疗,中西医结合治疗可作为失眠症的有效治疗方法。

临床病例

失眠治疗病例 1

【病史】

患者,女性,56 岁,社区全科医师。

失眠病程:入睡困难伴早醒 10 余年,加重 1 个月

发病经过:患者为社区医师,平时工作强度大。10 年前因工作不顺出现入睡困难伴早醒,每天入睡时间大于 1 h,睡眠维持 2~3 h,每周大约 3 天,持续 3 个月以上。发病初期,没有重视,直至入睡困难频率增多。日常晚上 8 点上床,凌晨 1 点和 3 点经常醒来,睡眠碎片化,睡眠质量差,日间疲劳困乏,工作效率低。因其职业的特殊性,首先考虑自愈。前期服用药物有改善,但随着药效减弱,不得不频繁增加药物剂量及安眠药物种类,副作用随之增加,日间功能受损,大脑反应迟钝,语言表达能力差,记忆力直线下降。感染新冠康复后失眠症状明显加重,在原有安眠药物的基础上又复合了抗抑郁药物,存在药物依赖。自述新型冠状病毒感染痊愈后从失眠的沼泽又走向了死亡的深渊,十分痛苦,严重影响了工作和生活。

既往治疗:病程长,服药种类较多。10 年前口服佐匹克隆半片(3.75 mg),效果尚可,6 年前出现药物耐受,自行加用艾司唑仑 1 mg,间断口服,新型冠状病毒感染后再次添加曲唑酮 50 mg。服药期间肝功能受损,血脂异常,添加保肝护肝和降血脂药物。半年后失眠症状加重,艾司唑仑增量至 2 mg,曲唑酮 75 mg,睡眠仍不能改善。再次自行添加氯硝西泮半片(1 mg),服药后睡眠可达 6 h,但疗效逐渐不满意。入院 3 d 前自行服用氯丙嗪 100 mg 1 次,效果差,2 天前再次增加药物剂量和种类,艾司唑仑 2 mg、曲唑酮 100 mg、奥沙西泮 15 mg,夜晚睡眠时间约 3~4 h,睡眠不连续,症状改善不明显。

病例特点:患者是基层社区医师,自以为对失眠有一定程度的认知,未到正规医院就诊,所有药物种类及药量均由自己调配和更改,长期药物滥用导致其肝功能受损,但未引起足够重视,失眠症状加重时,依然自行加量助眠类药物,

一意孤行。直至被失眠折磨殆尽,无计可施后来我院就诊。

【治疗经过】

(1)心理治疗:因其性格过于自负,刚入院时,对医师存在质疑,并要求参加科室内病情讨论会议,参与其诊疗方案的制定,经主治医师反复解释并阐述机制后勉强放弃该想法。随后经心理疏导,情绪和认知逐渐转变,理解并认可治疗方案,能积极配合下一阶段的各项治疗。

(2)麻醉睡眠疗法:由于其病程长用药多,存在药物依赖,若常规减药周期过长,出院后容易产生戒断症状,再次出现自行乱用药物,导致治疗失败的可能。且其病情符合麻醉睡眠治疗的适应证,决定快速减药,采用麻醉睡眠疗法。

完善常规检查。入院当晚停服所有药物,因近期睡眠时间较少,睡眠压力充足,当晚未出现撤药反跳性失眠现象,睡眠时间约 4 h,自述睡眠不连续,质量尚可。

入院第二天(2月8日)11:00 开始实施第一次麻醉睡眠治疗。治疗前血压 125/73 mmHg,心率 72 次/min,SpO_2 99%。开放上肢静脉,鼻导管吸氧,11:05 右美托咪定 150 μg/h、丙泊酚 20 mg/h 持续泵注,10 min 后入睡,根据生命体征不断调整右美托咪定和丙泊酚用量进行维持,16:00 停泵右美托咪定和丙泊酚。17:30 苏醒,继续监护至 19:30,生命体征平稳,无明显不适。次日麻醉睡眠治疗继续上述方案实施。

经过连续两日的麻醉睡眠治疗,在安全舒适的环境下,辅助患者顺利度过戒断反应期。

(3)星状神经节阻滞:每日 1 次在超声引导下以 1% 的利多卡因 2~4 mL 行星状神经节阻滞,双侧交替进行,持续治疗 1 个疗程(7 d),降低交感神经兴奋性。

(4)失眠的认知行为治疗(CBTI):行麻醉睡眠治疗后,开始实施认知行为疗法中的睡眠限制疗法,规定上床时间为 0:00,起床时间为 5:00,同时配合认知疗法,矫正功能性不良的想法和行为,减少患者对失眠的担心,降低过度活跃的心理状态,降低影响睡眠的负面情绪,并建立更加正确的、合理的并对睡眠有帮助的想法和信念。

(5)浮针疗法:患者双侧斜方肌(++)、双侧斜角肌(++),给予浮针治疗,快速改善患肌的局部血液循环,促进新陈代谢,疏通经络,放松肌肉,减少颈肩部不适,促进睡眠。

(6)每日行经颅磁刺激治疗、日光浴,阴雨天使用光疗灯替代。

(7)规律适量运动。

值得注意的是,单纯使用麻醉睡眠疗法并不能根治失眠,需配合认知行为等多种疗法联合运用。

患者快速停药后,采用麻醉睡眠治疗及失眠的认知行为等疗法,住院后未再服用任何药物。出院后随访 5 周,睡眠日记显示每周睡眠效率在 90% 以上,患者满意。

失眠治疗病例 2

【病史】

患者,女性,67 岁,日本籍,退休。

失眠病程:入睡困难伴早醒 10 余年,加重 3 年。

发病经过:患者为日本友人,56 岁停经后出现入睡困难,早醒,伴胸闷、心慌、出汗。发病初期入睡时间大于半小时,10 年间失眠病情反复。近 3 年入睡困难加重,无周期性或季节性,工作日和休息日无差异。晚 9 点上床,入睡时间大于 2 h,睡眠中无异常动作和行为。每晚平均睡眠时间约 2~3 h,觉醒多次,每次觉醒时间 1 h,每周大于 3 d。伴随早醒症状,经常出现彻夜不眠。常规上午补觉,自述白天睡眠佳,日夜颠倒,睡眠节律紊乱。患者自觉精神越来越差,影响日间生活,遂在当地医院(日本)就诊给予莱博雷生和溴替唑仑口服,3 年来两种药物各 1 粒交替服用,睡眠有改善,治疗效果可。但有日间疲劳困乏,工作效率低,记忆力减退,产生对安眠药的恐惧心理,1 周前自行停用莱博雷生,只服用溴替唑仑 1 粒。有减停药诉求,慕名越洋来诊。

既往治疗:失眠初期曾服用过苯二氮䓬类药物,药物种类不详,中药治疗效果不佳。近 3 年加重后求助于日本医师,给予莱博雷生和溴替唑仑口服,3 年来两种药物各 1 粒交替服用。既往合并糖尿病史 2 年,心律失常病史 10 余年,长期口服比索洛尔 2.5 mg。查体:神志清,精神状态欠佳,对答切题,查体合作。血压 110/60 mmHg,心率 65 次/min,律齐,心脏瓣膜无杂音,无心包摩擦音。肌肉紧张度触诊:双侧胸锁乳突肌(++)、双侧斜方肌(++)、双侧斜角肌(++)、双侧肱桡肌(++)。

病例特点:失眠时间长,曾于日本当地医院就诊,给予苯二氮䓬类药物口服,效果不佳。自述每次就诊,医师均更换安眠药物种类,未曾使用过认知行为疗法,也无日本医师建议其减停安眠药,从而对安眠药产生依赖,逐渐意识到了长期服用安眠药的不良后果,心里矛盾挣扎。患者自述白天睡眠可,造成睡眠节律的紊乱,有错误的睡眠行为。长期用药导致身体不适,且恐惧安眠药物的副作用,有停药诉求。

【治疗经过】

(1)评估失眠因素:患者长期失眠,有不良睡眠卫生习惯,自述因晚上睡不着,夜晚看到床有恐惧心理,睡眠与床建立了错误的反射联系,日间存在补觉行为,睡眠节律紊乱。担心安眠药的不良反应,且伴有日间功能受损,有戒药需求。考虑以失眠的认知行为疗法作为主要治疗手段,同时兼顾其他治疗方法。

星状神经节阻滞:每日 1 次在超声引导下以 1% 的利多卡因 2~4 mL 行星状神经节阻滞,双侧交替进行,持续治疗至出院(5 d)。出院后门诊间断 4 次星状神经节阻滞治疗。

(2)失眠的认知行为治疗(CBTI):入院当天溴替唑仑减半。采用刺激控制疗法、睡眠限制疗法和认知疗法,放下一切非理性的恐惧。睡眠限制时间为晚

11:00—5:00,积累睡眠压力。告知患者白天不要补觉、不赖床、不在床上做任何与睡眠无关的事,削弱床与睡眠之间的不良联系,重新建立床与睡眠的正确条件反射。

(3)麻醉睡眠疗法:患者有主观的控制助眠药物的想法,且服用安眠药种类和剂量不多,认可 CBTI 的治疗方案。故采用 CBTI 中的刺激控制疗法、睡眠限制疗法和认知疗法为主,结合星状神经节阻滞等即可改善失眠。未实施麻醉睡眠治疗。

(4)颈肩部肌群肌肉紧张不适,给予浮针治疗,改善症状,促进睡眠。

(5)每晚行中药泡脚治疗,产生体温差,促进褪黑素分泌,提高睡眠质量。

患者返回日本后随访 8 周,睡眠效率都在 90% 以上,已摆脱失眠困扰。

失眠治疗病例 3

【病史】

女性患者,32 岁,职员。

失眠病程:入睡困难、夜眠差半年,加重 2 个月。

发病经过:患者半年前因工作压力大、搬家等因素导致入睡困难,入睡时间大于 1 h,每周出现 2~3 次。睡眠浅,易醒,醒后不易再次入睡,多梦。因不满意睡眠而心烦、急躁,焦虑。次日精神差。新型冠状病毒感染痊愈后失眠加重,连续几天整夜不眠。1 周前自行服用思诺思半片(5 mg),效果不佳,增加至 10 mg 后每晚睡眠时间约 6 h,但白天出现头晕乏力、注意力不集中、记忆力差的现象,严重影响日间工作,为改善睡眠质量来诊。

既往治疗:仅在 1 周前服用过思诺思 1 粒,未再服用其他药物。平素体健,无既往其他病史。查体无器质性病变。

病例特点:青年,病程时间短。此类患者在急性失眠人群中多见。新型冠状病毒感染痊愈后出现急性失眠的患者量大幅度增加,年轻人占据很大比例,注意预防急性失眠向慢性失眠发展。此患者失眠后情绪变动明显,工作压力大致使精神紧张,工作效率低,自述精神一直处于紧绷状态不能缓和。

【治疗经过】

(1)分析病因:因受新型冠状病毒感染的影响,近期门诊和病房出现的急性失眠患者较多,相对来说,纠正失眠较易。错误的生活方式和自主神经系统的失衡是造成失眠的原因之一,这一点可以通过对生活习惯的调整来恢复平衡。降低交感神经兴奋性和正确的认知行为治疗尤为重要。

(2)星状神经节阻滞:每日 1 次在超声引导下以 1% 的利多卡因 2~4 mL 行星状神经节阻滞,双侧交替进行,持续 1 个疗程(7 d)。患者对此治疗方法很敏感,治疗后明显感到身心放松,急躁的心情有所缓和,夜晚入睡较治疗前有很大改善。

(3)失眠认知行为治疗(CBTI):入院当晚停服思诺思。此类患者适合采用睡眠限制疗法,睡眠限制时间 0:00—5:00。进行睡眠卫生教育,不赖床,不补觉,改正不良行为习惯。进行放松训练,包括渐进性肌肉放松、呼吸训练、意向放松和正念冥想。

【治疗总结】

精神紧张使得交感神经处于负荷过重的状态,这种状态是不利于睡眠的。原本在危急时刻的应激反射,已成了现代生活最习以为常的运作模式,对交感神经的刺激,几乎没有一刻停止过。交感神经的过度刺激已经是我们 21 世纪最大的身心失衡的原因,对于交感神经过度兴奋引起的失眠,星状神经节阻滞治疗可以获得满意的疗效。且该患者存在焦虑症状,是进行放松训练的适应证,配合睡眠限制和睡眠卫生教育,失眠情况容易改善。

出院随访 5 周,睡眠效率均在 90% 以上。

第七章

带状疱疹的麻醉治疗

第一节 带状疱疹的病因、症状及常规治疗

带状疱疹是由长期潜伏在脊髓后根神经节或颅神经节内的水痘-带状疱疹病毒（varicella-zoster virus，VZV）经再激活引起的感染性皮肤疾病。带状疱疹多见于年龄较大、免疫抑制或免疫缺陷等人群，除表现为皮肤损害外，常伴有不同程度的疼痛症状，严重影响患者的生活质量，因此，许多患者前来疼痛科就诊。

一、病原体特点及致病机制

VZV 属于人类疱疹病毒 α 科，命名为人类疱疹病毒 3 型，其生物学性状与单纯疱疹病毒（HSV）相似。VZV 是一种双链 DNA 病毒，基因组有 71 个开放阅读框，编码 67 个不同蛋白，目前研究较多的为糖蛋白 gE，也是制备疫苗的主要候选抗原。

VZV 生长周期短，可经飞沫和（或）接触传播，感染后可在多种细胞和组织中快速扩散。VZV 感染人有两种情况，即原发感染引起的水痘（varicella）和复发感染引起的带状疱疹（zoster）。初次感染时，病毒经呼吸道黏膜或结膜进入机体后大量复制，扩散至全身，特别是皮肤、黏膜组织。大约经过 2~3 周的潜伏期，因上皮细胞肿胀、气球样变、组织液的积累，全身皮肤出现丘疹、水疱等表现。皮疹呈向心性分布，躯干比面部和四肢多。

同时，VZV 可沿损伤皮肤的感觉神经轴突逆行，或经感染的 T 细胞与神经元细胞融合，转移到脊髓后根神经节或颅神经节内并潜伏。当机体抵抗力降低时，VZV 特异性细胞免疫力下降，潜伏的 VZV 被再次激活，并大量复制，通过感觉神经轴突转移到皮肤，在相应皮节引起带状疱疹，并引发神经组织炎性水肿及神经损伤，导致急性疼痛及慢性疼痛的产生。

二、流行病学与危险因素

据报道，全球普通人群带状疱疹的发病率为（3~5）/1 000 人年，亚太地区为（3~10）/1 000 人年，并逐年递增 2.5%~5.0%。全球带状疱疹的住院率为（2~25）/10 万人年，死亡率为（0.017~0.465）/10 万人年，复发率 1%~10%。

带状疱疹发病的危险因素包括：高龄、创伤、全身性疾病（如糖尿病、高血压、肾病、发热等）、免疫抑制状态、人类免疫缺陷病毒（human immunodeficiency virus，HIV）感染等。

近期精神压力增大、劳累等因素也是常见的发病诱因。我国带状疱疹发病率与其他国家和地区基本一致，≥50岁人群带状疱疹发病率为(2.9~5.8)/1 000人年。女性终身患病率(3.94%~7.9%)略高于男性(2.86%~7.6%)。50岁后随年龄增长，VZV特异性细胞免疫功能逐渐降低，带状疱疹的发病率、住院率和病死率均逐渐升高。随着我国人口老龄化问题的出现，带状疱疹的患者将日益增多。

三、临床表现

(一)典型临床表现

1. 前驱症状

可有轻度乏力、低热、食欲减退等全身症状，患处皮肤自觉灼热感或神经痛，触之有明显的痛觉敏感。部分患者无前驱症状。

2. 皮损症状

典型皮损表现为沿皮节单侧分布的成簇性水疱伴疼痛，研究显示好发部位为肋间神经(53%)、颈神经(20%)、三叉神经(15%)及腰骶部神经(11%)相应的皮节。患处先出现潮红斑，很快出现粟粒至黄豆大小丘疹，呈簇状分布而不融合，继而变为水疱，疱壁紧张发亮，疱液澄清，外周绕以红晕。严重者可出现大疱、血疱、坏疽等表现。皮损沿某一周围神经区域呈带状排列，多发生在身体的一侧，一般不超过正中线。病程一般2~3周，老年人为3~4周。水疱干涸、结痂脱落后留有暂时性淡红斑或色素沉着。

3. 自觉症状

疼痛为带状疱疹的主要症状，又称为疱疹相关性疼痛(zoster-associated pain，ZAP)。ZAP可以表现为3种形式：①持续性单一疼痛，表现为烧灼痛或深在性痛；②放射性、撕裂性疼痛；③促发性疼痛，表现为异常性疼痛(即轻触引起疼痛)和痛觉敏感(轻度刺激导致剧烈性疼痛)。老年、体弱患者疼痛较为剧烈。带状疱疹后遗留神经痛的患者常出现皮疹区及邻近区域感觉障碍，并有显著的心理社会功能障碍，包括睡眠障碍、食欲降低和性欲降低等。除疼痛外，部分患者还可出现瘙痒症状，一般程度较轻。

(二)特殊临床类型

1. 眼带状疱疹

多见于老年人，表现为单侧眼睑肿胀，也可表现为双侧；结膜充血，疼痛常较剧烈，常伴同侧头部疼痛，可累及角膜形成溃疡性角膜炎。

2. 耳带状疱疹

系病毒侵犯面神经及听神经所致，表现为外耳道疱疹及外耳道疼痛。膝状神经节受累同时侵犯面神经和听神经时，可出现面瘫、耳痛及外耳道疱疹三联征，称为Ramsay-Hunt综合征。

3. 顿挫型带状疱疹

仅出现红斑、丘疹而不发生水疱。

4. 无疹型带状疱疹

仅有皮区疼痛而无皮疹。

5. 复发型带状疱疹

复发型带状疱疹指非首次发生的带状疱疹,其在免疫正常人群中较为罕见,在免疫受抑者中复发率更高。与首次发病相比,复发型带状疱疹的发病部位不确定,临床表现及疼痛程度可轻可重。

6. 中枢神经系统带状疱疹

侵犯大脑实质和脑膜时,发生病毒性脑炎和脑膜炎。

7. 内脏带状疱疹

侵犯内脏神经纤维时,引起急性胃肠炎、膀胱炎,表现为腹部绞痛、排尿困难、尿潴留等。

8. 泛发型带状疱疹

泛发型带状疱疹指同时累及 2 个及以上神经节,对侧或同侧多个皮节产生皮损。

9. 播散型带状疱疹

恶性肿瘤或免疫功能极度低下者,病毒经血液播散,导致除受累皮节外全身皮肤出现广泛性水痘样疹,常伴高热等全身中毒症状,还可出现 VZV 视网膜炎、急性视网膜坏死及慢性进展性脑炎等并发症。约 10% 的播散型带状疱疹病例可合并内脏受累,病死率高达 55%。

四、诊断及鉴别诊断

(一)诊断

本病根据典型的临床表现即可作出诊断。对于不典型病例,必要时可采用 PCR 检测疱液中 VZV DNA 及酶联免疫吸附试验测定血清中 VZV 特异性抗体等方法辅助诊断,但国内尚缺乏标准化的诊断试剂,因此,其应用较为局限。

对于伴发严重神经痛或发生在特殊部位(如眼、耳等部位)的带状疱疹,建议同时请相关专科医师会诊。对于分布广泛甚至播散性、出血性或坏疽性等严重皮损、病程较长且皮损愈合较慢、反复发作的患者等,需进行免疫功能评价、抗 HIV 抗体或肿瘤等相关筛查,以明确可能合并的基础疾病。

(二)鉴别诊断

前驱期无皮损仅有疼痛时诊断较困难,应告知患者有发生带状疱疹可能,密切观察,并通过疼痛性质(烧灼痛、放射性及撕裂性痛等)及与咳嗽、进食、排尿等无关的特点以排除相关部位的其他疾病。发生在头面部的带状疱疹需要鉴别如偏头痛、青光眼、中风等疾病;发生在胸部的带状疱疹容易误诊为心绞痛、肋间神经痛、胸膜炎等;发生在腹部的带状疱疹容易误诊为胆结石、胆囊炎、阑尾炎、胃穿孔等。鉴别有困难者可进行必要的影像学检查,如 B 超、CT、磁共振成像等以排除其他可能的疾病。皮损不典型时需与其他皮肤病鉴别。

五、治疗

本病具有自限性,治疗目标包括促进皮损消退、缓解疼痛、改善患者生活质量。及时进行针对性抗病毒治疗有助于皮损及时愈合,且可能缩短 ZAP 持续时间。

(一)药物治疗

1.抗病毒药物

抗病毒药物是临床治疗带状疱疹的常用药物。进行早期、足量抗病毒治疗,有利于减轻神经痛,能够加速皮疹愈合,减少新发皮疹,阻断病毒播散,进而缩短病程。通常在发疹后 72 h 内开始使用,以迅速达到并维持有效血药浓度,获得最佳治疗效果。对于伴中重度疼痛或严重皮疹、有新水疱出现、泛发性皮疹及合并带状疱疹眼炎、耳炎等特殊类型带状疱疹患者,以及免疫功能不全的患者,即使皮疹出现已超过 72 h,仍应进行系统抗病毒治疗。目前批准使用的系统抗病毒药物包括阿昔洛韦、伐昔洛韦、泛昔洛韦、溴夫定和膦甲酸钠。

(1)阿昔洛韦:在感染细胞内经病毒胸苷激酶磷酸化,生成阿昔洛韦三磷酸,后者可抑制病毒 DNA 聚合酶,终止病毒 DNA 链的延伸。阿昔洛韦的口服剂量为每次 800 mg,每天 5 次,疗程 7~10 d,主要用于免疫功能正常患者;静脉注射剂量为 5~10 mg/kg,每 8 h 1 次,疗程 7~10 d,主要用于有并发症风险或病情较复杂的患者,包括头颈部带状疱疹,高龄,有出血性、坏死性病变,多皮节受累,免疫功能缺陷,伴有内脏或中枢神经系统受累等。对本药过敏者禁用,肾功能不全及高龄患者需慎用,必要时减量或延长给药间隔时间,孕妇用药需权衡利弊。

(2)伐昔洛韦:为阿昔洛韦的前体药物,口服吸收快,在胃肠道和肝脏内迅速转化为阿昔洛韦,其生物利用度是阿昔洛韦的 3~5 倍。本药主要用于免疫功能正常患者,免疫缺陷者轻症病例也可应用。欧洲指南公认的伐昔洛韦治疗剂量为口服 1 000 mg/次,每天 3 次,疗程 7~10 d。对本药和阿昔洛韦过敏者、2 岁以下儿童禁用;肾功能不全者、妊娠<20 周的孕妇和哺乳期妇女慎用。

(3)泛昔洛韦:为喷昔洛韦的前体药物,口服后迅速转化为喷昔洛韦,在细胞内维持较长的半衰期。其作用机制同阿昔洛韦,而生物利用度高于阿昔洛韦,因此,给药频率和剂量可低于阿昔洛韦。有研究显示,泛昔洛韦在早期缓解疼痛方面的疗效优于阿昔洛韦或伐昔洛韦,但也有研究并未显示显著差异,因此,未来仍需大规模高质量临床研究以明确。本品主要用于免疫功能正常患者,用法为口服,125 mg/d,每天 1 次,疗程 7~10 d。对本品及喷昔洛韦过敏者和哺乳期患者禁用,孕妇、肾功能不全者应慎用。

(4)溴夫定:该药可经一系列磷酸化转化为溴呋啶三磷酸盐,后者可以抑制病毒复制。该过程只在被病毒感染的细胞中进行,因此,溴夫定的抗病毒作用具有高度的选择性。溴夫定抗病毒作用较前述 3 种药物强,且能明显降低 PHN 的发生率。本品主要用于免疫功能正常的成年急性带状疱疹患者的早期治疗。对本品过敏者、免疫功能缺陷患者、孕妇及哺乳期妇女禁用;肝病活动期慎用。该药安全性较好,肾功能不全时无需调整剂量,特别适用于老年患者,口服 125 mg/d,每天 1 次,疗程 7 ~ 10 d。值得注意的是,本药禁与氟尿嘧啶类药物同服,因二者相互作用可导致严重的骨髓抑制。

(5)膦甲酸钠:通过非竞争性方式阻断病毒 DNA 聚合酶的磷酸盐结合部位,防止病毒 DNA 链的延伸。根据我国专家共识和欧洲皮肤科协会指南,每次静脉滴注膦甲酸钠 40 mg/kg,每 8 h 1 次,仅被推荐用于对阿昔洛韦耐药的免疫功能损害患者,当有肝肾功能不全时应适当调整剂量。

2. 糖皮质激素疗法

目前关于是否系统应用糖皮质激素治疗带状疱疹及 PHN 仍存在争议。既往观点认为在带状疱疹急性发作 3 天内系统应用糖皮质激素可以抑制炎症过程,缩短急性疼痛的持续时间和皮损愈合时间,但目前最新的欧洲及德国指南均未推荐系统应用糖皮质激素治疗。

系统应用糖皮质激素应仅限于治疗 Ramsay-Hunt 综合征和中枢神经系统并发症,如脑炎或 Bell 麻痹。年龄大于 50 岁、出现大面积皮疹及重度疼痛、累及头颈部的带状疱疹、疱疹性脑膜炎及内脏播散性带状疱疹患者在发病早期(出现皮损 1 周内)可系统使用糖皮质激素。推荐泼尼松初始量 30 ~ 40 mg/d 口服,逐渐减量,疗程 1 ~ 2 周。高血压、糖尿病、消化性溃疡及骨质疏松患者谨慎使用。禁用于免疫抑制或有禁忌证的患者。

(二)局部治疗

1. 物理治疗

有报道称氦氖激光、紫外线、红外线等局部照射可缓解疼痛,促进水疱干燥和结痂,但目前关于物理方法用于治疗带状疱疹尚缺乏高质量研究报告。

2. 外用治疗药物

以干燥、消炎、防止继发感染为主。疱疹未破时可以采用抗病毒药物及干燥、收敛制剂,如炉甘石洗剂、阿昔洛韦乳膏等,并应用无菌敷料以保护患处免受外伤及继发性感染。疱疹将自然吸收而不应挑破,如果是饱满的大疱而须排放疱液,应在挑破后用无菌纱布或涂抗菌外用药以防止细菌性感染。疱疹破溃后可酌情使用抗菌药物及使用 3% 硼酸溶液或 1:5 000 呋喃西林溶液湿敷。如合并眼部损害需请眼科医师协同处理,可使用抗病毒眼科制剂,如 3% 阿昔洛韦眼膏、碘苷滴眼液等,禁用糖皮质激素外用制剂。

六、预防

(一)一般措施

带状疱疹患者应采取接触隔离措施,水痘和免疫功能低下的播散性带状疱疹患者还应采取呼吸道隔离措施直至皮损全部结痂。

(二)接种疫苗

接种疫苗是目前公认的能有效预防带状疱疹的唯一方法,因此也应被视为 ZAP 的"一级预防"手段。带状疱疹疫苗接种的目标是抑制 VZV 再激活从而预防带状疱疹、

PHN 和其他并发症。临床研究显示,少数接种重组带状疱疹疫苗后仍发病的患者,其疼痛等临床症状亦明显减轻。

(三)健康宣教

健康宣传教育对于患者了解疾病、提高依从性、减少并发症等方面具有重要意义。患者皮损疱液或糜烂面含有病毒,应避免接触尚未患过水痘的儿童和其他易感者。告知患者及早就医及治疗,使用正确的药物种类及剂量,保持皮损处清洁,避免继发细菌感染。

第二节　带状疱疹相关性疼痛

带状疱疹相关性疼痛(zoster-associated pain,ZAP)属于典型的周围神经病理性疼痛,包括急性期疼痛和带状疱疹后神经痛(postherpetic neuralgia,PHN)。带状疱疹急性期疼痛是指带状疱疹发病后至皮损愈合期间的疼痛,而 PHN 通常是指皮损愈合后持续 1 个月及以上的疼痛,具有持续性且疼痛性质多样的特点,严重影响患者生活质量。国内一般认为 ZAP 是一个连续的病理演化过程,急性期与后遗痛期并无截然的时间节点。疱疹愈合后疼痛持续时间超过 1 个月,其外周及中枢病理改变已呈现出典型的慢性神经病理性疼痛特征,故国内将皮疹愈合后 1 个月作为诊断 PHN 的时间节点。我国带状疱疹患者群体中 PHN 的总体发生率为 2.3%,男性稍高于女性,老年患者、免疫抑制或缺陷患者中发生率更高。

一、发生机制

带状疱疹相关性疼痛的发生主要与外周或中枢神经敏化相关,不同病程中可能存在不同机制主导或多种机制并存的现象。皮损出现前,神经痛主要由神经纤维受刺激引起,皮损出现后,伤害感受性疼痛出现并逐渐加强,而皮损愈合后的疼痛再次以神经病理性疼痛为主。

带状疱疹处于急性期时,激活后的水痘-带状疱疹病毒在神经节及邻近细胞内大量复制,引发的炎症导致局部神经组织损伤,引起周围神经的相应神经元敏化,导致患者出现剧烈疼痛。伤害感受性疼痛是完整的伤害感受器感受到有害刺激引起的反应,疼痛的感知与组织损伤及炎症有关。

带状疱疹后神经痛的发生机制目前尚未完全阐明,主要有外周机制和中枢机制。外周机制:受损的伤害性感受器异常放电导致外周敏化。中枢机制:①脊髓背角神经元的敏感性增高;②脊髓抑制性神经元的功能下降;③脊髓背角 Aβ 纤维脱髓鞘,与邻近 C 纤维形成新的突触;④脊髓背角伤害性神经通路代偿性形成,使中枢对疼痛的反应阈值大大降低。此外,神经损伤使受累神经内的离子通道(如钠、钾、钙通道)功能异常,也可导致神经病理性疼痛。

二、临床分期

(一)急性期疼痛

发疹前常有乏力、低热及食欲减退等全身症状,同时或之后出现疼痛,常表现为患处烧灼样、针刺样、闪电样疼痛或钝痛,可伴皮肤感觉过敏或瘙痒。

带状疱疹急性期可能伴随的其他疼痛表现:①眼带状疱疹多见于老年人,疼痛剧烈,常伴同侧头痛,眼神经的分支鼻睫神经受累后出现并发症的概率较高;②耳带状疱疹主要侵犯面神经及听神经,表现为耳痛和外耳道疱疹,若病毒侵犯到膝状神经节,同时面神经受累,则可出现耳痛、外耳道疱疹、周围性面瘫的情况,称之为 Ramsay-Hunt 综合征;③内脏神经纤维受到侵犯时,可能会引起急性胃肠炎、膀胱炎等类似急腹症表现,并出现相应部位疼痛;④无疹型带状疱疹可仅出现神经痛而无皮损发生;⑤顿挫型带状疱疹表现为神经痛伴丘疹和红斑,但无水疱;⑥运动神经麻痹常见于老年带状疱疹患者,发生率0.5%~31.0%,可累及颅神经(Ramsay-Hunt 综合征)及上肢运动神经(臂丛神经受损)等,但神经痛依然存在。

(二)带状疱疹后神经痛

带状疱疹后神经痛的受累部位通常大于皮损区域。根据疼痛性质,可将 PHN 分为4 种类型:①烧灼样或者针刺样痛,常持续性发作;②电击样痛、撕裂样痛或者放射样痛,表现为间断性发作,间歇期不等;③触觉和痛觉超敏(如轻抚皮肤即可诱发疼痛),疼痛程度为中重度,疼痛范围可以扩展到多个节段;④感觉过敏、感觉障碍和感觉异常,后者包括局部紧束感、麻木感、蚁行感或者瘙痒感。

三、评估及鉴别诊断

(一)疼痛评估

疼痛评估应遵循多维度原则,疼痛强度和疼痛性质均为重要的评估指标。对于疼痛强度的评估,推荐使用视觉模拟量表(visual analogue scale,VAS)或数字分级量表(numerical rating scale,NRS)。此外,McGill 疼痛问卷及简式 McGill 疼痛问卷等可辅助评价疼痛强度。对于疼痛性质的评估,推荐使用 ID pain、神经病理性疼痛评估量表(douleurneuropathique 4 questions,DN4)及神经病理性疼痛筛选问卷(pain detect questionnaire)。推荐使用 SF-36 量表、Nottingham 健康概况(Nottingham health profile)或生命质量指数评估患者生命质量。此外,利兹神经性症状和体征评分(the Leeds assessment of neuropathic symptoms and signs)和 ID pain 量表还可作为神经病理性疼痛的诊断工具。

(二)带状疱疹相关性疼痛的鉴别诊断

带状疱疹相关性疼痛需要与其他可发生疼痛的疾病相鉴别,尤其是带状疱疹早期未出现水疱时的疼痛,以及皮损愈合后仍存在的疼痛。

1. 头面部疼痛

需与神经性头痛、面神经炎、蝶腭神经痛、颞部巨细胞动脉炎、神经性耳鸣、上呼吸道感染、枕大神经痛等鉴别。

2. 颈肩部或腰腿部疼痛

需与肩关节周围炎、颈椎病、腰椎间盘突出症、坐骨神经痛、梨状肌综合征等鉴别。

3. 胸背部疼痛

需与心血管系统及呼吸系统疾病、内脏痛(结核性胸膜炎、腹腔淋巴瘤)、术后切口痛等鉴别。

4. 腰腹部疼痛

需与消化、泌尿,以及妇科系统的相关疾病鉴别,此外还需要警惕主动脉夹层、肠系膜上动脉夹层或栓塞等。

5. 肛周、直肠部位及骶尾部疼痛

需与女性外阴及盆腔疾病鉴别。

第三节　带状疱疹后神经痛治疗方法

带状疱疹后神经痛(postherpetic neuralgia,PHN)是最常见的并发症,临床表现为神经元功能紊乱、异常放电、外周及中枢敏化导致疼痛,严重影响患者生活质量,甚至引起情绪变化,应积极治疗,如药物治疗、心理疗法、物理疗法及介入治疗,且需要多种方法复合治疗,疗程较长。

一、药物治疗

对于 PHN 患者,药物治疗是最基本、最常用的方法。

(一)钙离子通道调节药和抗癫痫药

常用的药物有普瑞巴林、加巴喷丁、卡马西平、奥卡西平等。普瑞巴林治疗 PHN 效果确切,副作用少,起始剂量每日 150 mg,分 2 次服用,逐渐增量至每日 450 mg,推荐最大剂量每日 600 mg,普瑞巴林已被许多指南推荐为治疗 PHN 的一线用药;加巴喷丁起始剂量每日 300 mg,治疗神经痛有效剂量为每日 900~3 600 mg,分 3 次服用。应用卡马西平和奥卡西平应注意监测肝、肾功能,特别是老年患者或长期服药者。

(二)抗抑郁药

抗抑郁药包括三环类抗抑郁药和选择性 5-HT 再摄取抑制药(SSRI)等,可用于治疗 PHN。三环类抗抑郁药治疗 PHN 的机制包括抑制 NE 和 5-HT 再摄取及钠通道阻滞。常用的抗抑郁药物有阿米替林(25 mg 睡前服)、丙米嗪(12.5~50.0 mg/d)等,一般需连用 2~3 周或以上才能取得显著效果,因有心血管系统的副作用,自主神经受累者慎用,青光眼患者禁用。SSRI 如氟西汀(百忧解)、帕罗西汀(赛乐特)等也可应用。对 PHN 双相情感障碍者应用氟哌噻吨美利曲辛疗效较好,此药疗程长不宜快速停药,严重不良反应有自杀倾向,服用期间应监测患者行为表现。

(三)局部用药

1.局部外用药物

(1)利多卡因乳膏及贴剂:疗效确切、副作用少,在国内外已被推荐为治疗 PHN 的一线用药。也可使用辣椒素软膏及贴剂,该药通过皮肤吸收,使神经末梢释放神经肽类递质(如 P 物质)耗竭,突触丧失传导功能,用于皮肤和皮下组织损伤所致的表浅性疼痛。

(2)液氮冷冻镇痛:近期有报道称一种不冻结技术(non-freezing technique,NFT)用于治疗 PHN。将液氮喷雾喷射于病变皮肤表面,在保证不损伤皮肤组织的同时,起到镇痛作用。该技术利用一种特制的圆口径喷头,将液氮均匀循环地喷射于病变皮肤上,持续30 s,使其形成氮云但不要冻结皮肤。每周治疗 1 次,直至疼痛达到一个可接受的水平(总治疗次数 20 次以内)。

2.局部注射药物

按注射部位可分为皮内或皮下注射、沿神经干注射、椎旁注射、神经节周围注射、硬膜外腔注射及鞘内注射,可行单次注射也可连续注射有些注射需要超声或 CT 下介入进行。有的药物可以多部位注射,有的只能特定部位注射,以药品说明书为准。

(1)局麻药和糖皮质激素:以局麻药和糖皮质激素为主,加入维生素 B 类药物组成的复合消炎镇痛液是皮内注射的临床常规用药,常用局麻药有利多卡因、普鲁卡因、布比卡因和罗哌卡因等,而常用糖皮质激素有地塞米松、甲基强的松龙、复方倍他米松和曲安奈德等。

(2)臭氧:具有强大的氧化能力,可作为生理激活因子,刺激体内产生多种生物学效应。因臭氧具有强烈的氧化性,浓度太高可产生严重不良反应,故建议皮内注射。臭氧浓度为 10 ~ 30 μg/mL,即可有效消除治疗区域的疼痛因子而缓解疼痛,甚至对一些病程超过 5 年的顽固性 PHN 患者仍然有效。

(3)亚甲蓝(methylene blue,MB):亚甲蓝又称美蓝,临床主要运用于高铁血红蛋白血症或氰化物中毒,近年来,在外周神经镇痛方面的作用明确,使其逐渐地应用于 PHN 的治疗中,皮内注射浓度 1%,该法具有操作简单和安全性高的特点,值得临床推广和应用。

(4)A 型肉毒毒素(botulinum toxin type-A,BTX-A):肉毒毒素是由厌氧肉毒杆菌产生的一种神经毒素,根据抗原性的不同分为 7 种类型(A-G),其中 BTX-A 为最常用的医用剂型。目前国内外报道的 BTX-A 皮内注射常用剂量为 2.5 ~7.5 IU/cm^2,最大剂量通常不超过 200 IU。随着研究的深入,皮内注射 BTX-A 未来可能会成为治疗 PHN 的一种有效方法。

(5)富血小板血浆(platelet-rich plasma,PRP):自体血离心后得到的高纯度血小板血浆,含有大量丰富的生长因子,不但能促进筋膜、肌肉、肌腱及其他软组织损伤的修复,还能加速受损神经修复进而缓解疼痛,是治疗神经痛的重要手段之一。PRP 治疗神经病理性疼痛的机制主要包括以下两方面:周围机制,PRP 通过抑制神经炎性细胞因子产生,促进受损神经轴突再生,参与免疫调节,刺激疼痛调质(5-HT 等)释放等多种途径抑制外周敏化的发生;中枢机制,PRP 明显抑制各种胶质细胞的活化,进而削弱或逆转中枢敏化,最终起到缓解疼痛的作用。

（四）阿片类镇痛药

吗啡、羟考酮、芬太尼等均可用于 PHN 的治疗，阿片类药物治疗神经痛剂量范围存在较大个体差异，临床上可根据患者具体情况滴定调整。

（五）促进神经修复药物

如 B 族维生素、鼠神经生长因子、牛痘疫苗接种家兔炎症皮肤提取物等，也被用于辅助治疗 PHN。

（六）臭氧大自血疗法

用静脉穿刺针自外周静脉中采取 100 mL 全血，流入特制密闭的一次性采血袋中（加有枸橼酸钠抗凝剂），用一次性注射器从臭氧发生器上取 25 μg/mL 臭氧和纯氧混合气体 100 mL，通过滤膜注入臭氧反应袋中，与全血充分混合（无气泡，血液变为鲜红色，约 5 min）后，于 10～15 min 内将自体全血回输至体内，3 天 1 次，5 次为 1 个疗程。关于臭氧大自血疗法治疗带状疱疹，可能涉及以下相关机制：①臭氧与血液混合后可以产生过氧化氢（H_2O_2），H_2O_2 作为一个重要信使能激活人体免疫系统，从而引发一系列化学反应，诱导机体产生白细胞介素、干扰素等细胞因子，达到激活和调节免疫系统。②臭氧具有强大的杀菌效应，特定浓度臭氧可产生抑制病毒生长复制并且促进其被白细胞吞噬的作用。③臭氧大自血具有改善血液流变学指标、改善微循环、提高组织氧浓度和促进组织修复等作用。④臭氧大自血疗法可以产生欣快感，改善患者的疲劳和抑郁状态，体力增加、精神状态稳定及记忆力增强。

（七）其他

褪黑素（melatonin，MT）作为近年来的研究热点，具有抗抑郁、抗惊厥、镇静、镇痛等作用，更由于其良好的镇痛效果，成为疼痛治疗中最有潜力的止痛药物。曲马多具有弱阿片样作用及抑制 5-HT 和 NE 释放与再摄取，常用剂量每日 100～300 mg，对循环、呼吸和肾功能影响小，不宜与单胺氧化酶抑制药合用。NMDA 受体拮抗药（如氯胺酮等）也可应用。

二、心理疗法

注意调整心理状态，运用心理疗法，可以巧妙地止痛。下面介绍几种简便易行的自我心理止痛法，医师可以细心向患者传授。

（一）心理暗示法

在疼痛时，患者自己念或心里想"一会儿就会不痛了"，往往会收到一定效果。特别是在使用镇痛药物的同时配合自我暗示法，能够大大加强镇痛药物的作用。有些医师采取"安慰剂"镇痛的方法，也是暗示法在起作用。

（二）松弛止痛法

疼痛患者如能解除心理紧张、松弛肌肉，就会减轻或阻断疼痛反应，从而起到止痛作用。松弛的方法很多，如叹气、打呵欠、深呼吸、闭目静思等。其中，呼吸止痛的方法是：疼痛时深吸一口气，再慢慢呼出，而后慢吸慢呼，呼吸时双目闭合，想象新鲜空气缓缓进入自己肺中。同时，心中默默数数。

(三)刺激健侧皮肤法

疼痛时可以通过刺激疼痛对侧的健康皮肤,以分散对患处疼痛的感觉,如左臂痛时可刺激右臂皮肤。刺激的方法有按摩、捏挤、冷敷、涂清凉油等。

(四)音乐止痛法

疼痛患者可通过欣赏自己喜欢的乐曲来缓解疼痛。患者可以边听边唱,也可闭目静听或随节拍轻微活动手脚,这样既可分散注意力,又可缓解紧张情绪。

(五)情绪稳定法

情绪稳定与镇静不仅能使痛觉的感受变得迟钝,而且可使痛反应减少。在疼痛时保持情绪的镇定是控制疼痛的有效方法之一。当疼痛难忍时,患者应提醒自己疼痛是机体的一种"保护"性反应,说明机体正处在调整状态,在同病魔进行斗争。此时要增强和病痛作斗争的决心和信心,稍安毋躁,这样心理上的疼痛感觉也会随之减轻。

(六)其他

对疼痛进行心理治疗的方法、生物反馈法、行为疗法等。这些方法需在专业人员的指导下进行。

三、物理疗法

PHN 的物理治疗是一种辅助治疗方法。常用的有经皮神经电刺激(TENS)和超激光(SL)治疗,可根据疼痛部位及相应病变神经干或神经节进行刺激和照射,还有中医疗法如针灸和艾草熏等。

四、介入治疗

(一)神经阻滞

神经阻滞分为硬膜外腔阻滞、交感神经阻滞、神经丛阻滞、神经干阻滞和局部神经阻滞。神经阻滞也是治疗 PHN 的有效方法,在给予药物治疗的同时即可进行受累区域的神经阻滞治疗,以迅速缓解疼痛如肋间神经阻滞。星状神经节阻滞术(stellate ganglion block,SGB)可扩张头颈部及上肢的血管,解除神经及血管的痉挛,SGB 还可通过减少外周炎症因子释放、调节伤害性感受器进一步缓解神经病理性疼痛。

(二)神经调控

按部位有神经干周围、椎旁神经根周围及神经节周围神经调控。按射频治疗模式区分有连续射频(continuous radio frequency,CRF)和脉冲射频(pulsed radio frequency,PRF)。PRF 临床较为常用,因其不引起神经改变,可避免对痛觉和触觉纤维造成热凝损伤,疼痛缓解效果好,并发症和不良反应较少。缺点是镇痛效果持续时间短,不少患者需反复治疗;而 CRF 易导致不可逆的神经损伤,治疗后虽然疼痛缓解时间长,但并发症和不良反应相对较多。针刺加射频治疗也越来越多地用于 PHN 的治疗,效果良好。

(三)神经毁损

神经毁损主要以周围神经、神经节和脊神经后根毁损为主,神经毁损是治疗 PHN 非首选的有效方法,可在常规治疗方法效果不佳时谨慎选用。化学毁损可选用无水乙醇、酚甘油、多柔比星等药物,多柔比星进行三叉神经节和背根神经节毁损可治疗头面部及躯体 PHN。物理毁损可选用射频、激光、冷冻等,目前三叉神经节脉冲或热凝射频常用于治疗头面部 PHN,背根神经节、肋间神经及脊神经后支脉冲或热凝射频可治疗胸背部、腰背部 PHN。神经损毁治疗应需具备足够的专业技术水平并严格遵守治疗操作规范,在影像引导下操作。

(四)微创介入手术治疗

脊髓电刺激、吗啡鞘内泵、脊髓背根入髓区切开术等可用于治疗顽固性 PHN。

临床病例

带状疱疹典型病例

【病史】

患者于某,男性,70 岁,胸腰部疱疹后疼痛 2 个月,大片鲜红斑疹,条带状分布,可见簇集性小水疱,局部疼痛,皮肤瘙痒。当地就诊考虑带状疱疹,予以抗病毒、改善循环、营养神经等对症处理。现红斑消退,大部分水疱吸收结痂,遗留左侧腰部和季肋区皮肤剧烈疼痛,呈阵发性放电样刺灼痛,难以忍受,入睡困难。疼痛门诊以带状疱疹后神经痛收治。

患者发病以来神志清,表情痛苦,神情焦虑烦躁,饮食正常,睡眠差。无发热,无咳嗽咳痰,无眩晕呕吐,无胸闷气急,无腹痛腹泻等。一般状况:体重 56 kg,身高 162 cm,T 36.8 ℃,P 80 次/min,R 20 次/min,BP 132/85 mmHg。静息状态 VAS 评分:7 分。专科查体可见脊柱无畸形,活动无受限,胸椎棘突、棘间压痛(−),叩击痛(−),椎旁压痛(−),腰椎各椎体棘突压痛(−),辅助检查:胸片 X 射线片示两肺纹理稍增多,未见明显实质性病变,建议随访复查。

治疗目标是控制白天疼痛,改善功能活动,缓解夜间疼痛,改善睡眠。

【治疗经过】

(1)心理治疗:倾听患者的心声,给予人文关怀和疏导。

(2)神经阻滞治疗:行超声引导下左侧 T_6 ~ T_8 背根神经节和颈交感神经节阻滞,每周 1 次,疗程 3 周。

(3)药物治疗:给予口服普瑞巴林 75 mg,2 次/d;B 族维生素,甲钴胺,辅酶 Q10 等。

(4)治疗后定期随访。

【治疗效果】

神经阻滞后疼痛明显减轻,治疗 3 周后基本恢复正常生活。

第八章

戒毒治疗中的麻醉技术

第一节 毒品危害的临床特点

精神活性物质(psychoactive substances, PS)是一类摄入人体后能透过血脑屏障影响人的思维、情感、意志行为等心理过程的物质,被社会所管制的精神活性物质通常称为毒品。所有的毒品都是精神活性物质,但并非所有精神活性物质都是毒品。

长期滥用某种具有精神活性的物质后,产生强迫觅药心理和行为,明知危害后果但不能停止使用,导致身体出现慢性中毒现象,称为物质依赖,这是一种慢性复发性的大脑疾病。物质依赖并非是个体寻求欣快感造成的,而是因为继续使用精神活性物质能够减轻戒断症状。强迫重复使用该物质的心理渴求称为心理依赖,避免戒断的躯体不适症状称为身体依赖。所有具有精神活性的物质滥用后都会导致不同程度的心理依赖,但并不都会导致身体依赖。其中阿片类物质滥用导致的身体依赖最为强烈,大麻、可卡因和化学合成类毒品等物质滥用导致的身体依赖性相对较轻。

根据国际禁毒公约及世界卫生组织关于物质滥用管理的建议,将依赖性药物分为麻醉药品、精神类药品和其他精神活性物质三大类。麻醉药品包括阿片类、可卡因类、大麻类等,精神药品包括镇静催眠药、抗焦虑药、中枢兴奋剂药和致幻剂等,其中社会中最常见毒品二乙酰吗啡(海洛因)属于阿片类,甲基苯丙胺(冰毒),3,4-亚甲基二氧甲基苯丙胺(摇头丸)属于中枢兴奋药,氯胺酮(加工得到的固体氯胺酮即为 K 粉)属于其他类精神活性物质。

毒品的重要特征是具有成瘾性,从而导致滥用,会对滥用者身体和精神带来严重损害。包括精神和心理障碍,戒断症状,中毒和其他相关并发症等,对个人、家庭及整个社区造成严重伤害。

一、依赖综合征

依赖综合征是一种生理,行为和认知现象。其重要特点之一是对使用精神活性药物强烈渴望,有时无法克制,为了追求药物的精神效应和避免戒断症状的痛苦,滥用者常不顾后果获取药物,引起强迫性觅药行为,同时患者滥用药物时还会出现其他精神状况和人格行为的改变。

1. 精神障碍

吸毒所致的精神障碍是最主要和最严重的身心损害,可表现为幻觉、思维障碍,还会出现伤人或自杀等危险行为,精神障碍除与所滥用药物的性质、剂量有关外,还同社会、文化背景等有关。

2. 人格改变和社会功能丧失

心理依赖性是各种药物滥用的共同的特征,主要表现为具有强烈的觅药渴求,以期重复体验用药时的欣快感,从而形成难以矫正的成瘾行为,人格逐渐随之改变,不能维持正常的家庭和社会关系,丧失劳动能力,最终脱离社会,社会功能丧失。

二、戒断综合征

戒断综合征(withdrawal syndrome)是指在反复地、往往长时间和(或)高剂量使用某种精神活性物质后停用或减少此物质使用时发生的组合不同、严重程度不同的一组症状。此综合征可能伴有生理紊乱症状,戒断状态的开始和持续时间与停用或减少使用的精神活性物质的类型和剂量有关。戒断综合征的特征往往与急性中毒的特征相反。

三、中毒反应

中毒是一种在使用精神活性物质以后造成的意识水平、认知、知觉、判断、情感或行为或其他精神生理学功能和反应紊乱的情况。这种紊乱与物质的急性药理学效应和习得反应有关,除非发生组织损害或其他并发症,否则它将随时间的推移以及完全恢复而消失。

1. 阿片类药物

意识模糊,瞳孔缩小、对光反射减弱或消失,呼吸抑制,血压下降,心率减慢,体温降低,肌肉抽搐或无力,少尿或无尿,外周循环衰竭或休克等。

2. 大麻

心率增快、眼结合膜血管充血扩张、体位性直立性低血压、意识不清,同时伴发错觉、幻觉与思维障碍等。

3. 可卡因

心动过速、血压升高、瞳孔散大、肌肉抽搐、失眠及极端紧张、可出现幻觉、偏执、妄想等精神症状。超量服用会产生震颤、抽搐,以及谵妄,甚至因心律失常、心力衰竭而死亡。

4. 苯丙胺类

高热、血压上升、盗汗、瞳孔放大,大剂量使用引起精神错乱。

四、神经系统损害

长期滥用药物对中枢和外周神经系统的直接毒性作用,导致神经细胞或组织不可逆的病理性改变,还因毒品中混杂的其他有害物质而损害神经系统。如在静脉注射粗制海洛因后可发生弱视、横断性脊髓病变、突发性下肢截瘫、躯体感觉异常及末梢神经炎。病理检查可见侵犯灰质及白质的急性坏死病灶,其范围可纵深到胸椎、颈椎区。

五、其他继发变化

1. 感染

各类毒品都可削弱机体免疫功能,长期的滥用毒品者各种机会性感染增加,且抗生素难以治愈。使用不洁注射器注射毒品,使吸毒者极易并发病毒性肝炎、注射部位脓肿、肢体坏疽、破伤风、血栓性静脉炎、动脉炎、肺结核、横贯性脊髓炎等;此外,吸毒人群中性病和获得性免疫缺陷综合征(AIDS)的发病率增高。

2. 对胎儿和新生儿的影响

许多滥用药物可以通过胎盘进入到胎体内,因此,妇女在妊娠期间吸毒可因胎儿中毒而发生畸形、发育障碍、流产、早产和死胎。在妊娠期间滥用阿片、巴比妥、苯二氮䓬类和苯丙胺等麻醉药品和精神药物的母亲,其胎儿在出生后也会产生戒断综合征。其新生儿常有体重减轻、易于感染、各器官的畸形及身体和智力发育障碍等。

3. 药物依赖相关疾病

麻醉药品和精神药物除对人体精神、神经系统的损害以外,对心、肺、肝、肾等重要生命器官都有程度不同的损害。最常见的是诱发心血管疾病如心律失常、心力衰竭、心肌缺血、心肌梗死、房室传导阻滞和肺炎、肺水肿、脑出血等。在慢性中毒中,最常见的是肝、肾功能损害,甚至肝、肾衰竭;此外,挥发性有机物可抑制骨髓造血功能而致再生障碍性贫血。

第二节　戒毒治疗的三阶段

吸毒成瘾是一种慢性、复发性疾病,其特征是尽管受到严重伤害,但仍然存在寻求药物和吸毒行为的强迫性模式。许多治疗方法已被用于治疗药物成瘾,然而仍然没有令人满意的医学干预能有效治疗高复发率。戒毒治疗是一个连贯的过程,目的是使患者完全脱离毒品,回归社会。其治疗可分为连续的 3 个阶段,即脱毒治疗阶段、康复治疗阶段和后续照管阶段。

一、脱毒治疗阶段

这是戒毒的开始,主要是采取药物治疗的方法使吸毒成瘾者顺利渡过急性戒断反应期,帮助其解决生理上的依赖症状。药物治疗服务主要集中在那些阿片类药物成瘾的人身上,并且主要使用以美沙酮为基础的干预措施。而那些其他类滥用药物如兴奋剂(如苯丙胺或可卡因)等的人,则缺乏效果明显的药物治疗措施。

生理脱毒治疗可分为替代治疗与非替代治疗,两者可以结合使用。对于戒断症状较轻、合作较好的吸毒人员可单独使用非替代治疗。生理脱毒治疗是一种递减治疗方法,目的是减轻阿片类物质依赖者的躯体戒断症状,治疗原则是因人而异,只减不增。根据个体摄入阿片类物质种类、剂量、时间、途径不同,确定首次用药剂量后,酌情递减,待身体戒断症状消除后停止用药。通常在住院环境中进行。

(一)替代治疗

阿片类药物依赖的替代治疗是通过替代治疗药物和靶细胞膜上的阿片受体结合,产生一系列生物效应,如止痛、抑制呼吸、影响内分泌、影响心血管等。替代治疗药物为阿片类受体激动剂,其与吗啡有相似的药理作用,可与部分阿片受体结合,产生类似的激动作用。将其替代患者原使用的阿片类物质,在一定的时间内逐渐减少并停止使用替代药物,以减轻戒断症状的严重程度。常用的阿片类替代治疗药物有:①美沙酮;②丁丙诺啡;③复方丁丙诺啡纳洛酮制剂;④盐酸二氢埃托啡。其中最常用的为美沙酮替代治疗。

美沙酮是一种口服有效的合成阿片剂,半衰期约为 24 h。这种 24 h 的半衰期允许每天给药,并在解毒过程中逐渐降低血药浓度。美沙酮可用作海洛因、吗啡、氢吗啡酮和哌替啶等短效阿片类药物的替代品,以预防戒断综合征。一旦稳定,美沙酮剂量会在 3 ~ 10 d 内逐渐减量。通过药物滥用治疗计划,患者被转诊接受长期治疗。

对于一些多次解毒尝试失败且有长期阿片类药物依赖史的患者,需要使用美沙酮进行维持治疗。使用长效美沙酮替代了短效海洛因,如果处方得当,美沙酮不会使人中毒或产生镇静作用,相反,它会在 24 ~ 36 h 内抑制麻醉戒断症状和对海洛因的药物渴望,随后让患者参与康复计划,包括咨询和其他社会心理服务,并鼓励患者参加自助计划,最终目标是在医学监督下长期、渐进地戒断美沙酮。

(二)非替代治疗

阿片类药物依赖的非替代治疗是通过非阿片类受体激动剂或拮抗剂类药物来减轻阿片类药物依赖的戒断症状。常用药物有:可乐定(α_2 受体激动药)、洛非西定(α_2 受体激动药)、东莨菪碱(M 受体阻断药) 及中枢神经抑制药等。

1. 可乐定停药

盐酸可乐定是一种常用于治疗高血压的 α_2 肾上腺素受体激动剂,也已被用于帮助阿片类药物的戒断治疗,经常与镇静剂如奥沙西泮合用,在 7 ~ 14 d 内以高达1.2 mg/d 的剂量给药,以减少戒断症状。一些比较美沙酮与可乐定辅助阿片类药物戒断治疗的研究表明,前一种方法的完成率略高,戒断症状较少。

2. 可乐定/纳曲酮戒断

纳曲酮是一种纯阿片受体拮抗剂,作用时间长,可达 48 ~ 72 h。研究人员发现,与可乐定合用,可将脱毒时间从 7 ~ 14 d 缩短至 3 ~ 5 d。单独用作阿片类药物戒断疗法时,纳曲酮会立即引起严重的戒断症状,很少有阿片类药物依赖患者能够忍受如此苛刻的脱毒。然而,一旦患者完全戒毒,纳曲酮可以通过阻断海洛因的欣快作用来防止海洛因复发。

3. 全身麻醉下纳洛酮戒断

由于阿片类拮抗剂使用能有效减少复发,因此,具有明显的优势,但由于药物能立即引起严重的戒断症状而使患者无法忍受,限制了其使用。为了提高成功率、缩短解毒时间并增加使用阿片类拮抗剂的患者数量,出现了一种新的麻醉辅助快速戒毒——麻醉辅助快速戒毒方法,该种方法将于下节中具体讲述。

4. 其他及对症治疗

包括中药脱毒治疗,针灸,电针,血液净化躯体排毒疗法等。

二、康复治疗阶段

该阶段主要通过心理疏导、正面教育、社会帮教、体育锻炼、改善营养等措施缓解或消除稽延性症状和患者的心理依赖。重点是帮助脱毒人员矫正不良心理行为,完成心理上的康复,使脱毒人员能够重返社会。已完成阿片类物质依赖的生理脱毒治疗的患者,还要降低其心理依赖以防止或减少复吸。身体依赖的症状容易治疗,但心理依赖则难以治疗。成瘾记忆一旦形成,很难消除,导致复吸率居高不下,一直是全世界禁毒工作的难题。在目前情况下,预防复吸的解决方法主要是姑息疗法、理疗、心理治疗等。现今被多个国家和地区采纳的防止复吸的治疗方法主要有 3 种。

1. 美沙酮维持治疗

美沙酮维持治疗(methadone maintenance treatment, MMT)是让患者长期服用与吗啡、海洛因等药理学相似的阿片类受体激动剂盐酸美沙酮代替阿片类毒品,以降低阿片类物质依赖者的心理渴求,减少其觅药行为,预防复吸。

2. 治疗社区模式

治疗社区(therapeutic community, TC)模式认为物质滥用者在滥用成瘾物质过程中人格和心理发育受阻、停滞,甚至倒退,若要成功戒除药物滥用,必须让他们成熟起来。TC模式采取自愿戒毒方式,治疗的时间一般为 6 ~ 18 个月。

3. 纳曲酮长效缓释剂腹部皮下埋植治疗

纳曲酮为阿片类受体纯拮抗剂,可与阿片受体结合但不产生生物效应,为阿片类依赖者脱毒后预防复吸的辅助药物。

三、后续照管阶段

这一阶段的主要工作是在戒毒者回归社会之后,建立一套监督、扶持、帮教系统给予后续照管,为他们提供相应的心理辅导、职业辅导,以及其他方面的支持和鼓励,使他们更快地融入正常的社会生活中。

第三节　戒毒过程中的麻醉治疗和管理

麻醉辅助脱毒(anesthesia-aseisted opiate detoxification)主要是针对阿片类药物依赖性患者,此类患者突然中断用药后,会出现典型的戒断症状,持续时间长,但如果辅助使用阿片类拮抗剂,可使戒断症状显著缩短至 4 ~ 6 h,迅速完成脱毒过程。早期对清醒的阿片类药物依赖患者,用阿片类受体拮抗剂纳洛酮或纳曲酮催促戒断症状,以缩短阿片类药物戒断症状持续时间,从而缩短脱毒持续时间,同时辅助使用止吐药、苯二氮䓬类药物以及 α_2 受体激动药等减轻戒断症状,控制严重的全身反应。但这些措施不能完全消除戒断症状,患者易产生抗拒心理,且大剂量辅助用药可导致呼吸抑制等并发症,于是催生了麻醉辅助脱毒法,在全身麻醉下,用大剂量阿片类拮抗剂迅速拮抗阿片作用,诱发阿片类药物戒断症状,使阿片类药物依赖者在对戒断症状无知觉的情况下,迅速越过高峰期,并转入戒毒恢复阶段,麻醉维持时间约 6 h,可于 24 h 内完成整个脱毒过程。它的主要优点是近期脱毒成功率高、时间短、患者痛苦少。

一、术前准备

遵循自愿的原则,帮助患者产生强烈的戒毒愿望并积极增强其戒毒的决心,同时做好与患者亲属及相关社会机构的沟通,确保患者有良好的家庭及社会的支持。麻醉前要详细了解患者阿片类药物依赖的品种、时间、剂量、戒断症状发作情况,以及先前的治疗情况。

入院时进行一般体检(如胸部 X 射线、心电图)和实验室筛查(如妊娠试验、葡萄糖、电解质、肌酐、白细胞计数、血小板计数、转氨酶、胆红素和凝血试验),并记录可能与滥用药物有关的感染(如 HIV 和肝炎等)。根据评估的标准问卷对他们的社会、心理等情况进行访谈和评估。

纳入标准:目前对阿片成瘾、参与药物替代治疗方案、患者有停止药物滥用的明确意愿,患者同意在戒毒后立即进入长期纳曲酮维持方案治疗。排除标准:怀孕,对异丙酚、纳曲酮或可乐定有不良反应史、重大医学疾病(如临床相关的心血管、肺、肾、肝或脑血管疾病),严重的精神障碍(如急性精神病),以及长期滥用酒精、苯丙胺或苯二氮䓬类药物等。为了检测是否长期服用镇静剂和成瘾物质,在入院前一周和入院后立即进行尿液药物筛查。如术前服用美沙酮等半衰期较长药物,为保证脱毒效果,一般在术前 1 周改为短效阿片类药物替代治疗,如吗啡、氢化吗啡等。

麻醉医师获得患者及家属对该治疗方案的知情同意。完成相关文件签署后,指导患者术前 12 h 给予可乐定 0.2 mg 以缓解戒断症状,允许患者在用纳曲酮治疗前 24 h 服用最后一剂阿片类药物。在治疗前一天晚上,患者预先口服咪达唑仑(0.1 mg/kg)和可乐定(3 mg/kg),预防性应用 H2 受体阻断剂或质子泵抑制剂以减少胃酸分泌,也可以视具体情况给予止吐药(氟哌利多或恩丹西酮),一般不选择甲氧氯普胺,因其中枢神经系统作用可能引起戒断症状加重。考虑戒毒过程中患者可能发生严重的腹泻,术前晚还可给予清洁灌肠。由于全麻辅助快速脱毒过程中需及时给予替代治疗用药,以及预防麻醉过程中可能的误吸,治疗前需放置胃管。除药物外,术前 12 h 禁食,2 h 禁水,以保证麻醉前空腹状态。

操作开始前,患者开放 2 条外周静脉通路,监测心电图、血氧饱和度、血压等。通过鼻导管以 2 L/min 的氧流量开始供氧。紧急复苏设备随时可用。为保证良好的监护条件和治疗措施,麻醉辅助脱毒一般在重症监护病房进行。

二、治疗过程

(一)监测

常规监测心电图、血压、心率、氧饱和度、尿量、体温等指标。药物依赖患者对麻醉药和镇静药的耐受性可能发生变化,为维持合适的麻醉深度,最好能进行脑电双频谱指数或听觉诱发电位等监测。

(二)麻醉诱导与维持

诱导前先给予可乐定 0.1~0.2 mg 皮下注射,抑制交感神经活性,进一步控制症状。一般心率低于 60 次/min,收缩压低于 100 mmHg 表明交感活性抑制良好。给予足够的抗胆碱药,减少呼吸道分泌物,预防性使用抑酸剂减少胃肠分泌,长效抗胆碱药:盐酸戊乙奎醚可减轻治疗中和治疗后的腹泻。麻醉诱导开始时,连续推注异丙酚直至达到临床评估的预定麻醉水平(对大声口头命令无反应、眼睑毛和角膜反射消失,以及呼吸功能不全),辅助肌松药,随后,对患者进行气管内插管。在恢复足够的自主呼吸之前,呼吸功能由辅助通气支持。术中不追加肌松药,避免影响观察戒断症状,患者在高流量 CPAP(持续气道正压通气)系统的支持下自主呼吸。机械通气仅适用于异丙酚麻醉下自主呼吸不足的患者,吸入氧浓度范围为 0.30~0.35。以下由阿片类药物戒断引起的症状用于判断患者的兴奋状态,从而判断所需异丙酚的剂量:出现鸡皮疙瘩/立毛、出汗、四肢运动不协调、咳嗽、流泪、流鼻涕、呼吸急促(呼吸频率>20 次/min)、心动过速(心率>90 次/min)、体温过高(体温>37.5 ℃)和高血压(收缩压>140 mmHg)。如果存在上述一种或多种体征,则增加异丙酚输注剂量,直至这些症状消失。如果至少 10 min 内未出现戒断症状,则尝试降低异丙酚的输注速度。

(三)诱发戒断症状

常用的阿片受体抗剂是纳洛酮或纳曲酮。麻醉诱导完成后,先静脉给予试验剂量的纳洛酮 1~2 mg,若患者没有明显的心率增快,血压升高等表现,表明交感活性控制良好。静脉注射负荷剂量纳洛酮 2~3 mg,在 10~15 min 内注射完毕,或者负荷剂量纳曲酮 0.5~1.0 mg/kg 经胃管给入,然后均以纳洛酮 0.4~0.8 mg/h 速率泵注维持,总量 3~4 mg。严密监测患者生命体征变化,调整合适的麻醉深度,观察戒断症状出现的情况。麻醉中戒断症状主要包括:血压升高,收缩压>140 mmHg;心率增快,>90 次/min;瞳孔放大;流泪;流涕;体温升高;立毛及心电图变化等。如果可乐定抑制血流动力学效果不理想,还可复合使用 β 受体阻断药,如拉贝洛尔、艾司洛尔等。注意此期患者可有剧烈的胃肠运动和腹泻,应注意补充液体和电解质,必要时行电解质检查和血气分析。戒断症状的高峰期一般约持续 4~6 h(或 6~8 h)。其判断标准是给予纳洛酮 2~3 mg 静脉注射冲击,如上述戒断症状未明显加重,表明高峰期已过。在镇静作用下,患者能很好地耐受这些症状。以后可考虑逐步减浅麻醉。

(四)麻醉苏醒及麻醉后处理

在使患者清醒前,拔出导尿管。充分吸引胃内容物后,注入纳曲酮 50 mg,拔除胃管。达到拔管指征后,可按一般全身麻醉程序拔出气管导管,PACU 护士根据指南对患者进行大约 1 h 的密切监测。麻醉后护理的时间长短取决于所实施的麻醉类型,以及患者的康复进度。患者麻醉后停留在 PACU 房间监护,使用 PACU 护理记录至少每 15 min 记录 1 次生命体征,包括心率、血压、呼吸和脉搏血氧饱和度等。PACU 护士必须密切监测患者,并且与所有接受麻醉的患者一样,必须密切观察呼吸状态。此外,必须仔细评估患者恶心和呕吐的可能性,以及误吸的潜在风险。麻醉后阶段结束后,严格评估后,决定将患者送至病房或继续在 ICU 病房监护。

戒断症状急性期过后,患者仍有不同程度的残留症状,一般仍需观察 12~18 h,为减少痛苦,可继续使用丙泊酚或咪达唑仑行清醒镇静。术后用纳曲酮口服维持治疗,剂量为 50 mg/d,持续 6 个月以上。

需要指出的是,戒毒是目前公认的医学难题,它是涉及多个学科的一项复杂的医疗工程。麻醉辅助下急性脱毒只是为了缩短戒断症状高峰期、减轻患者痛苦而采取的临时支持措施,在施行的过程中也可能存在一些相关并发症,如戒断症状迁延、心血管系统、神经系统、肝肾系统等功能障碍,严重者会对患者造成极大的身体危害。而且它只解决患者躯体依赖,对心理依赖影响小。其整个戒毒过程的远期效果影响如何,尚有待于进一步研究。

第九章

银屑病的麻醉治疗

第一节　银屑病的病因和分型

　　银屑病俗称"牛皮癣",是一种免疫性、炎症性、皮肤细胞增生性、遗传倾向性、易于复发的红斑鳞屑性皮肤病。银屑病是一种慢性复发性皮肤疾病,不少患者需要长期进行医治,有证据表明,生活事件和压力会导致银屑病的发作或加重,该病经适当的治疗可以控制症状。而各种疗法都有一定的不良反应,患者和医师都追求更好的治疗效果,造成治疗过度,治疗方法不规范现象。

　　流行病学:发病率在世界各地差异很大,与种族、地理位置、环境等因素相关。全球约有 1.25 亿人患此病,发病率 0.1%~3.0%,白种人>黄种人>黑种人;我国发病率 0.125%,每年新发约 10 万,总患者约 800 万;发病率北方>南方,城市>农村;患者多为青壮年,总体发病年龄女性早于男性;冬季加重或复发,夏季缓解;不具有传染性。

一、银屑病的病因及诱发因素

银屑病的病因及诱发因素目前认为有以下几种因素。

(一)遗传因素

1. 家族史

约20%有家族史,父母双方都不患病,子女患病概率为2%;父母一方有银屑病,子女发病率为14%;父母均为银屑病患者,子女发病率高达41%。

2. 人类白细胞抗原(HLA)

早年发病者,常和 HLA-Cw6、B13、B17 有关;初发年龄大,常和 HLA-Cw2、B27 有关。

3. 易感基因位点

基因位点有 1q、3q、4q、6p、17q、19p 6 个位点,多因子遗传性疾病。

(二)药物

银屑病患者可能同时患有其他疾病,而治疗这些疾病的药物可能会触发或加重银屑病。

诱发银屑病的药物是指银屑病患者使用该药物后发生、发展的,停用该药物后,银屑病会明显改善甚至消失。报道常见触发银屑病的药物有:锂剂、β 受体阻滞剂、非甾体抗炎药、四环素、抗疟药。加重银屑病的药物包括 ACEI 类、特比奈芬、可乐定、碘剂、胺碘酮、青霉素、地高辛、干扰素-α、IL-2。此外,突然中断系统用类固醇激素或外用强效类固醇激素药膏亦可触发银屑病。

(三)感染

感染是银屑病发病或加重的一个重要触发因素。高达半数的患者在上呼吸道感染后2周会出现银屑病加重。一项研究显示,84%的点滴状银屑病患者在起病前有感染史,其中大部分(63%)是链球菌所致的咽炎。由咽部链球菌感染引发的点滴状银屑病是最常见的,但是皮肤化脓性链球菌感染也是可以导致点滴状银屑病的。银屑病另外一个重要的潜在诱发因素是人类免疫缺陷病毒(HIV)的感染。因为免疫抑制剂是可以用来治疗银屑病的,这说明HIV可能作为一个超抗原,或者其他微生物可在HIV感染所致的免疫紊乱的情况下致病。HIV感染者银屑病的患病率接近5%,这是普通人的2倍。

(四)外伤

外伤可以加重银屑病,而产生一些新的皮疹,这个现象被称为Koebner现象。诱发Koebner现象的可能因素包括:针刺、疫苗接种、抓伤、拆除绷带、昆虫或其他动物的叮咬、烧伤、放射、磨损、切割、纹身、刺激性或过敏性皮炎、光毒性皮炎,另外还有一些皮肤病,如痤疮、疖、带状疱疹、扁平苔藓。有时当外伤发生于银屑病皮疹上,该皮疹反而消失,即所谓的"反向"的Koebner现象。某些银屑病的治疗方法恰恰利用了反向Koebner现象,比如电干燥法、磨皮术、冷冻疗法、CO_2激光疗法。

(五)吸烟与饮酒

研究表明,过去有吸烟史的人群银屑病发展的风险更高;另一项研究显示,吸烟与银屑病的发生、发展风险存在剂量依赖关系,并且这个风险可以在患者戒烟20年后下降至从未吸烟者的水平。有流行病学调查数据显示酗酒的群体中银屑病患病率更高,且饮酒与银屑病的发生风险和严重程度相关。

(六)雌激素

雌激素水平升高或许是一些银屑病患者的触发因素。有报道表明部分青春期新发的银屑病患者,采用雌激素治疗会加重疾病严重程度。另外,这些银屑病患者的复发或加重具有周期性,且与月经周期有关,以上均提示升高的雌激素水平可能在病因学角度对银屑病发病有影响。

(七)精神心理因素

对于银屑病患者而言,内心焦虑、悲伤是本病的诱发因素或导致病程迁延的因素。

一项研究发现:30%的银屑病患者的发病与其生命中的危机事件相关,包括离婚、患者本人或其家属严重的甚至威胁生命的疾病、亲属死亡、经济负担、失业、学业上的烦恼。另一项研究提示:26%的患者在新发病或病情加重1年之内经历了压力性生活事件;有患者在经历老年痴呆后银屑病突然减轻或消失,这说明有效的调节压力、管理情绪是银屑病治疗的潜在的重要环节。

(八)肥胖

越来越多的研究表明:肥胖与银屑病的严重程度是相关的。目前研究TNF-α是参与银屑病发病主要促炎细胞因子之一,其在肥胖者中水平升高,由脂肪组织产生。另一方面,肥胖也会影响银屑病的治疗效果,减重后中-重度银屑病的药物治疗效果得到改善。

(九)银屑病与饮食

不同饮食结构可能会加重或改善银屑病。高热量、动物性食品可能有促炎作用,低热量的、以植物来源为主的饮食可能有抗炎作用,后者或令患者更受益。近年来研究发现银屑病是免疫或炎症介导的疾病,主要与免疫系统的 T 淋巴细胞,以及许多炎性细胞因子有关。

目前认为银屑病的发病机制是在遗传因素和环境因素等多种因素相互作用下,通过免疫介导的共同通路最后引起角质形成细胞发生增殖。

二、银屑病的病理生理

其病理生理重要特点是表皮基底层角质形成细胞增殖加速,表皮更替时间缩短(表9-1)。

银屑病的基本组织病理学特点:表皮角化过度,棘层增生肥厚,角质形成细胞分化异常,疏松的角质层黏附性差,由于光线的折射,外观表现为丰富的银白色鳞屑。

表9-1　银屑病与正常表皮生长周期对比

类别	有丝分裂周期	表皮更替时间
正常	450 h	28 d
银屑病	37.5 h	3~4 d

三、银屑病的分型

根据临床表现将银屑病分为 4 种类型。

(一)寻常性银屑病

寻常性银屑病为最常见的一种类型,占99%以上,多急性发病,可全身蔓延。

典型表现:境界清楚的红斑、丘疹、斑块上覆盖厚层的银白色鳞屑。此型银屑病常有明显的三联征。①蜡滴现象:刮除厚层鳞屑,犹如轻刮蜡滴。②薄膜现象:刮去鳞屑见淡红色发光半透明膜。③点状出血现象:刮去薄膜出现出血点,即 Auspitz 征。皮损形态呈多形性,可表现为点滴状、斑块状、钱币状、地图状、蛎壳状、花瓣状。

特殊部位银屑病:①头部皮损呈暗红色斑块或丘疹,覆有较厚的银白色鳞屑,境界清楚,常超出发际称"银屑病冠",其上毛发正常,不脱落,但排列成束状称"束状发"。②指甲部位银屑病呈"顶针样"凹陷,甲癣样改变。

银屑病的临床分期为进行期、静止期、退行期。

1. 进行期

新皮疹不断出现,旧皮疹不断扩大,鳞屑厚积,炎症明显,周围有炎性红晕,瘙痒。可见同形反应(即 Kobner 现象,指针刺、搔抓、手术等损伤可导致受损部位出现典型银屑病皮损现象,提示病情活动)

2. 静止期(稳定期)

病情稳定,基本无新疹出现,旧疹不见消退,炎症较轻,鳞屑较多。

3. 退行期(恢复期)

皮损变薄,炎症浸润逐渐消退,鳞屑减少,皮疹缩小变平,遗留有暂时性色素减退的银屑性白斑,或色素沉着斑。

(二)关节病性银屑病

关节病性银屑病也叫银屑病性关节炎,除银屑病表现外,患者还发生类风湿关节炎症状,关节症状往往与皮肤症状同时加重或减轻。关节炎可同时发生于大小关节,但以手、腕、足等小关节多见,尤以指(趾)关节,特别是指(趾)末端关节受累更为普遍。一般来说,银屑病的病史越长久,越反复发作,越容易引起关节损害。

关节病性银屑病临床主要特征是有银屑病或有银屑病史患者,伴发非对称性外周多关节炎,大多以累及远端小关节为主,伴有指甲损害,实验室检查类风湿因子为阴性。本病与类风湿关节炎较相似,但后者多侵犯近端小关节,但不伴发皮损,类风湿因子阳性。

(三)红皮病性银屑病

银屑病中比较严重少见的一种类型。由寻常性银屑病进展期使用刺激性较强药物或长期大量应用糖皮质激素类药物,减量或停药不当所致。本病早期在原有银屑病皮损部位出现潮红,迅速扩延成大片,最后全身呈现弥漫性潮红浸润,常有片状正常"皮岛",为本病的特征之一。常伴发热、畏寒、头痛、全身不适等。本病治疗较困难,易复发,预后不佳。银屑病症状严重者可累计心、肝、肾、眼等系统,严重者也可见金黄色葡萄球菌菌血症、多发性骨髓炎。

(四)脓疱性银屑病

1. 泛发性脓疱性银屑病

急性发病,常在高热 2~3 d 后在寻常性皮损或正常皮肤出现无菌性小脓疱,密集分布,可融合成片状并发展至全身,脓疱开始消退时体温下降,恢复正常。常反复发生,常见于儿童,有的因感染而导致死亡。常因妊娠、激素、感染而使寻常性银屑病转变为泛发性脓疱性银屑病。

2. 局限性脓疱性银屑病

发生于手掌和足底,对称分布。手部的皮损始于大小鱼际,向掌中部发展,可以扩展至手指和手背。足部的皮损好发于足跖中部和足跟侧面,皮损呈红斑,内有很多脓疱,脓疱含在皮内,不隆起,数日后吸收、干燥、结痂,反复发生,常侵犯指甲使其变黄、变厚。疗效不好,但不发热。

第二节　银屑病的基本治疗

银屑病治疗的目的在于迅速控制病情,减缓向全身发展的进程,尽量减少不良反应,提高患者生活质量。银屑病的治疗方法多种多样,包括局部外用药、紫外线光疗的物理疗法,以及系统用药(包括中药)。目前麻醉科根据浅全身麻醉改善睡眠、调理免疫功能的作用,对银屑病进行麻醉治疗,经验需要进一步积累。为了使治疗效果最大化,不良反应最小化,强调正规、安全的个体化治疗。治疗策略包括联合疗法、交替疗法及序贯疗法。

治疗前必须寻找并祛除诱发因素、评估病情严重程度;治疗中需要及时发现致病因素和病情变化,调整治疗方法。

一、一般治疗

平时注意避免过度劳累或精神紧张,注意保暖,规律生活,提高自身免疫力,尽量避免出现上呼吸道感染,以免加重银屑病的病情。

二、物理治疗

物理治疗主要是光疗,光疗是利用光线的辐射来治疗疾病的技术,人工紫外线光疗是银屑病的重要治疗手段。

(一)单纯光疗法

1. 宽谱长波紫外线

早期使用的治疗银屑病的方法之一,可以治疗各型银屑病,费用低,耐受性好。

2. 窄谱中波紫外线

与传统光疗相比,此种光疗清除银屑病皮疹更快且缓解期更长,引起皮肤癌的概率较低,不仅成人能安全地使用,也适用于儿童,对眼睛的保护要求没有长波紫外线那么严格,已成为银屑病的首选基础疗法,是全球应用最广泛的银屑病光疗方法。

3. 308 nm 准分子激光治疗

此种方法优点在于能将能量集中在照射部位,针对皮损部位可以采用较高剂量的照射,且不损伤周边正常皮肤。其对肘部、膝盖、双小腿及掌跖部位局限性或顽固的银屑病皮损疗效佳,但靶向光疗后缓解时间较短。常见不良反应包括皮肤灼热感、红斑、色素沉着。当剂量过高时,照射部位出现水泡。缺点是由于其辐射光斑较小,对于中重度银屑病大面积皮损,每次治疗所用时间较长,影响其在临床应用。

4. LED 紫外线光疗

LED 紫外线光疗装置治疗的疗效与应用 308 准分子激光治疗效果相当,而不良反应少,特别适合于轻中度患者的治疗,以及作为系统药物治疗的辅助治疗。使用较大能量治疗也很少发生水泡等并发症,因此,更适用于家庭光疗。LED 紫外线光疗装置是近 10 年间紫外线治疗设备的重大技术进步。

(二)联合光疗法

1. 局部糖皮质激素联合光疗

局部外用糖皮质激素联合光疗在清除银屑病皮损及缓解持续时间方面疗效肯定。

2. 维 A 酸类药物联合光疗

联合光疗能够减少维 A 酸和光疗的剂量,同时也最大限度地提高疗效和减少不良反应。

3. 生物制剂联合光疗

关于生物制剂和光疗联合治疗研究有限,有待进一步研究。

4. 中草药药浴联合光疗

中草药联合光疗方法在临床已广泛运用了。联合疗法可减少紫外线的累积剂量,并且不良反应情况很少。其中经常应用于药浴的草药有苦参、丹参、白鲜皮、地肤子等,每次药浴时间为 20 ~ 30 min。

三、药物治疗

(一)外用药物

在银屑病的治疗方法中,外用药物治疗是主要方法之一,具有重要作用。银屑病的外用药物有多种,常用的有糖皮质激素、维 A 酸、维生素 D_3 衍生物、地蒽酚、焦油制剂,以及钙调磷酸酶抑制剂等。

1. 糖皮质激素

糖皮质激素主要通过抗炎、抗增生和免疫抑制等发挥作用。使用超强效糖皮质激素的时限通常在 2 ~ 4 周,原则上在取得明显疗效后逐渐减量,不主张长期连续使用。短期内,强效糖皮质激素能较快地控制寻常性银屑病,但要注意停药后的复发甚至反跳。若糖皮质激素的用法或剂型选择不当,有可能诱发红皮病性银屑病或脓疱性银屑病。外用糖皮质激素可采用间歇、联合、轮换和序贯的治疗策略,注意避免长期或持续外用引起的不良反应。

2. 维 A 酸类

维 A 酸类药主要通过调节异常分化的角质形成细胞、减少其增殖和抑制表皮炎症来发挥作用。常用制剂包括 0.1% 维 A 酸霜(或凝胶),0.05%、0.1% 他扎罗汀霜(或凝胶)。主要适用于躯干和四肢的稳定的寻常性银屑病,最好与外用糖皮质激素联合,不仅可以减少刺激,还可增强疗效。联合维 A 酸类与中波紫外线光疗时,可提高疗效,减少光疗的剂量。该药常见的不良反应是刺激性皮炎和光敏感。

3. 维生素 D_3 衍生物

维生素 D_3 衍生物主要通过抑制表皮增殖,促进角质分化和免疫调节而发挥作用。目前国内常用的维生素 D_3 衍生物有卡泊三醇和他卡西醇,适用于稳定期寻常性银屑病。卡泊三醇搽剂适用于头皮,卡泊三醇软膏适用于躯干和四肢部位。该药的不良反应为局部烧灼感、瘙痒、水肿、表皮剥脱、干燥和红斑,继续使用,这些不良反应常常会减轻。卡泊三醇没有代谢活性,对钙磷代谢的影响最小,骨化三醇对钙磷代谢影响最大,他卡西醇介于两者之间。

4. 水杨酸

5%~10%水杨酸具有角质松解作用,适用于慢性寻常性银屑病。联合用药时可增加其他外用药物的渗透性,注意应慎用于皮损面积>20%体表面积或肝肾功能不全的患者。

5. 煤焦油

煤焦油通过抑制角质形成细胞 DNA 合成来发挥抗增生的作用,适用于慢性寻常性银屑病。不良反应包括接触性皮炎、毛囊炎、光敏感和潜在致癌性等。

6. 地蒽酚

地蒽酚通过直接作用于线粒体而抑制 T 淋巴细胞活化和促进角质形成细胞分化,适用于慢性寻常性银屑病。该药的主要不良反应是皮肤刺激症状,可引起灼热、瘙痒、疼痛、红斑、水肿,使用中应避免用于面、眼、外生殖器和黏膜、皱褶部位,禁用于破损皮肤。

(二)系统用药

1. 系统性免疫抑制剂

免疫抑制剂是一种通过抑制细胞及体液免疫反应,而使组织损伤得以减轻的化学或生物物质,同时因其具有免疫抑制作用,可抑制机体异常的免疫反应。免疫抑制剂分为类固醇皮质激素类药物、抗代谢类药物(如甲氨蝶呤、硫唑嘌呤、吗替麦考酚酯、来氟米特等)、钙调磷脂酶抑制剂(如环孢素、他克莫司等)、哺乳动物西罗莫司(雷帕霉素)靶蛋白抑制剂、生物制剂等。系统性免疫抑制剂是通过全身使用免疫抑制剂来达到抑制细胞及体液免疫,从而控制疾病发生发展的一种临床疗法。

目前可用做银屑病系统性治疗的一线药物包括甲氨蝶呤、环孢素;二线药物包括硫唑嘌呤、来氟米特、柳氮磺吡啶、吗替麦考酚酯、他克莫司、羟基脲、糖皮质激素。

(1)甲氨蝶呤:价格低廉,主要具有抗炎、抗增殖和免疫调节作用,是目前治疗银屑病最有效的系统性药物之一。不良反应有恶心、厌食、疲劳、骨髓抑制、肝毒性、肾损伤、肺损伤、口腔溃疡和口腔炎、头痛、嗜睡、眩晕等。

(2)环孢素:是一种高选择性免疫抑制剂,在银屑病治疗中,无论是单一药物治疗还是与其他治疗银屑病的系统性药物、生物制剂及紫外线光疗联合应用都有着重要作用。不良反应有肾毒性、肝毒性、高血压、高脂血症、皮肤癌风险增加等。

免疫抑制剂甲氨蝶呤、环孢素、他克莫司等主要用于关节病性、红皮病性、脓疱性银屑病,药物长期使用均有一定的毒副作用。

2. 抗菌药物

抗菌药物用于银屑病的治疗有以下 2 个依据:一是控制体内的急慢性细菌感染,特别是链球菌感染,以预防银屑病的发生、阻止银屑病的进程;二是利用抗菌药物的非特异性抗炎和免疫调节作用抑制银屑病的慢性炎症过程。

抗菌药物治疗银屑病并非一线用药,主要适用于:有链球菌感染诱发或加重银屑病证据的患者,特别是点滴状银屑病;合并非链球菌的细菌感染的银屑病患者;各种脓疱性银屑病患者;活动期银屑病病情不稳定且其他药物治疗抵抗的患者,可以酌情选择。常用药物有青霉素、甲砜霉素、利福霉素等。

(三)生物制剂

随着银屑病发病机制研究的不断深入,针对发病环节中一些关键靶点的生物制剂的逐渐问世,给广大银屑病患者提供了安全、高效的治疗手段,帮助患者树立了战胜疾病的信心。目前认为,IL-23/IL-17 轴在银屑病发病过程中起主要作用,一系列针对银屑病致病过程中的关键细胞、细胞因子及信号通路的生物制剂及小分子抑制剂相继被研究出来,主要包括 T 细胞活化阻断剂、TNF-α 抑制剂、IL-23 拮抗剂、IL-17 拮抗剂、磷酸二酯酶 4 抑制剂、JAK 抑制剂等,这些制剂在临床试验及实际应用中都显示出了特有的疗效。

作为新型生物制剂,与传统治疗药物相比并发症更少一些,更安全,可长期使用,但需要更多的临床研究确定其安全性,发展前景可观。

(四)中医中药

中医治疗银屑病的方法中以针灸最为出色,操作方法多种多样,穴位组合灵活,刺络放血、腹针、针刺联合艾灸治疗银屑病都有不错的效果,实际应用中通常采用中医中药联合治疗银屑病效果更佳。

中医将银屑病分为风热血燥证、血虚风燥证和瘀滞肌肤证三种。风热血燥证采用疏风、凉血、清热、化斑的中药治疗,如蝉蜕、乌梢蛇、金银花、赤芍、白鲜皮、黄芩、黄连、苦参等,常用处方"克银一方"。血虚风燥证患者一般处于银屑病非活跃期宜以养血益气、祛风为主,可以采用当归、炙黄芪、赤芍、党参等,常用处方"克银二方"等。瘀滞肌肤证采用活血化瘀类药物并配伍理气活血类中药治疗,如乳香、赤芍、当归、青皮等。

中医药浴是中医治疗银屑病的常用方法,银屑病的临床发病具有冬重夏轻的特点,冬季寒冷干燥,银屑病加重,通过中医药浴可滋润肌肤,减轻病情。中药熏蒸或浴疗常和口服中药治疗或其他治疗联合应用。

第三节　银屑病麻醉治疗技术

通常用于治疗银屑病的方法包括局部治疗、全身用药、光疗、中医中药,以及多种方法联合治疗。所有疗法都有一定的局限性:疗效差、副作用大、高复发率,目前效果最好的生物制剂也有其禁忌证,且有部分患者疗效欠佳。

20 世纪 70 年代,中国医师发现联合使用曼陀罗和镇静药物可使 87% 的银屑病斑块消退,已经获批新药"曼陀罗胶囊"用于治疗 3 000 余例银屑病患者,疗效和治愈率超过90% 和 65%。曼陀罗又称洋金花,东莨菪碱是曼陀罗中主要的生物碱。

麻醉药可以改善患者精神紧张、自主神经功能紊乱,改善免疫功能和末梢循环。用全身麻醉药联合抗胆碱药治疗银屑病已经取得了一定疗效。

一、抗胆碱能药物

(一)乙酰胆碱受体分型

乙酰胆碱主要由神经元合成和释放,和突触后膜上的各类乙酰胆碱受体结合,产生动作电位,引起细胞的兴奋或抑制。乙酰胆碱受体包括 2 种,一种是毒蕈碱型受体(M 受体),主要是副交感作用,可引起心脏活动抑制(血压下降、心率下降)、支气管胃肠平滑肌和膀胱逼尿肌收缩、消化腺汗腺分泌增加(常见唾液分泌增加)、瞳孔括约肌收缩(瞳孔缩小)、中枢神经元兴奋但脑皮质浅层神经元抑制。另一种是 N 型受体,主要位于骨骼肌,作用是引起骨骼肌收缩。M 受体分为 M_1、M_2、M_3 三种亚型,不同的受体分布不同,M_1 受体主要分布于中枢,M_2 受体主要分布于心脏,M_3 受体分布于腺体、血管平滑肌和瞳孔括约肌。

(二)常用 M 胆碱受体拮抗药

临床上常用的 M 胆碱受体拮抗药有东莨菪碱、山莨菪碱、阿托品、盐酸戊乙奎醚。

1. 东莨菪碱

东莨菪碱易进入血脑屏障,对中枢有显著镇静作用,应用较大剂量后多可产生催眠作用,用于震颤麻痹、晕动症、狂躁性精神病的治疗。对平滑肌解痉作用较阿托品为强,能选择性地缓解胃肠道、胆道及泌尿道平滑肌痉挛和抑制其蠕动,亦可用于解除小血管平滑肌痉挛及改善微循环;东莨菪碱常见的副作用有口干、眩晕,严重的会出现瞳孔散大、皮肤潮红灼热、兴奋、精神烦躁、惊厥、心跳加快等。

2. 山莨菪碱

山莨菪碱俗称654-2,有镇痛和改善微循环的作用,主要用于解除平滑肌痉挛、血管痉挛(尤其是微血管),解痉镇痛,主要用于缓解平滑肌痉挛(如肾绞痛)和感染中毒性休克。

3. 阿托品

阿托品是能解除平滑肌痉挛,大剂量能解除小血管痉挛,改善微血管循环,抑制腺体分泌,解除迷走神经对心脏的抑制,使心跳加快,瞳孔散大,眼压增高。

4. 盐酸戊乙奎醚

盐酸戊乙奎醚商品名为长托宁,选择性作用于 M_1 和 M_3 受体,对 M_2 受体无作用,对心率无影响,能通过血脑屏障,有抗惊厥作用,半衰期较长,消除半衰期为 10.35 h。

二、银屑病麻醉治疗的方法

(一)东莨菪碱联合丙泊酚

越来越多证据表明:肉毒毒素可抑制乙酰胆碱释放,可用于治疗寻常性银屑病。

1. 东莨菪碱治疗银屑病的机制

(1)抑制乙酰胆碱释放,对 M_1 受体具有选择性拮抗,抑制中枢神经系统,能够产生一定的麻醉作用;通过下丘脑-垂体-肾上腺皮质系统调节轴,抑制乙酰胆碱的类组胺作用,减少体内的超敏反应,抑制自身免疫,从而改善银屑病的发作。

(2)东莨菪碱直接抑制副交感神经,改善体内的交感-副交感平衡,能扩张毛细血管,改善银屑病患者的微循环,从而改善银屑病患者的情况。

2. 丙泊酚治疗银屑病的机制

丙泊酚是最常见的静脉全身麻醉药物,可以较好拮抗东莨菪碱的中枢兴奋作用。选择丙泊酚的原因如下。

(1)丙泊酚有扩血管作用,和东莨菪碱有协同效应,治疗效果可能更好。

(2)长期反复的银屑病患者常常合并明显的焦虑和失眠,丙泊酚对此有较好的对抗作用。

(3)丙泊酚起效快、苏醒快、安全易控。

3. 东莨菪碱联合丙泊酚治疗银屑病的操作方法

患者空腹 6 h 后,常规监测心电图、BP、SpO_2,开放静脉通路,仰卧位,鼻导管吸氧,丙泊酚 2 mg/kg 麻醉诱导首次给药。诱导后用东莨菪碱 0.01 mg/(kg·h),丙泊酚 4 mg/(kg·h)泵注维持麻醉,维持血压、SpO_2稳定,治疗总时间为 300 min,东莨菪碱总量 3 mg,丙泊酚总量 1 200 mg,患者在治疗后主诉口干和视物模糊症状在 48 h 内消失,无镇静作用增加、恶心呕吐等不良反应。患者每 2 周进行一次东莨菪碱联合丙泊酚治疗,一共 4 次。第一次麻醉治疗后 2 周,皮肤病变开始消失,大小和数量均减少,在第一次治疗后第 6 周,患者所有皮肤病变均已消失。在第一次治疗后的 20 周内,未观察到明显的不良反应。

12 例顽固性银屑病患者被列入研究,接受东莨菪碱加丙泊酚静脉注射,连续5 d/月,共 3 月,本研究东莨菪碱 20 μg/kg,生理盐水稀释至 50 mL,10 mL/h 连续静脉输注。为避免东莨菪碱引起的精神错乱、幻觉、躁动、惊厥等不良反应,采用丙泊酚 4 mg/(kg·h)静脉输注,单次输注时间 5 h,连续 5 d。

(二)硬膜外阻滞

银屑病是先天性和适应性免疫系统疾病,其中 Th 细胞异常起主要作用,在病灶皮肤,以及银屑病患者外周血中检测到 Th17 细胞的数量增加。研究表明,硬膜外阻滞可减弱或抑制交感神经信号的传出,导致免疫应答的 Th 细胞的表达发生改变。硬膜外阻滞可防止或减轻过度的应激反应,从而阻止伤害性刺激传入。

硬膜外阻滞治疗寻常性银屑病操作方法如下。

患者每 6 周接受一次硬膜外阻滞,共进行 2 次。入手术室后监测 BP、SpO_2和 ECG,开放静脉通路,鼻导管吸氧,侧卧位,$T_{12} \sim L_1$硬膜外穿刺,头向置入硬膜外导管,首次硬膜外注入2%利多卡因 3 mL,5 min 后无不适,继续注入 1%利多卡因 5 mL,10 min 后麻醉平面达 T_6水平,患者血流动力学稳定后每 1 h 追加 1%利多卡因 5 mL,阻滞时间共 4 h。整个治疗过程患者无不适,治疗结束后,拔除硬膜外导管。患者治疗 3 天后出院,第一次治疗后 2 周,患者皮肤明显改善,第二次治疗后 6 周患者银屑病面积和严重指数(PASI)评分由 15.9 分降至 6.2 分,皮肤瘙痒和烧灼感也消失,整个治疗后随访 12 周内未见任何并发症发生。治疗期间未采用其他治疗方法。

选用1%利多卡因不阻滞运动神经;因半衰期1 h左右,所以每小时追加1%利多卡因5 mL;皮肤角质细胞的更新周期大约4周左右,因此,间隔选择6周。

银屑病本身存在有缓解期和加重期交替,硬膜外阻滞治疗银屑病的疗效尚需随机、大样本、前瞻性的临床对照研究证实,并观察长期疗效,硬膜外阻滞对各个年龄、各个类型、不同严重程度银屑病的有效性及机制的探讨尚需进一步研究。硬膜外阻滞适合下肢银屑病较严重的患者,可能成为治疗银屑病的一种新方法。

(三)星状神经节阻滞

调节交感神经功能,平衡内环境。星状神经节阻滞还可通过影响下丘脑的内分泌系统而调节不同应激激素,可减轻垂体-肾上腺皮质引起的不良应激反应。5 d为1个疗程,具体方法和用药可参考本书星状神经节阻滞章节。

银屑病一直是一个世界性的医学难题,号称皮肤界的"不死癌症",此病没有办法完全根除,只能临床治愈,虽然现在一直在做科研,但治疗银屑病仍然没有特效药,目前最先进的药物就是生物制剂,但是也不是对每个人都有效,对于远期的副作用现在也并不能明确,对于一些其他方法均无效的难治性银屑,麻醉治疗提供了一种新的选择。

第十章

三氧治疗在麻醉治疗中的应用

第一节　三氧治疗的原理

三氧又叫臭氧,三氧疗法是将医用臭氧与纯氧混合在一起,用于治疗疾病的一种方法,其中臭氧具有强氧化性,当浓度在 20～80 mg/L 时可被应用于临床,是治疗疾病的主要活性成分。臭氧控制在合适浓度的情况下,作用于机体细胞,可以产生类似于预适应的生化反应。由于臭氧没有受体,其药理作用机制是通过其他的介质间接实现的。

一、杀菌作用

臭氧能够通过氧化磷脂类、蛋白类物质而分解细菌的细胞膜;抑制真菌细胞生长;通过氧化作用影响病毒生殖周期,破坏病毒蛋白质外壳;增强粒细胞的吞噬功能,可以显著增加机体抗病毒能力;刺激单核巨噬细胞的形成,从而清除、捕获,以及杀死病原微生物。

二、改善代谢

臭氧增加红细胞携氧量,促进血红蛋白的氧解离,降低氧合血红蛋白的亲合力,从而提高氧从血液到细胞的扩散,增加外周氧供量;增强丙酮酸盐的氧化、羧基化作用,提高细胞内三磷酸腺苷和 2,3-二磷酸甘油水平,激活三羧酸循环;增加多种酶的生成,如谷胱甘肽过氧化酶、过氧化氢酶、过氧化物歧化酶等,以上酶类物质能够清除体内自由基,保护细胞完整性。

三、免疫杀伤和免疫诱导

臭氧在体外与血液中的红细胞和免疫活性细胞膜的不饱和脂肪酸反应后生成脂质过氧化物和其他活性氧簇,再回输体内充当进一步免疫、生化反应的信使和引物,激活机体免疫反应,产生多种免疫细胞,杀灭病原体。同时通过 CD4/CD8 介导的体液免疫,以及激活细胞毒 T 细胞、巨噬细胞并激活抗体依赖性细胞介导的细胞毒作用来抗感染,发挥作用。

四、抗肿瘤

臭氧进入机体后诱导产生多种细胞因子,这些细胞因子可抑制肿瘤细胞的增殖和分裂;提高机体对肿瘤细胞的识别与杀伤作用;直接杀伤肿瘤细胞或诱导肿瘤细胞的凋亡;

抑制肿瘤细胞生成。正常机体的 Th1/Th2 处于动态平衡,一旦失调肿瘤发病率增高。三氧治疗可以逆转 Th1/Th2 向 Th2 的漂移,从而抑制肿瘤发生。肿瘤在生长的过程中,血流缓慢,使运送至肿瘤细胞的氧气和营养物质不充分,引发肿瘤细胞的乏氧状态,降低化疗药物的杀伤效率,增加肿瘤细胞对化疗药物的耐受性。而臭氧恰恰能改善循环、改善机体缺血、缺氧状态。

五、镇痛作用

臭氧能提高红细胞谷胱甘肽过氧化酶和葡萄糖 6-磷酸脱氢酶的活性,刺激脑啡肽等物质的释放;氧化分解某些致痛物质,迅速改善组织缺氧和血管痉挛,达到止痛、镇痛的作用。臭氧治疗中应用最为广泛的是颈腰椎间盘髓核溶解术。

综上所述,臭氧的免疫调节和抗氧化功能都是通过触发了机体内源性的保护机制而实现的。但是机体内源性保护机制的缓冲能力是有限度的,不同的组织和细胞类型,其缓冲能力和修复能力也存在较大差异。短时间内高剂量臭氧的应用,可能超出机体自身的缓冲能力,导致机体免疫力的降低和氧化损伤,进而导致不良反应。所以需要严格控制应用臭氧的浓度和总容量,严格掌握适应证和禁忌证。

第二节 三氧治疗的临床应用

臭氧氧化性虽强但不稳定,常温常压下,约 20 min 会还原成氧,因此,临床上应用臭氧基本是即制即用的。近年来,医用臭氧越来越受到重视,但因其不稳定性及眼肺毒性而受到不同程度的制约。所以,研究者将臭氧溶入水、橄榄油中制成臭氧水和臭氧油。液态臭氧的氧化活性及安全性得到相对保证,并被应用于临床抗炎、杀菌等治疗。应用方法有:臭氧水/油外用、体外套袋、关节腔灌注、大小自血及微创注射等疗法。臭氧油常外用治疗鼻炎、痤疮、痔疮、皮肤感染及妇科感染等疾病。目前医用臭氧被临床广泛应用并取得显著疗效。①口腔科:口臭、牙周炎。②皮肤科:烧伤、压疮、糖尿病足、老年斑、美容等。③骨科:颈腰椎间盘突出症、骨性关节炎。④风湿免疫科:痛风性、风湿性及类风湿关节炎。⑤病毒感染性疾病:带状疱疹、病毒性肝炎。⑥血管阻塞性疾病。⑦周围及中枢缺血性疾病。⑧其他:艾滋病、部分癌症等。应用不同浓度和剂量的臭氧治疗各种疾病时所取得的疗效也各异,高浓度(30~70 mg/L)可导致病理组织结构破坏,中等浓度(20~30 mg/L)主要发挥机体调节作用,低浓度(<20 mg/L)起到供氧作用,可根据临床经验和个体差异进行选取。

一、三氧治疗在疼痛治疗中的应用

臭氧的分解产物是氧,对正常组织无不良影响;三氧疗法患者痛苦少,设备要求不高、操作简单,是一种相对安全、绿色无副作用的治疗方法,已经逐渐被医学界及大众接受。在麻醉治疗学中,三氧治疗应用最广泛的方面是疼痛治疗。

（一）治疗炎性疼痛

炎性疼痛包括感染性疼痛和损伤性疼痛。感染性疼痛是因致病性微生物（如细菌、真菌及病毒）侵入而产生；损伤性疼痛是由创伤、手术、退行性病变及自身免疫病变等导致。两者均具有同样的炎性（包括组织源性、免疫源性及神经源性）组织病理特性。绝大部分颈肩腰腿痛属于炎性疼痛范畴，为临床常见病、多发病。臭氧治疗感染性炎性疼痛绝大多数菌落（包括艰难梭状芽孢杆菌、鲍曼不动杆菌及耐甲氧西林金黄色葡萄球菌）暴露在 90% 湿度臭氧环境下 20～30 min 均可被杀灭，因此，在临床上治疗各种急慢性病菌感染中显示出卓越的疗效。应用一定浓度的臭氧气、臭氧水或臭氧油通过大、小自血疗法、外用等方法治疗副鼻窦炎、胸膜炎、腹膜炎、阴道炎及生殖器疱疹等感染性疾病，均收到满意效果。研究发现，利用臭氧具有改善微循环、促进细胞能量代谢、清除氧自由基及免疫调节等作用，可以治疗病毒性肝炎。

1. 臭氧治疗关节损伤性炎性疼痛

关节损伤性炎性疼痛有 3 大病因：无菌性炎症刺激、机械性卡压及自身免疫炎性反应。临床上以骨性关节炎最为常见，以关节疼痛、肿胀、活动受限为主要症状，多发生于髋、膝大关节。臭氧对骨性关节炎的临床治疗以膝骨性关节炎最常见。当应用一定浓度范围（20～40 mg/L）的医用臭氧气或臭氧水注入关节腔后，3～5 min 后可起到消炎、止痛及局部供氧作用。其作用机制为臭氧能抑制蛋白水解酶及炎性因子的产生并将其灭活，形成的酶类可清除自由基、保护细胞或诱导抗氧化酶表达；刺激抑制性中间神经元释放脑啡肽等镇痛物质；调节、中和、破坏受损神经末梢释放的致痛物质（包括 5-HT、多巴胺、氢离子及钙离子等）；调节关节腔酸碱度，平衡渗透压，改善内环境，促进软骨修复。

2. 臭氧治疗软组织损伤性炎性疼痛

软组织损伤性炎性疼痛通常是指筋膜、肌肉、肌腱、韧带及滑膜等人体的软组织损伤后导致炎症、增生、粘连、变性及挛缩等病理改变从而引起疼痛或相关征象的一种常见病、多发病。临床以颈肩腰腿痛专病最为多见，目前临床上广泛采用臭氧注射治疗软组织损伤性炎性疼痛。大量臭氧注射技术的临床应用，进一步证明臭氧治疗软组织损伤性炎性疼痛的疗效，同时证实了臭氧的抗炎及镇痛作用是通过灭活或抑制炎性因子、拮抗过氧化物、促进循环、减轻水肿而达到的。

3. 臭氧治疗自身免疫性炎性疼痛

临床上亦有关于臭氧用于治疗痛风性关节炎、强直性脊柱炎及系统性红斑狼疮的报道，均能收到较好疗效，其机制除了臭氧的抗炎作用以外，同时考虑臭氧参与了机体的自身免疫调节。

（二）治疗神经病理性疼痛

神经病理性疼痛病因，包括神经卡压或切断、神经缺血缺氧及细菌、病毒侵犯等。此类疼痛具有共同的组织病理及神经生理变化（包括神经变性、无髓鞘纤维缺失、有髓鞘纤维脱髓鞘、中枢神经可塑性变异及传导失常等）。临床上导致神经病理性疼痛的常见病、多发病包括创伤或手术后神经卡压、带状疱疹、三叉神经痛、糖尿病周围神经病、脑血管意外后中枢神经痛、交感神经病变、放化疗后神经病变、酒精中毒及 HIV 感染神经病变等。临床上应用臭氧治疗神经病理性疼痛,同样取得满意效果。

1. 臭氧治疗神经卡压性疼痛

臭氧治疗神经卡压性疼痛主要应用于腰椎间盘突出症,最初以盘内介入为主,其安全性和有效性是临床上最先得到肯定并被广泛应用的一种技术。该技术能取得良好效果的原理为臭氧直接作用于髓核中的蛋白多糖,导致髓核脱水及细胞基质降解,降低盘内容量和压力,促进突出物回纳,解除对神经根的卡压张力从而收效显著。

2. 臭氧治疗神经缺血缺氧性疼痛

臭氧疗法并未损害血管内皮系统,反而更有利于改善血管硬化状态。大量临床研究客观证实了臭氧在治疗神经缺血缺氧性疼痛的疗效是确切的。

3. 臭氧治疗细菌病毒侵犯性疼痛

近几年来,国内很多学者应用臭氧治疗带状疱疹后神经痛取得了较好的临床疗效。在采用抗病毒、镇痛药(加巴喷丁、羟考酮)、神经阻滞剂、皮质类固醇及免疫增强剂的基础上,加用臭氧大自血疗法治疗带状疱疹,发现患者疼痛发作频率及程度均取得显著改善,极大提高了患者的生活质量。

(三)治疗混合性(炎性+神经病理性)疼痛

椎间盘突出症急性期属于炎性及神经病理性混合性疼痛,是神经机械性卡压损害及无菌性炎症激惹所产生的症状。目前临床上广泛应用臭氧进行椎间盘内外注射治疗此类疾病,该技术成熟,疗效可靠。其作用机制为:臭氧与盘内髓核蛋白聚糖的胶原纤维碳水化合物、氨基酸发生反应,髓核出现脱水萎缩,突出物回纳,解除了神经根的卡压张力;臭氧与盘外的不饱和物质(如炎性因子、花生四烯酸)能迅速发生氧化反应,减少或消除对神经根的激惹。

(四)治疗痉挛性疼痛

痉挛性疼痛疾病是机体骨骼肌、平滑肌、血管等组织发生结构性或功能性变化,导致血管狭窄、组织缺血、水肿及功能障碍所导致的疼痛。如骨骼肌或平滑肌痉挛、内脏痛、痛经及雷诺病等。臭氧对于卵巢、睾丸扭转所造成的组织缺血再灌注损伤有极佳的疗效。

(五)治疗心因性疼痛

心因性疼痛是指当人体中枢神经系统接收到外周伤害性感受传入时而产生的一种疼痛情绪变化与体验,是一种无器质性病因或理由所致的慢性疼痛。该病引起脑内核团功能异常增强,影响情感认知和疼痛调节等生理反应,疼痛产生时间及程度与社会心理因素同步,多伴随抑郁和焦虑,常使用止痛药无效。临床研究发现,臭氧大自血疗法能起快速的抗抑郁作用,轻中度抑郁和轻度认知障碍的患者用该疗法后,能提高血清脑源性神经营养因子的水平,从而提高认知功能,证实臭氧对心因性疼痛也有一定的效果。

(六)治疗癌性疼痛

癌性疼痛是一种复杂的不同于一般病理生理变化所导致的综合征,包括早期炎性疼痛,以及中晚期神经病理性疼痛、内脏痛、骨破坏所致的骨痛、情绪异常(如焦虑、恐惧、认知障碍)等。目前,关于临床上应用臭氧抗肿瘤治疗的临床报道尚缺乏,少数研究尚停留在动物实验阶段,期待国内外学者能进一步深入研究。

(七)治疗其他类型疼痛

研究发现偏头痛与脂质过氧化反应下降有关。臭氧可增强脂质过氧化反应,提高红细胞谷胱甘肽过氧化酶和葡萄糖-6-磷酸脱氢酶(G6PD)活性,因此,对偏头痛具有较好的疗效。

二、三氧治疗的方法

(一)三氧自体血疗法

臭氧自体血回输疗法(以下简称"自血")又称臭氧免疫疗法,是指抽取患者自身一定数量的血液,使用适量浓度和体积的臭氧对血液进行处理,然后再回输到患者体内从而取得临床疗效的一种治疗方法。包括大自血和小自血治疗。大自血一般抽取100～150 mL/次,经适量的臭氧处理后回输到静脉血管内;小自血一般只抽取5～10 mL/次,经臭氧处理后进行肌内注射,一般注射到臀大肌内。临床多采用大自血疗法。

1.大自血疗法作用机制

大自血疗法的作用机制目前尚不清楚,有研究发现臭氧与血液结合后在如下几个方面发挥作用。

(1)激活红细胞代谢,提高血红蛋白的氧饱和度,增强组织对氧和ATP的利用。改善供氧,促进血液循环,增强细胞活力,修复组织细胞。

(2)调节机体的免疫系统。增强粒细胞和巨噬细胞的吞噬功能,提高机体清除代谢废物的能力,加速清除病菌、病毒等物质。

(3)激活抗氧化酶系统,清除血液中脂毒和其代谢垃圾,增强体内抗氧化酶活性,减轻自由基对机体的损伤。改善血液黏度,降低血糖、尿酸、胆红素、乳酸、丙酮酸,强化胆固醇和甘油三酯分解,改善血管壁状态,预防全身动脉粥样硬化和神经系统病变。

2.大自血疗法设备及操作

治疗室:大自血治疗室应是一个通风良好、可进行空气消毒的独立治疗空间,每张治疗床平均使用空间20 m² 以上。

设备:医用臭氧发生器、氧气瓶、心电监护仪、麻醉机或便携式呼吸机、抢救车及抢救药品。

(1)治疗前准备:开疗治室窗(门)通风;检查电源、氧气瓶及接口连接正确;开启氧气瓶开关,检查氧气压力并确保无漏气;确认臭氧发生仪电源开关打开。检查用品:基本自血疗法专用包、150 mL 生理盐水 1 瓶、治疗车(止血带、消毒棉签和消毒液等输液用品)。

(2)治疗:患者平卧,取患者肘正中静脉进行血液采集。血液采集过程中应顺时针缓慢均匀摇晃血液收集器,使得血液与抗凝剂充分融合。采血量常使用100～150 mL,最多不超过200 mL,采血完成后注入无菌收纳的一定浓度同体积臭氧气体。臭氧注入的同时顺时针缓慢均匀摇晃血液收集器,使臭氧与血液充分融合。融合时间自臭氧注入起约3～4 min,然后将血液回输被采患者体内。回输时注意观察及询问患者情况。

3. 大自血疗法疗程及浓度

大自血治疗一般 10 ~ 15 次为 1 个疗程,治疗可每天 1 次亦可隔天 1 次。疗程间隔建议半年以上。

臭氧大自血治疗浓度从低剂量开始,并逐渐增加浓度,起始浓度 20 ~ 30 μg/mL。每次递增 5 μg/mL,可间隔 1 ~ 2 次治疗增加一次浓度,最高浓度不超过 45 μg/mL。每次增加浓度前需要对患者的治疗效果和副作用进行评估,确保安全。

4. 注意事项

(1)全过程必须严格无菌操作。

(2)所有使用耗材(血液收集器、血液采输管路、臭氧收纳器、盐水)必须 1 人 1 次 1 套。

(3)操作过程中要严密观察及询问患者情况,发现问题及时处理。

(4)不得擅自增加或提高血液采集量、臭氧注入量及臭氧浓度。

(5)血液回输不宜过快,一般在 10 ~ 15 min 内完成回输。首次治疗过程(尤其是老年患者)要适当减慢回输速度以防意外发生。

5. 大自血疗法的副作用

大自血疗法的副作用较少,可见皮疹等过敏反应,多数可自行缓解,必要时对症治疗。部分患者静脉穿刺因情绪紧张而昏厥。抗凝剂过敏可表现为口唇和舌尖轻度麻木感,多可自行缓解或更换抗凝剂。一些患者感觉恶心,胃部胀气或口中异味,可自行缓解。

大自血疗法还可以广泛地应用于其他如呼吸、消化、神经、内分泌、代谢等系统疾病的治疗。

(二)医用三氧套袋

高浓度 30 ~ 50 μg/mL(60 ~ 80 μg/mL 的浓度仅用于短期内的化脓性感染,时间不超过 5 min);低浓度 10 ~ 20 μg/mL,高浓度作用时间 10 ~ 15 min,低浓度作用时间 15 ~ 30 min,治疗时浓度选择从高往低,高浓度控制感染,低浓度诱导愈合;每天 1 次或每周 1 ~ 3 次(根据疾病特点和严重情况酌情选择)。操作流程:治疗前用臭氧水冲洗治疗区域,选择专用抗氧化套袋包裹住患肢,密封后通过负压抽尽袋内空气,通入合适浓度医用三氧,保证气体能够包裹住患肢为宜,维持特定时间后,取出患肢,扎紧袋口后,按照医疗垃圾处理三氧套袋。

(三)局部疗法

1. 脊柱旁肌内注射

经典脊柱旁肌内浸润注射是通过定位棘突上部距脊椎柱侧面1.5 cm 处,用0.8 mm×40 mm 的穿刺针向颈和脊柱注射 5 mL 浓度为 10 ~ 20 μg/NmL 的三氧。腰椎的浸润注射位置应在距离棘突 2.0 cm 处,注射 10 mL 相同浓度的三氧。针的分布始终是双侧、单侧或在椎间盘疝出处上方或下方 2 cm 处。

2. 用法和用量

(1)皮下注射:5 ~ 35 μg/mL,5 ~ 20 mL。

（2）肌内注射:5~20 μg/mL,10~20 mL。

（3）关节四周和关节腔内注射:5~35 μg/mL,1~3 mL、15~20 mL。

（4）医用三氧化油/膏:60~80 μg/mL,混合 25 min,涂敷黏膜,3~4 次/d。

3. 三氧微剂量在触发点和穴位的应用

一般情况下,触发点位于肌肉,且位置较深,因此,应用该操作必须是肌内注射,体积 5~10 mL 之间,这取决于解剖位置,并且如果所述,浓度 10~20 μg/NmL 之间。对于针刺点或反射区,应用操作是在真皮下注射 O_2/O_3 混合气体,浓度低于 20 μg/NmL,体积 0.1~0.3 mL,最大 1 mL。

三、几种常见病的三氧治疗

（一）脊柱相关性炎性痛

医用臭氧治疗多种脊柱相关性炎性痛,其中以治疗椎间盘突出症研究较多,应用较广。椎间盘髓核、纤维环及软骨板发生退行性改变,椎间盘的纤维环破裂,导致髓核组织在外力作用下向后突出,刺激或压迫脊髓和（或）脊神经根,从而产生脊柱相关性疼痛,一侧上下肢或双上下肢麻木、无力等一系列临床症状。炎症反应在椎间盘突出症的发病机制中的作用越来越引起人们的关注。目前有研究认为,椎间盘突出症主要是由于椎间盘的退变与损伤,引起脊柱力学平衡失调,造成纤维环破裂、髓核突出,产生大量炎性物质刺激局部的神经末梢及突出部位的椎间盘直接压迫脊髓或神经根而产生的临床综合征。正常神经根受压迫时并无疼痛发生,只有炎症的神经根在受压迫时才会引发疼痛。

此外臭氧在颈椎病的治疗方面也疗效显著。研究表明,颈椎硬膜外置管注射臭氧及复方倍他米松治疗颈椎病,能有效减轻患者痛苦,改善患者的生活质量,且复合用药优于单用糖皮质激素。

（二）关节相关性炎性痛

此类疾病是由多种原因引起的关节软骨的慢性、无菌性、进行性病理生理变化,造成骨关节结构上的破坏。多表现在膝关节、指间关节、趾关节和髋关节等,又称为退行性关节病,其软骨细胞与基质合成代谢的平衡被破坏占主要原因。

1. 膝关节骨性关节炎

膝关节骨性关节炎是一种老年退行性疾病,临床十分常见。形态上的改变主要为局限性、进行性关节软骨破坏及关节边缘的骨赘形成。目前多数学者认为该病是由多种因素共同作用造成关节软骨破坏,由于机械性损伤或炎症等因素造成软骨损伤,而使软骨成分的"隐蔽抗原"暴露,引起自身免疫反应,而造成继发性损伤。治疗方法很多,目前达成的共识是消除炎症,改善症状,尽可能维持关节功能,改善患者的生活质量是首要的治疗目的和原则。臭氧膝关节腔内注射能有效缓解关节疼痛,是目前治疗膝关节骨关节炎的一种方法。目前对于医用臭氧治疗膝关节骨关节炎机制也有了进一步的认识,研究发现丝裂原活化蛋白激酶（mitogen-activated protein kinase,MAPK）信号通路、Wnt/β- 连环蛋白信号通路、NF-κB 信号通路等多条信号通路参与了骨性关节炎的形成,而臭氧则可通过干预这些信号通路中的炎性因子、基质金属蛋白酶类，以及调节自由基代谢对骨性关节炎起到治疗的作用。可采用关节腔内注射方法。

2. 强直性脊柱炎

强直性脊柱炎是一种以侵犯骶髂关节为主，同时侵犯脊柱关节及外周关节的慢性自身免疫病，呈慢性进行性进展，最终影响关节活动，危害较大。韧带附着点及关节囊的炎症是引起强直性脊柱炎髋部疼痛的主要原因。疼痛常常又是患者惧怕活动关节的主要原因，加之关节囊周围致炎物质的不断破坏，髋周软组织的粘连、挛缩、骨化等。久而久之，关节长期不能正常活动而逐渐强直失用。所以迅速缓解髋部疼痛是临床上重要的治疗手段。医用臭氧具有抑制免疫反应的作用：抑制前列腺素、缓激肽等的合成及释放；抑制 α-干扰素及肿瘤坏死因子的释放；中和白介素可溶性受体；增加转移生长因子、白介素-10 的释放。临床上认为在传统治疗方法的基础上联合应用医用臭氧能改善强直性脊柱炎临床症状体征及关节功能。

(三)软组织炎性痛

软组织炎症范围很广，几乎涉及全身的肌肉、肌腱、韧带和筋膜。近年来，臭氧因其强力消炎和镇痛作用而广泛应用于软组织炎症性疾病的治疗。

肩周炎是肩周肌肉、肌腱、滑囊及关节囊的慢性损伤性炎症，是一种典型的软组织炎症。因关节内外粘连，而以活动时疼痛、功能受限为其临床特点。病理改变主要表现为肩关节周围软组织水肿、胶原纤维减少、炎性细胞的浸润、血管增生、滑膜增厚并纤维化等炎症及退行性改变。医用臭氧局部注射可有效地缓解肩周炎患者的疼痛，改善肩关节的活动度，使肩关节功能得以恢复。另有研究表明，肩关节腔内注射医用臭氧治疗肩周炎，临床有效率达 90% 以上，且疗效可维持 6 个月以上。尤其是臭氧联合消炎镇痛液注射、针刀松解或玻璃酸钠注射等方法时，疗效更为显著。医用臭氧联合消炎镇痛液治疗肩周炎是一种微创、安全有效的治疗方法。

(四)带状疱疹后神经痛

带状疱疹后神经痛是一种非常顽固的神经病理性疼痛，表现为带状疱疹患者皮疹痊愈后 4~6 周仍留有的持续性隐痛伴阵发性剧痛。该病好发于老年人，60 岁以上带状疱疹患者出现疼痛发生率高达 50%~75%。其疼痛顽固而剧烈，常规的镇痛药如非甾体抗炎药甚至阿片类强效麻醉性镇痛药对它均无明显的疗效，且药物治疗存在疗程长、不良反应大、经济负担重等问题，导致患者长期遭受躯体和心理上的双重折磨。

目前带状疱疹的治疗目的在于消除疼痛症状、促进神经及皮损修复，从而提高患者的生活质量。研究表明，医用臭氧自体血回输疗法辅助常规药物治疗带状疱疹疼，临床疗效满意，操作简便、见效快，无明显副作用，成本可接受，从长远来看也可减少治疗药物的用量，从而减少药物毒副作用和不良反应的发生，减轻患者的经济负担，确实是一种治疗带状疱疹后遗神经痛的好方法，也可以作为其他治疗方法无效时的备选方法。

第三节 三氧治疗的禁忌证和注意事项

一、三氧治疗的禁忌证

臭氧的强氧化性及神经细胞毒性与浓度呈正相关。眼睛与肺抗氧化力较差,治疗过程中应禁止接触。临床上臭氧治疗的禁忌证包括:甲状腺功能亢进(臭氧可激活体内新陈代谢)、出血性或凝血功能障碍性疾病(患者红细胞缺乏抗氧化保护系统)、臭氧过敏反应、妊娠期妇女等。

二、三氧治疗的注意事项

以下治疗方式在三氧治疗中需要警惕。

1. 直接静脉注射

极力不推荐这种应用,会引发气体栓塞的风险,即使是 20 mL 的量,使用慢速输液泵的情况下也有可能发生。这种栓塞并发症范围包括简单的腋窝气泡感、咳嗽、胸骨后压迫感、眩晕、视觉变化(弱视)、低血压危象、脑缺血(轻瘫)和死亡的征象。需要注意的是,有报道称 5 名患者因接受直接静脉注射三氧治疗后出现气体栓塞导致死亡。应该牢记,在 37 ℃时每 100 mL 血浆中氧的溶解度仅约 0.23 mL,因此,静脉血浆不能足够快速溶解氧,从而导致气体栓塞的形成。

2. 动脉注射

这种应用非常不推荐,会产生气体栓塞的风险。

3. 吸入途径

肺的解剖和生化特性使其对三氧氧化性损伤极其敏感。所以,吸入途径是绝对禁止的。

4. 三氧化水关节内注射

这种方法是向关节注射 22 μg/mL 三氧水(主要是中国应用)。其有效性需要通过临床试验以实例阐述证明。

5. 腹内

这条途径仍处在动物实验阶段:采用各种肿瘤细胞系植入动物体内,用三氧治疗,实验结果表明,三氧比许多细胞抑制剂对肿瘤细胞有更大的细胞毒性,而不会引起化疗产生的副作用。迄今为止,使用这种给药方式治疗癌症的实验研究至今尚未取得令人信服的数据。但是,人们已经开始在腹腔的手术中使用 4～6 μg/mL 的浓度,5～10 L 三氧生理盐水洗涤患有腹膜炎的腹腔,时间为 20 min,并放置硅胶管进一步清洗。

第十一章
麻醉治疗在多种疾病中的应用进展

一般认为，麻醉是由药物或其他方法产生的一种中枢神经和(或)周围神经系统的可逆性功能抑制，这种抑制的特点是感觉丧失，特别是痛觉的丧失。最近一门新兴学科——麻醉治疗学，是指通过运用麻醉药物、麻醉方法、麻醉技术和理念来治疗一些慢性、难治性疾病，从而达到治愈或者长期稳定病情的目的。麻醉治疗在多种疾病的治疗中不断取得进展，如癫痫、抑郁症、孤独症、狂犬病、破伤风、渐冻症等疾病。相信通过不断探索，麻醉治疗学可以更多地应用于临床疾病治疗中。麻醉治疗学的未来，一定会大放异彩，这也是推动麻醉科走向真正临床学科的关键一步。

一、癫痫

癫痫持续状态(status epilepticus, SE)是一种儿童神经急症，具有高死亡率和高发病率的特点。对于难治性 SE(refractory status epilepticus, RSE)有两种类型可危及生命:全身性(强直-阵挛)惊厥性 SE 和昏迷性非惊厥性 SE(nonconvulsive status epilepticus, NCSE)，死亡率可以达到60%。一般来说，惊厥性 SE 的药理治疗分为阶梯治疗:通常苯二氮䓬类药物作为一线治疗;若仍有 SE 无法充分得到控制，可以考虑静脉注射抗癫痫类药物;若持续处于发作状态，可能需要用麻醉药品来控制难治性 SE。研究表明，在儿科人群中，最常见的类型就是长时间发热性惊厥，占据所有发作的 SE 的35%。在短时间内及时发现并处理发热性 SE 是极其重要的。2002—2010 年，大规模儿童期长时间热性惊厥后果的 FEBSTA 研究(The Consequences of Prolonged Febrile Seizures in Childhood Study)发现，癫痫发作持续的时间和苯二氮䓬类药物(Benzodiazepines, BDZs)初始的治疗时长具有相关性，初始治疗时长每延长 2.7 min，癫痫发作持续时间便增加 1.3 min。另一相关发现是，发热性 SE 后期发生 MRI 急性改变的患者，1 年后可能会出现明显的海马硬化。而海马硬化作为耐药颞叶癫痫的底物的重要性，进一步证明了两者之间的紧密联系。

常规治疗 RSE 用的 3 种麻醉药包括咪达唑仑(midazolam, MDZ)、短效巴比妥类(戊巴比妥和硫喷妥钠)和丙泊酚。目前较为一致的观点是:BDZs 是 SE 的初始治疗选择，肌内注射咪达唑仑、静脉注射劳拉西泮和静脉注射地西泮(DZP)三者之间平衡。

在成人患者中，丙泊酚可以用于超难治性癫痫持续状态(super refractory status epileptcus, RSE/SRSE)的管理，因为该药物起效迅速，停药以后可快速恢复。研究发现，丙泊酚可以终止67%患者的 RSE/SRSE。根据一项回顾性研究表示，在终止癫痫发作时丙泊酚比硫喷妥钠的效果更好(64% vs. 55%)，尽管丙泊酚在初期使用时会在短期时间内诱导爆发抑制，但采用频繁滴定的方法便可以维持足够抑制。在不良反应方面，丙泊酚可能会引起横纹肌溶解和高甘油三酯血症等症状，一般停药便可恢复，由于其不良反应的原因被禁止用于儿童。丙泊酚还可出现丙泊酚输注综合征(代谢性酸中毒、心力衰竭、横纹肌溶解、肾功能衰竭,严重可死亡),而与该综合征发生可能有关的危险因素包括长时间、大剂量、儿茶酚胺和皮质类固醇同时使用。

吸入性麻醉药对于 SE 的治疗相对有限,主要是地氟烷和异氟烷,据已发表案例证明,地氟烷和异氟烷都可以有效地阻止癫痫发作并且有效抑制突然发作,但是停药以后容易频繁复发。对于晚期 SRSE,丙泊酚、MDZ 和戊巴比妥的作用并不大。而吸入性麻醉药用于 SE 治疗的相对并发症有低血压、肺不张、感染、麻痹性肠梗阻和深静脉血栓形成等。最近研究显示,长期使用异氟烷可引起丘脑和小脑 MRI 的变化,可能具有一定的神经毒性,MRI 可以频繁地看到海马变化,所以在使用前还需要认真考虑相关风险性。

癫痫具有发病后危险性极高、病死率极大的特点,所以及时得到有效控制是非常有必要的。在一项综述中表明,儿童 SE 的死亡率和成年人及老年人相比更低,短期内死亡率可以达到 9%,长期死亡率可以达到 18%。目前大多数人的意见认为:静脉麻醉药物,比如硫喷妥钠、咪达唑仑、丙泊酚和大剂量苯巴比妥可以用于治疗难治性癫痫持续状态来达到终止癫痫,或者达到治疗性昏迷伴有脑电图爆发性抑制等波形。但是,对于实现控制癫痫的最佳镇静药物种类和镇静水平尚没有达成一致。虽然对难治性癫痫持续状态患者使用静脉麻醉药物的作用基本原理似乎清楚,但缺乏该类药物对患者预后有有益作用的证据。所以在使用前仍需谨慎对难治性癫痫持续状态患者进行个体化评估风险和效益。

二、抑郁症

抑郁症作为一种机制复杂的精神疾病,主要表现为情绪低落、快感缺乏、丧失兴趣、精力不足和疲劳感明显,症状至少持续 2 周以上。据统计,目前全球抑郁症患病人数逐渐增多,患病人群范围更广,因此也常表现出各种不同症状,比如失眠或睡眠不足,注意力无法集中,体重短期出现明显变化,有自卑和自杀意念等。目前抑郁症发病机制尚不完全清楚,涉及的病理生理之一有大脑突触中的单胺类神经递质血清素、NE 和(或)多巴胺的功能缺乏,还受到大脑系统中其他的多重交互作用的影响。

重度抑郁症是一种毁灭性极强的精神疾病,采用药物治疗和认知行为心理治疗等干预措施是可行的,但仍有大量患者具有抗药性,严重影响到身体健康,严重者可危及到生命。根据 WHO 调查数据显示,全球在各个年龄段患抑郁症约有 3 亿人口,而抑郁症被认为是全球致残的主要原因——大约有 7.5% 的人活在残疾中。虽然目前可用的抗抑郁药在治疗抑郁症方面是有效的,但它们通常需要数周(4~6 周)才能达到全部效果。而抑郁症的经济负担也十分沉重:一部分来源于医疗费用;另一部分源于工作缺勤、自杀相关的间接费用等。除此以外,抑郁症给家庭带来的生活负担也很重,对患者的日常生活活动和生活质量有重要影响,因此,作为一个公共健康问题,探索抑郁症的治疗刻不容缓。

研究报道,氯胺酮可以有效地抑制 NMDA 受体(即谷氨酸系统的主要受体),在抗抑郁作用中起重要作用。氯胺酮作为一种新型抗抑郁药,可以通过静脉注射方式产生快速强大的抗抑郁反应。临床试验证明,亚麻醉剂量的艾司氯胺酮(S-氯胺酮)和氯胺酮具有快速抗抑郁的作用。有临床试验发现:在 40 min 内注射 0.5 mg/kg 盐酸氯胺酮溶液可以快速而短暂地发挥抗抑郁作用,一般可以持续 1~2 周。2014 年,在 18 例重度抑郁症患者中进行鼻内给药外消旋氯胺酮随机对照试验,得出可以耐受的结果,有效发挥抗抑郁作用的成功率是 44%,但是在研究过程中有患者出现极端的副作用,导致无法继续进行。所以该方式对一些患者来说是一种可行的治疗方式。

氯胺酮(ketamine)是 R-氯胺酮和 S-氯胺酮对映体的外消旋混合物。精神病学中许多药物都有 1 个或多个手性中心(不对称中心),导致立体异构体的存在,成为对映异构体(不可重叠的镜像),尽管他们共同体组成一个分子,但在药代动力学和药效学方面具有很大的差异。艾司氯胺酮(esketamine)即 S-氯胺酮对 NMDA 受体亲和力比 R-氯胺酮更强,已发现艾司氯胺酮的效力是 R-氯胺酮的 3~4 倍,并且比氯胺酮引起的镇静和认知障碍等不良反应更少。因此,艾司氯胺酮是一种比它的对映体 R-氯胺酮更有效地NMDA 受体拮抗剂,镇痛效果相对来说更强。通过多项动物研究得出结论:艾司氯胺酮具有快速起效的抗抑郁作用,并且副作用较氯胺酮更少。

在美国,艾司氯胺酮鼻喷剂 Spravato 于 2019 年 3 月 5 日获得美国 FDA 批准,该药适用于联合口服抗抑郁药,用于难治性抑郁症(treatment-resistant depression,TRD)成人患者的治疗。之前,FDA 已授予 Spravato 治疗 TRD 患者以及治疗伴有紧迫自杀风险的MDD 患者的突破性药物资格。用于治疗有急性自杀意念或行为的重度抑郁症(major depression disorder,MDD)成人患者,可快速减轻抑郁症状。在欧盟,艾司氯胺酮鼻喷剂于2019 年 12 月 19 日获得批准,适用于联合一种选择性 5-HT 再摄取抑制剂(SSRI)或5-HT 和 NE 再摄取抑制剂(SNRI),用于 TRD 成人患者的治疗。根据批准,如果抑郁症患者在其当前的中度至重度抑郁发作中对至少两种不同的抗抑郁药物治疗无应答,则被认为患有 TRD。与标准的口服治疗药物相比,艾司氯胺酮鼻腔内给药的方式可提供快速起效的优势。

不同的艾司氯胺酮临床治疗方案其抗抑郁疗效略有差别。研究显示,单次静脉注射亚麻醉剂量(0.4 mg/kg)的艾司氯胺酮,在 1 周内可获得显著的抗抑郁疗效。既往一项病例分析表明伴有精神病症状的 TRD 患者使用艾司氯胺酮鼻喷剂是一种耐受性良好、效果可靠的方法。近年来相关研究陆续证实艾司氯胺酮鼻喷剂治疗 TRD 效果显著,且其抗抑郁作用可维持月余。因此,艾司氯胺酮在难治性抑郁症的治疗中,无论单独使用或是联合使用,均可取得显著效果。一项研究显示,艾司氯胺酮静脉滴注后,可在 2 h 内快速起效。另有研究显示,重复静脉注射艾司氯胺酮可获得更高的缓解率,并延长抑郁症的复发间隔。重复静脉注射艾司氯胺酮可对 TRD 患者产生快速、可靠的抗抑郁作用,患者耐受性良好。研究发现,经鼻给药 56 mg、84 mg 剂量的艾司氯胺酮所能产生的血浆水平相当于静脉注射剂量 0.2 mg/kg 的艾司氯胺酮,从而更好地产生抗抑郁作用。

目前已有研究报道了经鼻给药氯胺酮的安全性,但不可避免有一些常见的不良反应,如头晕、恶心、呕吐、味觉障碍、眩晕、嗜睡症、感觉异常、血压升高、焦虑、感觉迟钝等,这些不良反应一般是轻度到中度的严重程度,可在治疗期间出现、也可在治疗完毕出现。氯胺酮最常见的副作用有头痛、头晕、视力模糊、短暂性高血压和焦虑(最常见的精神病学副作用)。

氯胺酮在降低自杀率方面具有一定作用,这可能与其具有抗抑郁作用有关,服用艾司氯胺酮或氯胺酮一定时间后可能会观察到患者的自杀意念减少,通过临床试验,发现尽管没有足够数据证明维持剂量的艾司氯胺酮使用后自杀意念较对照组显著降低,但是这些研究仍为我们研究艾司氯胺酮用于治疗自杀意念或重度抑郁症提供了基础。

我们还需要关注的是艾司氯胺酮具有潜在的成瘾性。研究表明,理论上使用艾司氯胺酮和氯胺酮的患者均可能会产生使用相关性耐受性、依赖性、渴望和戒断的风险,在针对集中滥用药物的审查中发现,氯胺酮具有较高的"危险评分",类似于酒精和苯二氮䓬类药物,所以在使用期间密切监测并评估其成瘾性和危害性是必不可少的。抑郁症的麻醉治疗还需要更多的探索。

三、渐冻症

渐冻症,又名肌萎缩侧索硬化(amyotrophic latera sclerosis, ALS),是一种进行性神经退行性疾病,影响上下运动神经元。症状表现为:当上运动神经元受累时,导致大脑和脊髓运动轴突发生功能障碍,出现无力、痉挛、反射亢进和巴宾斯基征等;当下运动神经元受累后,导致前角细胞和周围运动神经出现功能障碍,出现无力、肌肉萎缩、肌肉成束收缩、抽筋等症状。肌萎缩侧索硬化症临床表现出无力,一般最先发生于四肢,最后累及眼球肌和呼吸肌。该病属于退行性病变,病程发展和表现症状随时间的推移而表现不同。ALS 最终都会由于恶化的呼吸衰竭或相关并发症而死亡,通常在出现症状几年后,平均寿命为症状发作后 3 年内,但是我们可以通过各种疗法来延长或提高患者的生活质量。

ALS 的发病机制是一个极其复杂的过程,多种神经免疫细胞和补体系统都参与其中,他们之间相互联系、相互干扰。ALS 免疫机制如 11-1 图所示,ALS 患者体内存在显著的神经炎症反应和免疫反应失平衡,通常情况下机体的免疫异常程度与患者的严重程度相关。机体免疫系统失平衡对 ALS 患者的发病和发展具有明显推动作用,所以可以考虑通过免疫调节完成 ALS 患者的治疗。一方面通过抑制机体的免疫系统来减轻炎症反应,另一方面增强其神经保护作用,从而维持免疫平衡,达到 ALS 患者的治疗目的。

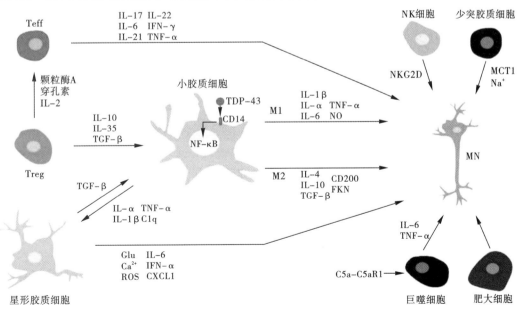

图 11-1　ALS 免疫机制

尽管 ALS 是致命的,目前没有治愈性疗法,通常我们采用传统治疗方法来延长或改善患者的生活质量,目前利鲁唑和依达拉奉已被批准用于治疗 ALS 患者。利鲁唑是目前 FDA 批准的唯一一种既可以治疗又能够延长患者寿命的药物,它作为一种谷氨酸抑制剂可以适度改善神经功能,为患者延长几个月的寿命;而依达拉奉作为一种自由基清除剂,可以延缓早期 ALS 患者的疾病进展。此外 β-内酰胺、甲基钴铵素、右普拉克索、抗癫痫药、抗氧化剂、中性粒细胞、抗炎药和抗凋亡药物也可以用于 ALS 的治疗。神经干细胞和膈肌起搏也被提出用于 ALS 治疗。

然而传统治疗方法能够延长数月的生存期,并不能有效改善患者症状,因此,新治疗方案的提出刻不容缓。研究表明,右美托咪定复合抗胆碱药物可能可用于 ALD 患者的治疗。

充足的睡眠有利于大脑清除代谢产物、减少神经元变性坏死并促进神经元的修复。患者若伴随睡眠障碍,其可能会通过影响炎症细胞因子水平的达峰时间,从而加重炎症反应。据研究表明,约 70% ALS 患者伴有睡眠障碍,其睡眠时间缩短,潜伏期延长,觉醒次数增加。因此,可以考虑通过改善睡眠障碍,延长睡眠时间,提高睡眠质量来治疗 ALS。持续输注右美托咪定可以在不干扰正常睡眠模式的前提下,明显提高患者的睡眠质量。且右美托咪定可以抑制谷氨酸的释放,减少炎症因子的释放,从而产生神经保护作用,减少氧化应激对机体的损伤。研究表明大剂量的莨菪碱类药物可以通过改善 ALS 患者的症状。莨菪碱类药物能够减少唾液腺分泌,扩张支气管,减少 ALS 患者睡眠状态下的呼吸道风险;抗胆碱能药物还可以改善微循环,增加脊髓和肌肉的血供,促进神经和肌肉的修复。在使用抗胆碱能药物时可并发口干、头晕、视物模糊、HR 增快等症状,复合右美托咪定让患者进入睡眠状态,可以减轻抗胆碱能药物不良反应的不适感。右美托咪定复合抗胆碱能药物用于治疗 ALS 以及其他的麻醉方法对 ALS 症状的改善治疗,需要广大学者们继续研究探讨。

四、破伤风

破伤风是由一种厌氧革兰氏阳性杆菌——破伤风梭菌引起的,当有深而细的伤口创面形成时,该菌可在创面完成定殖,如果创面局部组织内氧含量低,为芽孢杆菌提供了繁殖条件,孢子就可以转化为营养形态并繁殖。促进破伤风进一步发展演变的因素包括:存在异物、坏死的组织和局部伤口化脓。破伤风溶血毒素可以破坏具有活力的组织从而进一步降低组织的功能。破伤风芽孢杆菌还可以通过自身运动侵犯神经系统,主要是通过释放毒素影响突出前抑制性神经元,从而抑制神经递质的释放和神经元的本有功能。破伤风潜伏期从 24 h 到几个月不等,发病初期最初症状和发生痉挛之间的时间间隔,可从 48 h 到几天不等。咬肌僵硬导致牙关紧闭(锁颌)常为第一个症状,有时破伤风症状可以局限在受损部位,出现局部的僵硬和疼痛。严重时痉挛、喉梗阻、急性呼吸衰竭和心搏骤停等。

尽管已经研发出主动免疫和被动免疫疫苗,但破伤风仍然是发展中国家的一个重要的健康问题,据统计全球有 80 万~100 万人死于破伤风,其中有 80% 的死亡病例来源于非洲和东南亚地区。由于破伤风感染早期往往不易被发现,严重的致命病例能够被有效治疗的少之甚少。因此,患者密切监测与管理对治疗方案和死亡率具有重大的影响,及时的人工通气能够预防大多数由急性呼吸衰竭和不受控制的痉挛引起的早期死亡。明显的癫痫发作可能还跟破伤风毒素侵犯中枢神经系统有关,致命病例中通常有毒素侵犯广泛的脑干,可能会导致呼吸暂停或心搏骤停。由于心肺功能改变的突发性和不可预测性的波动,所以对于大多数破伤风患者来说,有创性动脉血压检测是非常有必要的。在破伤风患者的围手术期护理中,最重要且比较困难的是对交感神经系统亢进的抑制。目前提出的治疗方法有静脉使用阿片类药物、巴比妥类药物、芬噻嗪类药物。研究表明,巴比妥类和其他全麻类药物对心血管功能的负面影响,以及芬噻嗪类药物疗效有限,并发症发生率较高,所以仍在探索安全有效的药物治疗方法。

研究表明,对于破伤风发病患者,可以同时使用右美托咪定和丙泊酚来控制全身惊厥和自主神经不稳定性,无需常规使用抗惊厥药物、神经肌肉阻断剂或者气管造口术。有研究报道,在一高度怀疑破伤风患者中,患者出现吞咽困难、严重口臭和涎液,随后立即给予镇静药和神经肌肉阻滞剂,采用了气管插管措施后不久,患者四肢出现肌肉抽搐。在给予人抗破伤风免疫球蛋白和破伤风抗毒素的前提下,每天输注定量抗生素治疗、泵注丙泊酚和右美托咪定来维持血压和心率的平稳。待循环和呼吸逐渐趋于平稳后,密切观察下逐渐减少丙泊酚剂量,患者入院 28 d 后意识完全清醒并拔管,无其他并发症发生。

破伤风的首要治疗措施是控制痉挛和维持自主神经稳定。同时进行必要的支持治疗,如机械通气、伤口清创、抗生素治疗和主动及被动免疫等。苯二氮䓬类药物也可以用来控制肌肉惊厥、起到镇静作用。如果出现难治性惊厥,可以考虑使用神经肌肉阻断剂,但需要注意的是长时间使用苯二氮䓬类药物和神经阻滞剂所引起的长时间镇静、肌肉松弛和神经系统病变。右美托咪定作为 α_2 肾上腺受体激动剂,当患者自主神经不稳定时可以起到关键作用,维持患者循环状态的平稳。有文献讨论,α_2 肾上腺素受体激动剂的使用与降低死亡率有关,右美托咪定对 α_2 肾上腺素受体的亲和力很高,可以抑制正常人的交感神经活动,并可以稳定破伤风患者的心率和血压。试验证明,右美托嘧啶和丙泊酚(重症监护室最常使用的镇静药物组合)同时使用,可以有效地抑制自主神经不稳定和肌肉痉挛,既不需要长效药物(如苯二氮䓬类药物),又不需要施行侵入性手术(如气管切开术)。因此,丙泊酚和右美托咪定两种药物的组合对于严重破伤风是一个有前途的药物管理方式。

五、狂犬病

狂犬病是目前已知的人类最严重的急性病毒感染,病死率几乎达到100%。尽管在被狗咬伤或者其他方式暴露以后立即注射狂犬病疫苗和狂犬病免疫球蛋白可以有效地预防狂犬病的发生,但目前为止尚未能研发出有效的措施来挽救出现疾病征象的患者。在发达国家,本土或者输入性狂犬病病例很少发生,但在发展中国家仍是一个很重要的卫生安全问题。狂犬病一旦爆发,大多数患者是无法存活下来的。狂犬病前驱症状通常是非特异性的,早期可表现为局部部位的感觉异常、瘙痒或疼痛,这可能与局部的感觉神经节感染和炎症有关。大概80%的患者随后表现为脑性狂犬病,症状多为全身性觉醒或过度兴奋,有清醒期、自主神经功能障碍期和恐水症等。还可发展为麻痹性狂犬病,常有四肢瘫痪伴有括约肌功能障碍,这两种致死率都是非常高的。

一般来说,对于狂犬病的处理方法通常是姑息性处理,没有单一的治疗药物可能有效,所以通常考虑结合特定的治疗方法,包括狂犬病疫苗、狂犬病免疫球蛋白、单克隆抗体、利巴韦林、干扰素 α 和氯胺酮。在管理狂犬病患者期间,始终坚持屏障护理技术,以避免医护人员和家庭成员接触到狂犬病毒,即使采用积极的治疗方法,患者仍可能会留下永久的致残性神经缺陷。最近几十年研究中出现一些病例,患者出现狂犬病临床症状后仍旧存活了下来,但是都留下了永久性的神经并发症,这些患者多数在发病前预防性地接种了狂犬疫苗。所以在狂犬病临床发作期前注射狂犬病疫苗是必要的。

氯胺酮是 NMDA 受体拮抗剂,具有镇静和镇痛的作用。已经证明氯胺酮可用于治疗狂犬病。通过迅速穿过血脑屏障,高浓度的氯胺酮可以抑制狂犬病毒基因组转录,从而抑制病毒的体外复制表达。在动物实验中得以进一步证明,向大鼠新纹状体定向接种固定的狂犬病毒株以后,再给予高剂量氯胺酮可以减少大脑多个区域的感染,包括大脑皮质、海马区域和丘脑部分。因此,氯胺酮被人们认为是管理人类狂犬病的潜在治疗药物,尽管该药物还不能够完全起到抗病毒的作用,但是氯胺酮在狂犬病临床治疗中还是会有一定帮助,常用来持续静脉输注。

在一病例中,患者被流浪狗咬伤后需要紧急接受手术。手术对于患者来说也属于应激中的一种,术者考虑手术应激和麻醉药物氯胺酮是否会影响到狂犬病治疗期间的免疫反应。通过检查,患者在狂犬病毒暴露后接受手术,术中的应激、麻醉药的使用等多因素综合下使细胞免疫反应降低。细胞免疫机制可能与对抗狂犬病病毒发病初期有着重要的作用。综上所述,严重咬伤的患者如果需要麻醉和手术,可能会额外增加一个危险因素,如果手术是不可避免的,那么采取局部麻醉方法可能是一种更好的方案。如果必须采用全身麻醉,那么麻醉时长也应该尽可能地缩短。

麻醉治疗也可以根据需要进行全身麻醉,气管插管保证气道通畅,全身麻醉药消除患者严重应激反应,也被称作治疗性昏迷,是一种针对狂犬病提出的新型治疗模式。有研究表明,狂犬病患者发病前,采用联合治疗方法后,在患者血清和脑脊液中出现了中和抗狂犬病病毒的抗体。患者给予氯胺酮持续泵注治疗,并静脉注射利巴韦林和金刚烷胺抗病毒治疗。除此以外,通过静脉注射咪达唑仑和苯巴比妥或丙泊酚使患者达到麻醉状态,维持脑电图的爆发性抑制模式。最终使患者存活了下来。治疗性昏迷目前仍有一定的质疑性,比如该措施很有可能对神经功能造成不可逆性创伤,不过目前还没有有效证据可以证明。

六、孤独症

孤独症和孤独症谱系障碍(ASD)通常以刻板、重复和受限的行为模式为特征,是一种神经发育障碍疾病。患有 ASD 的儿童通常在社会活动、语言和非语言交流方面存在一定的障碍。据统计,每 59 名儿童中就有 1 名孤独症谱系障碍,是一项深受关注的国家健康问题,大约每年给社会造成 950 亿美元的支出。ASD 近年来发病率急剧增加,可能跟多种遗传变异相互作用的复杂环境因素有关。有证据表明,γ-氨基丁酸(GABA)信号通道的改变会导致特定的大脑皮质回路内神经元兴奋和抑制(E/I)之间的不平衡,解释了

ASD 中大多数的行为异常症状。GABA 是成人大脑中的主要抑制性神经递质,当突触前 GABA 释放受损导致的 GABA 介导的抑制性信号功能障碍与 ASD 有关,从而出现了相应的症状。

丙泊酚作为一种常用的静脉麻醉药,可以通过 GABA 受体增强 GABA 的作用,同时阻断 NMDA 谷氨酸受体来发挥作用。丙泊酚可以通过 GABA 受体介导的突触传递抑制和谷氨酸释放抑制的增强来发挥其神经保护机制,改善 ASD 中的 GABA 能神经传导失调。

氯胺酮作为一种独特的 NMDA 受体拮抗剂,可以阻断 NMDA 通道开放从而缩短开放时间。研究表明,鼻内使用氯胺酮在青少年和患有 ASD 的年轻人中的随机交叉试验来评估鼻内使用氯胺酮的安全性。结果表明,鼻内使用氯胺酮组相关的统计学结果显著得到改善,在 ASD 中观察到的核心社会缺陷治疗情况有所变化。氯胺酮的作用机制与 ASD 的病理生理学理论上有一定重叠性,这表明氯胺酮对于患有 ASD 的青少年耐受性好,具有一定安全性。

目前也有研究者使用低浓度七氟烷、一定时间、反复多次吸入来治疗儿童孤独症,有效率较高。

参考文献

［1］邓小明,姚尚龙,于布为,等.现代麻醉学［M］.5 版.北京:人民卫生出版社,2021.

［2］中华医学会神经病学分会,中华医学会神经病学分会睡眠障碍学组.中国成人失眠诊断与治疗指南(2017 版)［J］.中华神经科杂志,2018,51(5):324-335.

［3］国家药典委员会.中华人民共和国药典临床用药须知:化学药和生物制品卷(2020 年版)［M］.北京:中国医药科技出版社,2022.

［4］徐建国,黄宇光,杨建军.疼痛药物治疗学［M］.2 版.北京:人民卫生出版社,2020.

［5］江海峰,赵敏,刘铁桥,等.镇静催眠药合理使用专家意见［J］.中国药物滥用防治杂志,2021,27(2):103-106.

［6］刘克玄.围手术期液体管理核心问题解析［M］.北京:人民卫生出版社,2019.

［7］MICHAEL AGROPPER.米勒麻醉学［M］.9 版.邓小明,黄宇光,李文志,译.北京:北京大学医学出版社,2021.

［8］薛张纲,江伟.围术期液体治疗［M］.北京:世界图书出版社,2017.

［9］JUN E,ALI S,YASKINA M,et al. A two-centre survey of caregiver perspectives on opioid use for children's acute pain management［J］. Paediatr Child Health,2019,26(1):19-26.

［10］LOVASI O,LAM J,KOSIK N. The role of acute pain service in postoperative pain relief［J］. Orv Hetil,2020,161(15):575-581.

［11］TUCKER M,THOMPSON J,MUCKLER V C. Implementation of a multimodal analgesia protocol among outpatient neurosurgical patients undergoing spine surgery to improve patient outcomes［J］. J Perianesth Nurs,2021,36(1):8-13.

［12］郑洪新,杨柱.中医基础理论［M］.5 版.北京:中国中医药出版社,2021.

［13］黄建平.中医药在围手术期快速康复外科中的作用［J］.上海医药,2017,38(8):3-6.

［14］中国中西医结合学会麻醉专业委员会.穴位刺激防治术后恶心呕吐专家指导意见［J］.临床麻醉学杂志,2019,35(6):596-599.

［15］陈志强,曹立幸.围手术期应用中医药的思考［J］.中国中西医结合外科杂志,2022,28(2):162-165.

［16］戚洪佳,马文,童秋瑜,等.针刺麻醉的临床应用［J］.医学综述,2021,27(12):2436-2440.

［17］郭政,王国年,熊源长,等.疼痛诊疗学［M］.4 版.北京:人民卫生出版社,2021.

［18］谭冠先,罗健,屠伟峰,等.癌痛诊疗学［M］.郑州:河南科学技术出版社,2019.

［19］宋春雨,马文龙.癌性疼痛相关微创介入治疗技术与应用进展［J］.中国微创外科杂志,2019,19(7):626-629.

[20]潘志豪,鞠衍馨.鞘内输注系统镇痛对晚期癌症患者生活质量的影响及满意度调查[J].山西医药杂志,2022,51(18):2125-2127.

[21]樊碧发,侯丽,贾立群,等.癌痛规范化治疗中成药合理使用专家共识[J].中国疼痛医学杂志,2021,27(1):9-17.

[22]王杰军,秦叔逵,樊碧发,等.癌性爆发痛专家共识(2019年版)[J].中国肿瘤临床,2019,46(6):267-271.

[23]刘彦国,石献忠,梁海鹏,等.星状神经节的应用解剖及其与Horner综合征关系的探讨.中国临床解剖学杂志,2006,24(1):67-69.

[24]GOFELD M,BHATIA A,ABBAS S,et al. Development and validation of a new technique for ultrasound guided stellate ganelion block[J]. Reg Anesth Pain Med,2009,34(5):475-479.

[25]向勇,杨光,傅南安.交感神经系统在炎症痛中的作用[J].国外医学麻醉学与复苏分册,2003,24(2):73-75.

[26]陈云飞,武莉芳,王俐红,等.星状神经节阻滞对头面部带状疱疹后遗神经痛患者应激激素水平的影响及疗效观察[J].疑难病杂志,2011,10(09):701-702.

[27]赵广翊,孟凌新,姚鹏,等.颈交感干神经离断对应激大鼠胃黏膜损伤的保护作用[J].中华麻醉学杂志,2006,26(4):366-368.

[28]PERILS M,JUNGQUIST C,SMITH M,et al. 失眠的认知行为治疗逐次访谈指南[M].张斌,译.北京:人民卫生出版社,2012:10-16.

[29]杨丽萍,唐向东.慢性失眠的研究进展[J].临床精神医学杂志,2014,24(2):130-140.

[30]MORIN, CHARLES M. Chronic insomnia: Recent advances and innovations in treatment developments and dissemination. [J]. Canadian Psychology,2010,51(1):31-39.

[31]HARVEY A, BÉLANGER L, TALBOT L, et al. Comparative efficacy of behavior therapy,cognitive therapy,and cognitive behavior therapy for chronic insomnia:a randomized controlled trial[J]. J Consult Clin Psych,2014,82(4):670-683.

[32]QASEEM A, KANSAGARA D, FORCIEA M, et al. Management of chronic insomnia disorder in adults:A clinical practice guideline from the a merican college of physicians[J]. Ann Intern Med,2016,165(2):125-133.

[33]YANG C,SPIELMAN A,GLOVINSKY P. Nonpharmacologic strategies in the management of insomnia[J]. Psychiatr Clin North Am,2006,29(4):895-919.

[34]PRYTYS M, WHITTINGER N, COVENTRY S, et al. Psychoeducational CBT insomnia workshops for the general public :an audit of access and clinical outcomes [J]. J Public Mental Health,2010,9(1):8-15.

[35]路桃影,李艳,夏萍,等.匹兹堡睡眠质量指数的信度及效度分析[J].重庆医学,2014,43(3):260-263.

[36]李雁鹏,张鹏,储静,等.药物、认知-行为疗法及其联合应用治疗慢性失眠的对照研究[J].解放军医学杂志,2010,39(1):83-87.

[37] ELLIS J, DEARY V, TROXEL W. The role of perceived partner alliance on the efficacy of CBTI: preliminary findings from the partner alliance in Insomnia Research Study (PAIRS)[J]. Behavi Sleep Med,2015,13(1):64-72.

[38] 陈尼卡,徐斌,张勇,等. 简短认知行为治疗对失眠症的疗效研究[J]. 中华行为医学与脑科杂志,2016,25(6):533-536.

[39] 安建雄,张建峰,赵倩男,等. 多模式睡眠:慢性失眠的创新疗法[J]. 中华麻醉学杂志,2020(5):4.

[40] 苟永鹏,张筱微,孙少卫,等. 失眠症中西医治疗进展综述[J]. 中国疗养医学,2022,31(5):483-491.

[41] 许晓伍,吕薇,肖佩琪,等. 中医药治疗失眠的理论与临床研究概况[J]. 世界睡眠医学杂志,2019,6(7):1001-1008.

[42] 郑欣怡,陈斌,林万庆. 浅针疗法治疗失眠的研究进展[J]. 按摩与康复医学,2022,13(2):61-64.

[43] 范宇洁,周建伟. 揿针治疗失眠的研究概况[J]. 中国民族民间医药,2021,30(19):50-53.

[44] 林洁萍,郑雪峰. 综述针灸治疗失眠的临床经验分享[J]. 中外医疗,2022,41(13):195-198.

[45] 黄梦迪,沙菲,刘英英. 脑卒中后失眠治疗的研究进展[J]. 现代养生(下半月版),2022,22(7):1133-1136.

[46] 黄旭博,周艳艳,周俊英,等. 围绝经期女性失眠的治疗研究进展[J]. 中国民间疗法,2022,30(2):119-123.

[47] 张丽娜,周如意,张弘. 药物依赖性失眠的中医治疗概述[J]. 中国医药导刊,2021,23(12):916-920.

[48] LEE M Y, LEE B H, KIM H Y, et al. Bidirectional role of acupuncture in the treatment of drug addiction[J]. Neurosci Biobehav Rev,2021,126:382-397.

[49] 邓临新,李崧. 阿片类物质依赖的诊断及戒毒康复治疗方法[J]. 云南警官学院学报,2019(1):37-42.

[50] PLUNKETT A, KUEHN D, LENART M, et al. Opioid maintenance, weaning and detoxification techniques: where we have been, where we are now and what the future holds[J]. Pain Management,2013,3(4):277-284.

[51] GOLD C G, CULLEN D J, GONZALES S, et al. Rapid opioid detoxification during general anesthesia: a review of 20 patients[J]. Anesthesiology. 1999,91(6):1639-1647.

[52] GOWING L, ALI R, WHITE J M. Opioid antagonists with minimal sedation for opioid withdrawal[J]. Cochrane Database Syst Rev,2017,5(5):CD002021.

[53] 中国医师协会皮肤科医师分会带状疱疹专家共识工作组,国家皮肤与免疫疾病临床医学研究中心. 中国带状疱疹诊疗专家共识(2022版)[J]. 中华皮肤科杂志,2022,55(12):1033-1040.

[54] SU Y, ZHANG F, WU L, et al. Total withanolides ameliorates imiquimod-induced

psoriasis-like skin inflammation[J]. J Ethnopharmacol,2022,285:114895.

[55] LI Q, LI M, LI G, et al. Efficacy of scopolamine plus propofol in the treatment of recalcitrant psoriasis:A pilot study[J]. Dermatol Ther,2021,34(2):e14866.

[56] CHHABRA S, NARANG T, JOSHI N, et al. Circulating T-helper 17 cells and associated cytokines in psoriasis[J]. Clin Exp Dermatol,2016,41:806-810.

[57] WANG X T, LV M, GUO H Y. Effects of epidural block combined with general anesthesia on antitumor characteristics of T helper cells in hepatocellular carcinoma patients.[J]. Journal Of Biological Regulators & Homeostatic Agents,2016,30(1):67-77.

[58] ZDENEK, TUREK, ROMAN, et al. Anesthesia and the Microcirculation[J]. Seminars In Cardiothoracic & Vascular Anesthesia,2009,13(4):249-258.

[59] 李启芳,吴玉梅,李桂凤,等.硬膜外阻滞有效治疗寻常型银屑病1例[J].中华麻醉学杂志,2020(6):765-766.

[60] 韩文彪,艾章然,刘广召.臭氧疗法马德里宣言(第2版)[J].中华疼痛学杂志,2021,17(1):11-21.

[61] 韦英成,梁晓行,吴肖梅,等.臭氧在临床疼痛医学中的应用及研究进展[J].中国全科医学,2020,23(23):2969-2974.

[62] 周广明.医用臭氧在疼痛治疗的应用[J].医学信息,2018,31(11):67-69.

[63] 范亚云,郭书萍.医用臭氧在皮肤科疾病治疗中的应用进展[J].中国现代医药杂志,2018,20(2):102-105.

[64] 叶雷,陆丽娟,顾丽莉,等.臭氧大自血疗法治疗带状疱疹的临床观察[J].中华临床医师杂志(电子版),2013,7(19):8981-8983.

[65] METE F, TARHAN H, CELIK O, et al. Comparison of intraperitoneal and intratesticular ozone therapy for the treatment of testicular ischemia-reperfusion injury in rats[J]. Asian J Androl,2017,19(1):43-46.

[66] LIMA TM, VISACRI MB, AGUIAR PM. Use of ketamine and esketamine for depression:an overview of systematic reviews with meta-analyses[J]. Eur J Clin Pharmacol,2022,78(3):311-338.

[67] SANDERS B, BRULA AQ. Intranasal esketamine:From origins to future implications in treatment-resistant depression[J]. J Psychiatr Res,2021,137:29-35.

[68] ACEVEDO - DIAZ EE, CAVANAUGH GW, GREENSTEIN D, et al. Comprehensive assessment of side effects associated with a single dose of ketamine in treatment-resistant depression [J]. J Affect Disord,2020,263:568-575.

[69] 韩旭.重复静脉注射艾司氯胺酮治疗难治性抑郁症的疗效及安全性的临床研究[D].合肥:安徽医科大学,2022.

[70] DALY EJ, SINGH JB, FEDGCHIN M, et al. Efficacy and safety of intranasal esketamine adjunctive to oral antidepressant therapy in treatment-resistant depression:A randomized clinical trial[J]. Jama Psychiatry,2018,75:139-148.

[71] PHILLIPS JL, NORRIS S, TALBOT J, et al. Single and repeated ketamine infusions for

reduction of suicidal ideation in treatment – resistant depression ［ J ］. Neuropsychopharmacology,2020,45:606–612.

［72］FU DJ,LONESCU DF,LI X,et al. Esketamine nasal spray for rapid reduction of major depressive disorder symptoms in patients who have active suicidal ideation with intent:double – blind, randomized study （ ASPIRE Ⅰ）［ J ］. J Clin Psychiatry,2020,81 （3）:19M13191.

［73］HOEPER AM,BARBARA DW,WATSON JC,et al. Amyotrophic lateral sclerosis and anesthesia:a case series and review of the literature［J］. J Anesth,2019,33（2）:257–265.